먹어서 약이 되는
산나물
50가지

먹어서 약이 되는
산나물 50가지

초판 1쇄 발행 2017년 4월 7일
초판 2쇄 발행 2018년 6월 5일

지은이 이형설
펴낸이 양동현
펴낸곳 아카데미북

    출판등록 제13-493호
    주소 02832, 서울 성북구 동소문로13가길 27
    전화 02) 927-2345 **팩스** 02) 927-3199

ISBN 978-89-5681-167-3 / 13590

*잘못 만들어진 책은 구입한 곳에서 바꾸어 드립니다.

www.iacademybook.com

이 도서의 국립중앙도서관 출판시도서목록(CIP)은
e-CIP홈페이지(http://www.nl.go.kr/ecip)와 국가자료공동목록시스템
(http://www.nl.go.kr/kolisnet)에서 이용하실 수 있습니다. CIP제어번호 : CIP2017008311

먹어서 약이 되는
산나물 50가지

그림바위 **이형설** 지음

아카데미북

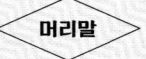

제 나이 마흔 중반을 넘어서면서부터 사람 팔자八字에 대해 생각하는 기회가 잦아졌지요. 그전까지는 태어난 년年, 월月, 일日, 시時에 따라 일생一生이 정해진다는 것이 도저히 이해되지 않았습니다. 하지만 나이가 들어갈수록 팔자 타령이 괜한 것이 아니라는 생각이 들기 시작했습니다. 산촌에서 태어나 자랐고, 잠시 조그만 사업을 한 것 말고는 산을 떠나 살아 보지 못했으니까요.

대도시까지는 아니더라도 언젠가 한번쯤은 자그마한 도시에서 소박하게 살 수 있겠지 하는 기대를 안고 살았는데 해를 거듭할수록 점점 더 깊은 산속으로 자리를 옮기게 되었습니다. 이제는 자연스레 삶의 터전이 되어 버렸고, 이것이 제 팔자라는 걸 부정할 수 없게 되었습니다.

사실 제 성격만 봐도 산에서 살 수밖에 없는 것 같습니다. 산속에 혼자 덩그러니 앉아 있을 때의 고요함이 마냥 좋고, 험한 숲 속을 힘겹게 헤집고 다녀도 가슴 가득 커다란 기쁨과 행복이 차오르는 것을 보면 말입니다. 누군가에게 제 팔자에 대해서 물어본 적은 없지만, 저는 앞으로도 산 속에서 살 수밖에 없을 것 같습니다.

"물 좋고 공기 좋은 산에 사니 얼마나 좋으세요?"

이렇게 부러움을 표현하는 분들이 가끔 있습니다. 하지만 좋아 보이는 것들은 잠시 눈에 비친 순간에 불과할 뿐 산속에서의 생활은 그리 녹록치 않습니다. 약초를 캐고, 나물을 뜯고, 열매와 버섯을 채취해 생활한다는 것은 쉽지 않습니다. 그것은 생계를 위해 생명을 담보한 삶의 투쟁으로, 제철을 맞추어야 함은 물론이거니와, 하루에도 분초를 다투는 경우가 다반사입니다. 무리한 산행으로 체력이 한계에 이르렀을 때 다시 나를 일으켜 세우는 이유는 단 한 가지입니다. 바로 내가 제일 잘할 수 있는 이 일을 통해 즐거움과 보람을 느끼기 때문입니다.

'개념이지옥즉극락改念以地獄則極樂'이란 말이 있습니다. 생각함에 따라 마음이 지옥을 짓고, 한 생각을 달리 하면 극락이란 뜻입니다. 이 말을 따라 지금 하는 일을 힘들다고 생각하지 않고 좋아서 한다고 마음을 먹으니 매일 매순간 행복감이 가슴 가득 부풀어 오르기 시작했습니다.

내 삶의 대부분을 차지하고 있는 산과 자연은 어떤 의미일까요?

꽃샘추위에 매서운 바람까지 불어오는 이른 봄날, 눈을 뚫고 노랗게 꽃을 피운 복수초가 눈에 띕니다. 여린 봄꽃들, 겨우내 얼어 있던 땅에서 뽀족뽀족 돋아나는 새싹, 나뭇가지에서 연초록색으로 움트는 새순을 바라보면 제 가슴도 미세하게 떨립니다. 해마다 봄이 오면 제 안에서 신선한 충격이 일어납니다.

녹음이 짙어질 대로 짙어지고 강렬한 태양이 이글거리는 여름은 매미소리가 낮을 채우고 반딧불이가 어두운 밤하늘을 반짝이는 향연이 펼쳐집니다. 그리고 곧 갖가지 유채색으로 단풍이 물들면 온갖 산열매가 나뭇가지가 휠 정도로 달려 파란 하늘을 배경으로 와르르 쏟아질 것 같은 풍요로운 가을이 옵니다.

나뭇잎이 모두 떨어져 버린 앙상한 숲에 하얀 눈이 내려 온 천지를 백색으로 뒤덮은 풍경은 자연이 아니고서는 그 누구도 흉내 내지 못할 것입니다. 엄동설한에도 나뭇가지 겨울눈이 봄을 맞을 준비를 하고 있는 것만 보아도 생명은 경이롭기 그지없습니다.

혹한의 겨울이 지나고 다시 찾아온 봄. 눈 녹은 물이 흐르기 시작하는 계곡에 예년과 마찬가지로 서 있을 것이고 자연에 동화同化 될 수밖에 없을 겁니다.

글을 쓰고 있는 지금, 남쪽 지방에서는 바람꽃과 매화가 피어 봄소식을 전해 오는데, 이곳은 때 늦은 함박눈이 펑펑 내리고, 나뭇가지에 앉은 새들은 눈 속에서 날갯짓이 버거운 듯 움직임이 없습니다.

사방이 고요하여 모처럼 마음의 여유가 생겼는지, 따뜻한 아랫목에서 어릴 적 어머니께서 차려 주시던 맛깔스런 나물 밥상이 생각납니다. 세월의 변화와 함께 음식도 다양해졌지만 나이가 들수록 제 입맛은 어머니의 토속적인 음식을 그리워합니다.

먹을 것이 풍족하지 않았던 시절, 어머니는 제철에 나는 나물로 반찬을 만들었습니다. 양념이라고는 간장, 고추장, 소금, 들기름이 고작이었을 텐데 맛은 왜 그리 좋았는지 몇 십 년이 지난 지금도 때만 되면 그 맛이 기억납니다.

해마다 봄이 되면 산기슭과 계곡, 밭두렁에 지천으로 돋아나는 나물을 보며, 어머니가 더 연로해지시기 전 나물 요리를 전수해야겠다는 생각을 하였습니다. 그리고, 틈틈이 작업 과정을 거쳐 책을 마무리하게 되었습니다.

우리는 주변에 흔하게 있고 익숙한 것을 '들풀', '잡초'라고 부르며, 그 중요성을 과소평가하는 경우가 있습니다. 그러나 알고 보면 들풀과 잡초가 우리 삶과 건강에 결정적 도움을 줄 때가 있습니다. 선진국에서는 잡초의 중요성을 알고, 식물 자원을 확보하기 위한 경쟁에 나선 지 오래로, 일련의 작업이 결실을 맺어 중요한 생물자원으로 변모하고 있는 실정입니다.

저는 예로부터 우리 일상 속에 녹아든 약초, 나물, 잡초로 취급받고 있는 들풀들을 저의 시선으로 50가지를 골라, 옛 의서醫書에 나온 효능과 적응 병증, 민간요법, 나물 요리법과 활용법을 정리하고자 했습니다.

이 책에 실려 있는 50가지 재료들은 지방에 따라 식생이 다를 것이며, 흙이 모

자란 도시에서는 쉽게 볼 수 없을 것입니다. 하지만 제철이 되면 대형 마트나 재래시장에서 만날 수 있으며, 도시를 벗어나면 높은 산에 가지 않고도 쉽게 채취할 수 있는 나물을 선정하였으니 구입하는 데 어려움이 없으리라 생각합니다.

  우리가 먹는 음식은 생명의 근원입니다.

  천지의 기운을 받고 자란 청정한 재료가 지닌 기운을 우리 몸에서 고스란히 섭취하는 것이 중요하다고 생각합니다. 건강한 식단을 위해 이 책이 여러분께 조금이라도 도움이 될 수 있었으면 하는 바람입니다.

  책을 쓰는 동안 조언을 아끼지 않으신 이웃과 산에서 함께 땀을 흘린 친구들, 나물 요리법을 차근차근 알려 주신 어머님께 감사의 인사를 올립니다. 그리고 이 책이 나오기까지 물심양면으로 도움을 아끼지 않으신 도서출판 아카데미북 양동현 사장님께도 감사드립니다.

2017년 초봄, 정선 화암골에서
그림바위 이형설

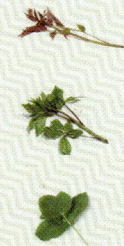

목 차

머리말 »004

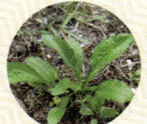
개망초
»010

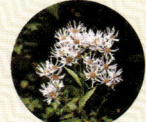
개미취
»014

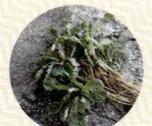
고들빼기
»018

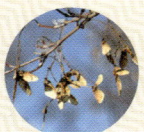
고로쇠나무
»022

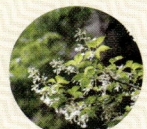
고추나무
»028

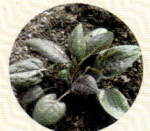
곤드레(고려엉겅퀴)
»032

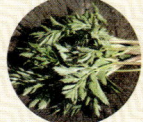
구릿대
»036

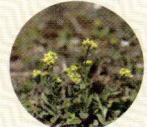
꽃다지
»040

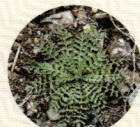
냉이
»044

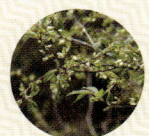
느릅나무
»050

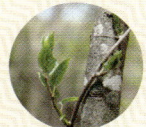
다래나무
»054

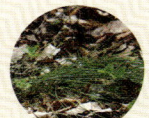
달래
»060

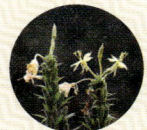
달맞이꽃
»064

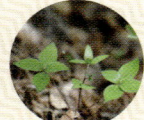
더덕
»070

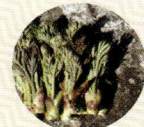
두릅
»076

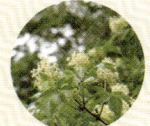
딱총나무
»084

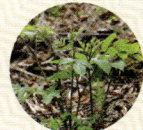
땅두릅(독활)
»088

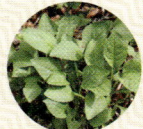
마타리
»094

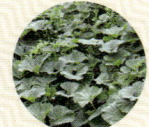
머위
»098

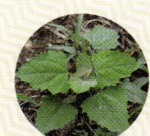
명아주
»102

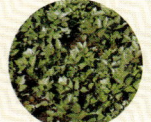
미나리
»106

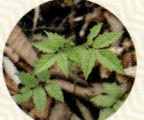
미나리냉이
»110

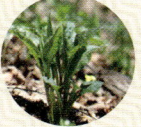
미역취
»114

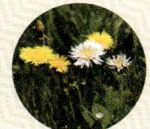
민들레
»118

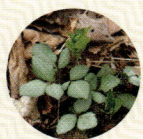
바디나물
»122

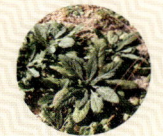
배암차즈기 (곰보배추)
»128

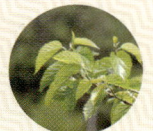
뽕나무
»134

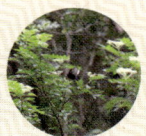
산초나무
»138

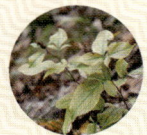
삽주
»144

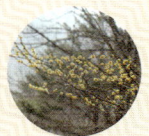
생강나무
»150

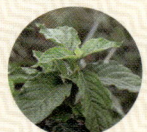
쇠무릎 (우슬)
»154

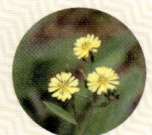
씀바귀
»158

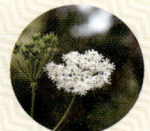
어수리
»162

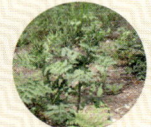
엉겅퀴
»166

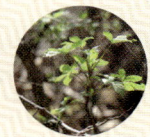
오갈피나무
»172

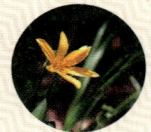
원추리
»176

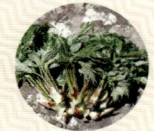
음나무
»180

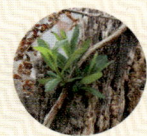
인동덩굴
»186

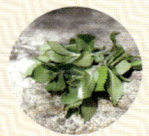
잔대
»190

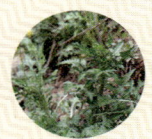
지칭개
»194

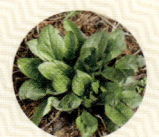
질경이
»198

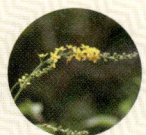
짚신나물
»204

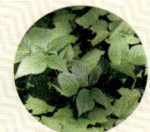
참나물
»208

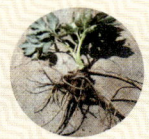
참당귀
»214

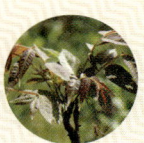
참죽나무
»220

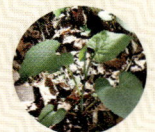
참취
»226

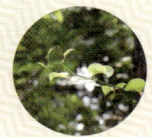
청미래덩굴
»230

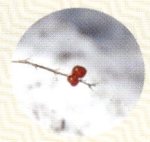
풀솜대
»236

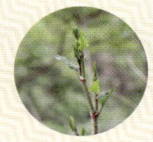
호장근
»240

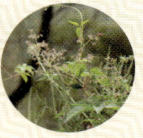
환삼덩굴
»244

맺는말 »250

일러두기

계량 단위
1작은술 5ml(cc)   1큰술 15ml(cc)
1컵 200ml(cc)   1되 5컵(1,000ml)

기본 조리 과정 참고 사항
1 푸른 잎채소를 데칠 때는 끓는 물에 굵은 소금을 약간 넣고 데친다.
2 흰색 채소나 뿌리 종류를 데칠 때는 소금을 넣지 않는다.
3 레시피에서 양파나 당근 등의 채소 재료는 손질한 것을 기본으로 한다.

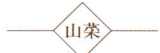

개망초

흔한 잡초라고 여기기엔 참으로 고급스러운 향기와 깔끔한 맛

여름철 개망초 꽃은 하도 흔해서 사람들은 구태여 이름을 알려고도 하지 않는다. 하지만 노란 수술과 순백색의 꽃잎으로 군락을 이룬 풍경은 넓은 화원의 안개꽃을 연상시킬 정도로 순수하고 아름답다. 어릴 때는 하얀 꽃잎 가운데 노란 꽃술이 계란 프라이를 닮았다고 해서 '계란꽃'이라고 불렀다. 여자아이들은 줄기에 붙은 잎을 훑어 내고 꽃반지를 만들어 끼고 다녔는데 꽃이 워낙 작아 약지손가락보다는 새끼손가락에 껴야 제멋이 났던 것 같다.

개망초는 우리나라가 일제강점기로 들어가는 시기에 들어온 귀화식물이라고 한다. 번식력이 워낙 강해 곧 온 나라에 퍼졌는데, 나라가 망할 때 번진 풀이라서 '망초亡草', '흔하다'는 의미의 '개'자를 덧붙여 '개망초'라 부르게 되었다는 것. 그런데 옛 문헌에 우리 토종 '망초'의 '망'이 '망할 망亡'이 아니라 '우거질 망莽'으로 적혀 있는 것을 보면, '묵정밭에 우거진 풀'이라는 의미가 더 설득력 있지 않을까 싶다. 나라 잃은 한이 담긴 식물이라는데 무리 지어 핀 꽃은 환하고 아름답기만 하다.

미국에서는 아프리카에서 강제로 끌려와 노예가 되어야 했던 흑인들의 꽃으로 알려져 있다. 고향을 잊지 못하는 아프리카 노예들의 기구한 운명과 고단한 삶을 상징하기도 한다고 하니 꽃을 보는 마음이 아리다.

팔순을 바라보시는 어머니는 해마다 정월대보름이 되면 장작불을 지펴 가마솥에 오곡밥을 짓고 몇 가지 묵나물 반찬을 해 주셨다. 들기름을 발라 구운 김도 밥상에 올랐는데, 강원

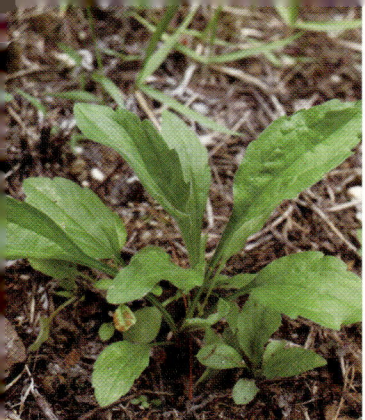 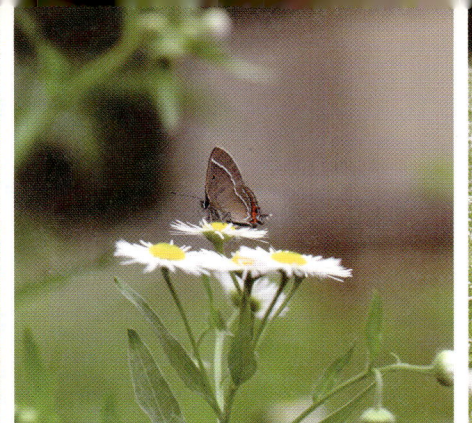 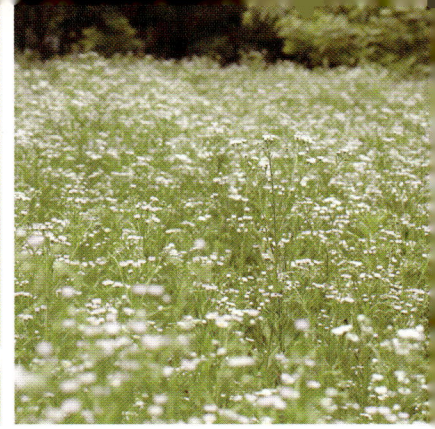

도 깊은 산골에서 김으로 밥을 싸 먹는 것은 정월대보름이 아니고는 쉽지 않은 일이었다. 김과 함께 먹은 나물 중에서 향이 독특하고 맛이 깔끔한 나물이 개망초였다. 어머니 말씀으론, 생나물도 괜찮지만 묵나물이 훨씬 향기롭다는 것이었다. 우리 주변 어디에서나 무성하게 자라는 풀의 맛을 잘 아시고 갈무리해 놓으신 것이었다.

한방에서 뿌리를 포함한 전초를 '일년봉一年蓬'이라는 약재로 쓰는데 성질은 평平하고 맛은 담담하다. 해열解熱·소염消炎·지혈止血·청열清熱·해독解毒 등의 효능이 있어 감기·설사·복통·간염·위염·장염·당뇨·부종·혈뇨 등을 치료한다고 알려져 있다.

개망초 꽃에는 플라보노이드Flavonoid의 일종인 퀘르세틴Quercetin이 들어 있고, 잎과 줄기에는 수용성 혈당 강하 성분이 들어 있어서 혈당 조절 효과가 있다. 최근 당뇨병 환자들이 가장 많이 복용한다는 경구용 혈당 강하제는 당뇨로 인한 대표적인 합병증인 망막 혈관병증을 악화시키는 부작용이 있다고 한다. 따라서 현재 혈당 강하제를 복용하고 있다면 부작용의 위험을 제대로 인지하고 식이요법에 힘쓰는 것도 한 방법일 것 같다. 이런 면에서 평소에 균형 잡힌 식단을 유지하고 혈당 강하 성분이 들어 있는 개망초 등의 나물류도 도움이 되리라 생각한다.

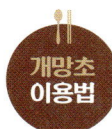

개망초 이용법

- 꽃이 피었을 때 잎과 함께 채취하여 햇볕에 말린다. 말린 약재 10~20g을 물 1L에 넣어 달여 하루 세 번 복용하거나 생즙을 내어 마신다.
- 꽃이 피었을 때 전초를 채취하여 발효액을 만들고, 꽃을 그늘에서 말려 차를 우려내어 마신다.
- 개망초는 장아찌로도 활용할 수 있다. 어느 정도 자란 잎가지를 간장·식초·설탕·청주를 동량의 비율로 함께 달인 달임장에 담가 만든다.

RECIPE

개망초무침

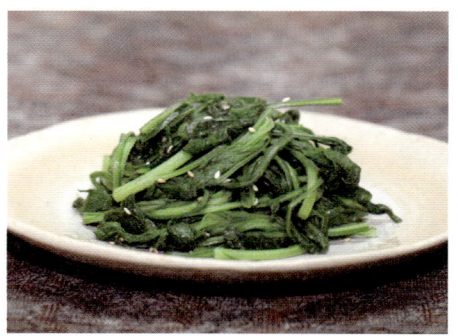

재료
개망초 200g
양념장 (된장 1큰술, 고추장 ½큰술, 국간장 약간, 다진 마늘 ½큰술, 다진 파 1큰술, 매실청 1큰술)
들기름 1큰술, 통깨 1작은술

조리법
1. 개망초를 데쳐서 찬물에 헹구어 물기를 짜 놓는다. 찬물에 20~30분 담가 두면 쓴맛이 덜하다.
2. 분량의 재료를 한데 섞어 양념장을 만든다.
3. 1의 개망초에 양념장을 넣어 무친 뒤 들기름과 통깨를 넣고 버무려 마무리한다.

TIP 1 개망초의 맛과 향을 풍미하려면 소금이나 국간장으로만 무치고, 부드럽게 먹으려면 참기름을 넣는다.
TIP 2 개망초 잎줄기는 뜯는 순간부터 뻣뻣해지므로 바로 삶아 쓴다.

개망초 장아찌

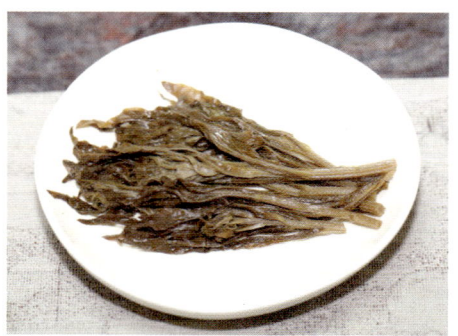

재료
개망초 500g
간장 달임장 (채소 국물 2컵, 양조간장 1컵, 식초·설탕·매실청·소주 ½컵씩)
채소 국물 (물 4컵, 대파 뿌리, 다시마 10cm, 당근 약간, 양파 ½개, 청양고추 2개, 건표고 2개, 그 밖의 자투리 채소 가능)

조리법
1. 개망초는 깨끗이 씻어서 물기를 빼 놓는다.
2. 준비한 채소 국물 재료를 냄비에 넣고 반으로 줄 때까지 은근히 끓여 걸러 놓는다.
3. 채소 국물 2컵에 간장 달임장 재료를 모두 넣고 끓인다.
4. 보관 용기에 개망초를 담고, 뜨거운 달임장을 부어 준다.
5. 재료가 뜨지 않도록 돌로 누른 뒤 시원한 곳에 보관한다.
6. 3~4일, 1주일, 10일 간격으로 총 3회를 간장 물만 따라 내어 끓여서 식혀 다시 부어 준다.

TIP 달임장을 다시 달일 때 식초·설탕·간장의 양을 가감해서 입맛에 맞게 조절한다.

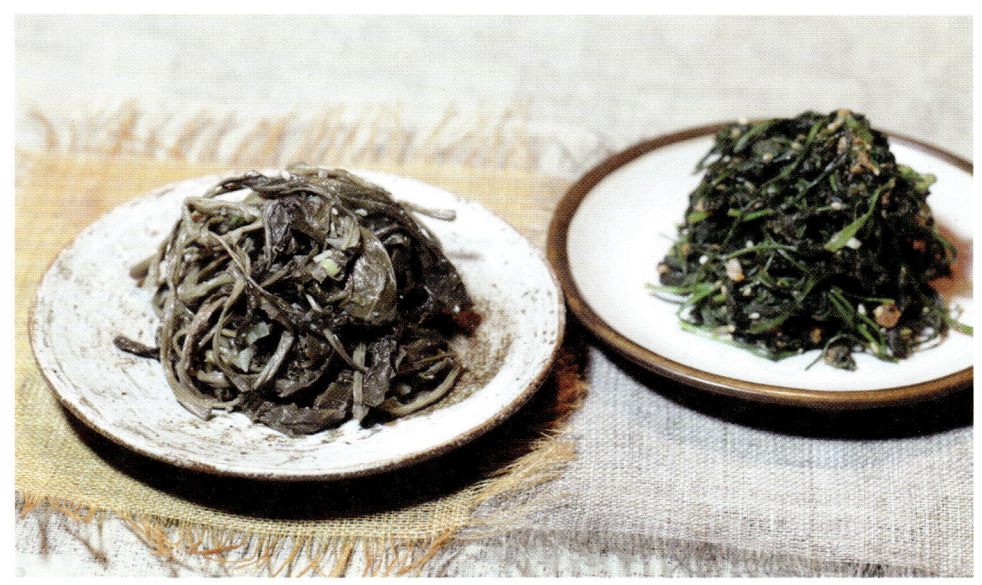

개망초 묵나물 볶음

재료
개망초 묵나물(말린 것) 20g
양념장(국간장 1큰술, 소금 1작은술, 다진 마늘 1큰술, 다진 파 1큰술, 들기름 2큰술, 들깨가루 ½큰술, 쌀뜨물 2큰술)

조리법
1 개망초 묵나물을 찬물에 담가 불려 말랑해 지면 삶되, 거품이 생길 때 불을 끈다.
2 삶은 묵나물을 맑은 물에 여러 번 헹구어 물기를 꼭 짜 놓는다.
3 분량의 재료를 한데 섞어 양념장을 만들어 서 2의 묵나물에 넣고 무친다.
4 팬에 3을 넣어 볶은 뒤 불을 끄고 뚜껑을 닫아 자체 열로 뜸을 들인다.

TIP 들깨가루와 쌀뜨물을 넣으면 산나물 특유의 떫은 맛이 줄고 고소한 맛이 나며 부드러워진다.

개망초 된장무침

재료
개망초 200g
양념장(된장 1큰술, 국간장 1작은술, 매실청 1큰술, 다진 마늘 ½큰술, 다진 파 1큰술)
들기름 ½큰술, 통깨 1작은술

조리법
1 개망초는 데쳐서 헹구어 물기를 짜 놓는다. 찬물에 20~30분 담가 두면 쓴맛이 덜하다.
2 분량의 재료를 한데 섞어 양념장을 만든다.
3 1의 개망초에 양념장을 넣고 무친 뒤 싱거우면 국간장으로 간을 맞춘다.
4 들기름과 통깨를 넣고 가볍게 버무려 마무리한다.

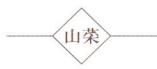

개미취

훤칠한 키, 말쑥한 생김새와 연자주색 꽃에 매료되다

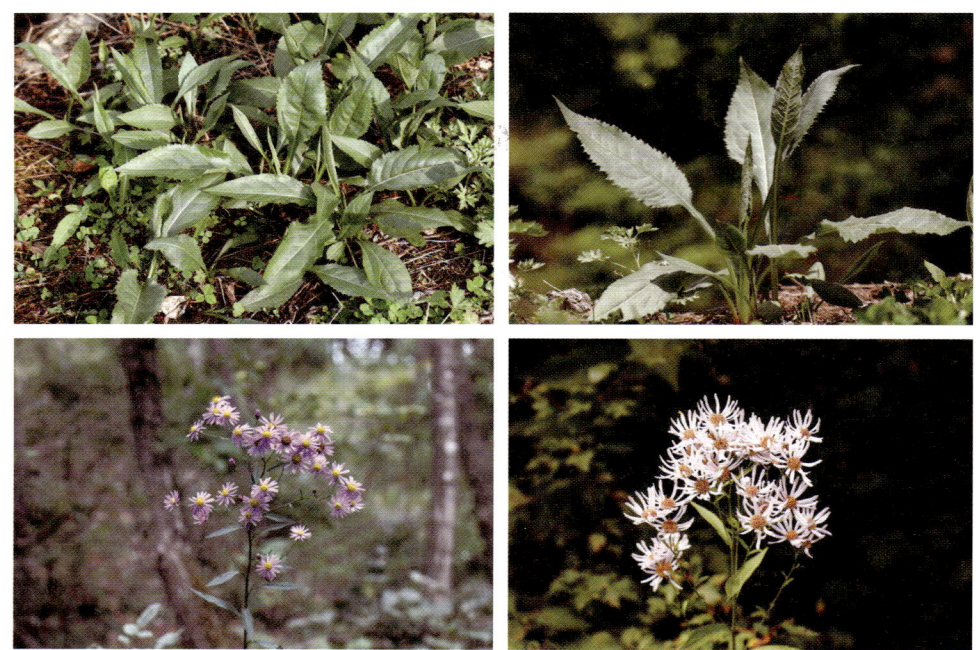

식물 이름 앞에 '개미'라는 접두어가 들어가는 것을 보고 개미처럼 작은 풀로 인식하는 사람들이 있지만 다 자란 개미취는 키가 2m나 된다. 개미취의 '개미'는 꽃대에 다닥다닥 붙은 솜털이 개미를 연상시킨다고 해서 붙여졌고, '취'는 맛이 좋은 산나물이나 푸성귀를 나타낼 때 쓰는 말이다. 각시취·곰취·단풍취·서덜취·수리취·참취 등 '취'자가 들어가는 나물은 매우 많다. 개미취 종류에는 벌개미취·좀개미취·갯개미취 등이 있는데, 모두 같은 방법으로 나물이나 꽃차로 활용할 수 있다.

개미취는 한여름인 7월부터 꽃대를 올리기 시작하여 무더위가 절정인 8월에 연한 자줏빛 꽃을 피우는데, 가을 단풍이 들 때까지 꽃이 피어 있다. 단풍과 함께 어우러지는 꽃은 국화와 견주어도 손색이 없지만 꽃의 아름다움에 비해 잎과 줄기는 특이함이 없어 꽃이 피기 전에는 별다른 관심을 받지 못하는 것 같다.

개미취 뿌리를 한방에서는 '자원紫苑'이라고 하며 폐와 호흡기질환에 약으로 쓴다.『동의보감東醫寶鑑』「탕액편」에서는 다음과 같이 설명하고 있다. '성질은 따뜻하거나 평平하며 맛은 쓰고 독이 없다. 폐肺를 보補하고 폐의 열熱을 내려 심한 폐병과 피를 토하는 것을 치료하고 가래와 몸속의 노폐물인 담痰을 삭이고 갈증을 멎게 한다. 딸꾹질을 하여 기가 위로 올라가는 것과 기침하여 피고름을 뱉으며 한열寒熱에 기氣가 뭉친 것을 치료하고 피부를 윤택하게 하고 골수를 채우며 다리가 위축되고 약하고 늘어지는 것을 치료한다.'

민간에서는 토혈吐血이나 각혈咯血을 치료하려고 자원紫苑을 오미자와 꿀에 섞어 알약을 만들어 먹었다. 하지만 몸에 열이 많거나 맥이 강한 사람은 먹지 않는 것이 좋다고 한다.

개미취 전초에는 쿼르세틴, 사포닌Saponin, 플라보노이드, 프리델린Friedelin, 프로사포게닌Prosapogenin 등의 성분이 들어 있다. 참고로, 옛날에는 쿼르세틴이 들어 있는 식물을 천연 염색제로 썼다.

이 성분들은 진해鎭咳·거담祛痰·이뇨利尿·살충殺蟲·항균抗菌 효과가 있어 감기·천식·각혈·폐결핵·폐결핵성 기침·토농혈吐膿血 만성기관지염·소변불리小便不利 등을 치료한다. 대표적인 항균 작용으로 대장균·이질균·녹농균·콜레라균에 일정한 억제 작용을 하고, 외양간이나 화장실에 잘게 썰어 넣으면 벌레가 생기지 않는다. 여름에 모깃불로도 이용한다.

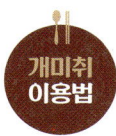
개미취 이용법

- 약으로 쓰려면 꽃이 진 뒤에 뿌리를 캐어 말린다. 말린 것 5~10g을 물 1L의 물에 넣고 달여 하루 세 번 복용하거나 가루로 빻아 복용한다. 봄철 나물로 먹어도 같은 효과를 볼 수 있다.
- 어린순은 쌈으로 먹으며, 살짝 데쳐서 나물 반찬을 해 먹거나 밥을 지어 먹는다.
- 어린순을 데쳐서 말려 묵나물을 만들어 겨울철에 볶아 먹는다.
- 꽃을 채취하여 그늘에 말려 꽃차로 우려 마신다. 말린 꽃은 향은 좋지만 꽃잎 형태가 망가지므로 모양을 낼 때는 생꽃을 이용하는 것이 좋다.

개미취 나물 무침

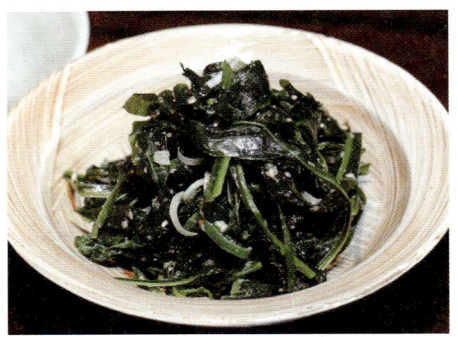

재료
개미취 200g
양념장(국간장 ½큰술, 들깨가루 ½큰술,
표고가루 1작은술, 다진 마늘 1작은술,
다진 파 1작은술)
들기름 ½큰술, 통깨 1작은술, 소금 약간

조리법
1 개미취를 데쳐 찬물에 헹구어 물기를 짜 놓는다.
2 분량의 재료를 한데 섞어 양념장을 만든다.
3 1의 개미취에 양념장을 넣어 무친 뒤 싱거우면 소금으로 간을 맞춘다.
4 들기름과 통깨를 넣고 가볍게 버무려 마무리한다.

TIP 나물을 무칠 때 들깨가루나 표고가루가 들어가면 다른 조미료를 넣지 않아도 충분한 맛이 난다.

개미취 묵나물 볶음

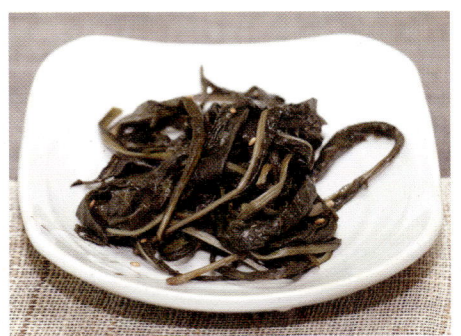

재료
개미취 묵나물 말린 것 20g
양념장(국간장·다진 마늘·다진 파 1큰술씩)
들기름 1큰술, 통깨 1작은술, 소금 약간

조리법
1 개미취를 찬물에 하루를 담가 불려서 삶는다.
2 삶은 물이 식으면 개미취를 건져서 맑은 물에 헹구어 물기를 짠다.
3 분량의 재료를 섞어 양념장을 만든다.
4 팬에 식용유를 두르고 개미취를 볶다가 어느 정도 볶아지면 들기름을 넣는다.
5 싱거우면 소금으로 간을 맞추고, 통깨를 뿌려 마무리한다.

개미취 간장 장아찌

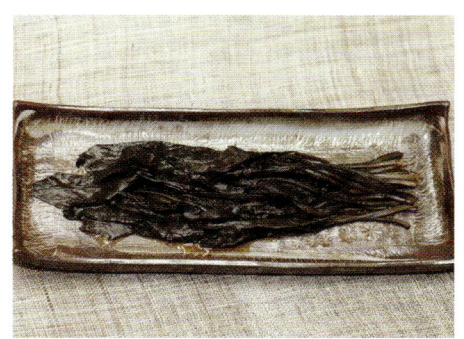

재료
개미취 500g
간장 달임장(채소 국물 2컵, 양조간장 1컵,
식초·설탕·매실청·소주 ½컵씩)
채소 국물(물 4컵, 대파 뿌리, 다시마 10cm,
양파 ½개, 청양고추 2개, 건표고 2개)

조리법
1 개미취는 깨끗이 씻어서 물기를 빼 놓는다.
2 준비한 채소 국물 재료를 냄비에 넣고 반으로 줄 때까지 은근히 끓여 걸러 놓는다.
3 채소 국물 2컵에 간장 달임장을 재료를 한데 넣고 끓인다.
4 보관 용기에 개미취를 담고, 뜨거운 달임장을 부어 준다.
5 재료가 들뜨지 않도록 돌로 눌러 시원한 곳에 보관한다.
6 3~4일, 1주일, 10일 간격으로 총 3회, 간장물만 따라 내어 끓여서 식혀 다시 부어 준다.

TIP 달임장을 3회 정도 끓여서 식혀 부으면 변질될 위험이 적어 오래 두고 먹을 수 있다.

개미취 묵나물 생선조림

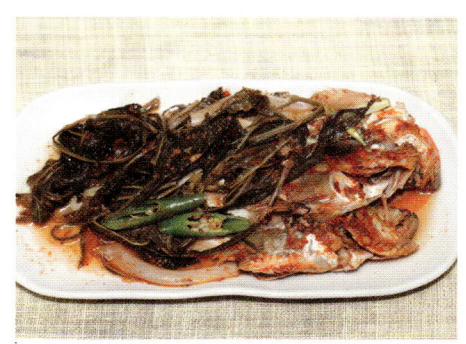

재료
개미취 묵나물 10g, 조기 3마리, 양파 30g,
청양고추 2개, 대파 30g
양념장(고춧가루 4큰술, 양조간장 2큰술,
다진 마늘 2큰술, 다진 생강 1작은술, 된장 ½큰술,
후추·소금 약간씩, 쌀뜨물 3컵)

조리법
1 개미취 묵나물은 찬물에 하루를 담가 불린 뒤 삶아 놓는다.
2 조기 비늘을 제거하고 깨끗이 손질해 놓는다.
3 양파, 청양고추, 대파는 어슷하게 썬다.
4 분량의 재료를 한데 섞어 양념장을 만들어 놓는다.
5 개미취 묵나물을 냄비 바닥에 깔고 조기와 채소를 넣은 뒤 양념장을 끼얹는다.
6 센불로 끓어오르면 불을 줄이고 간이 배도록 약불에서 서서히 조린다.

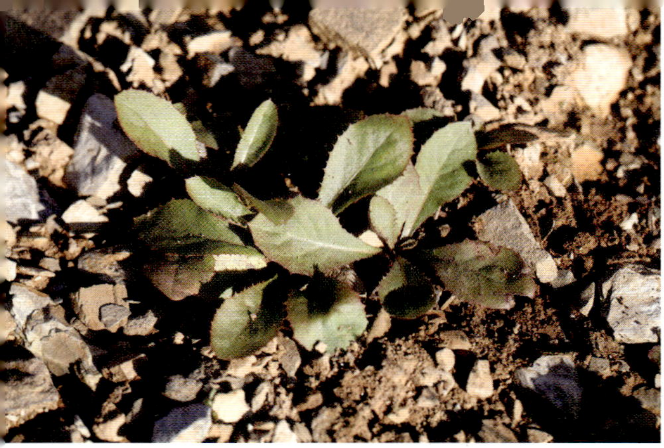

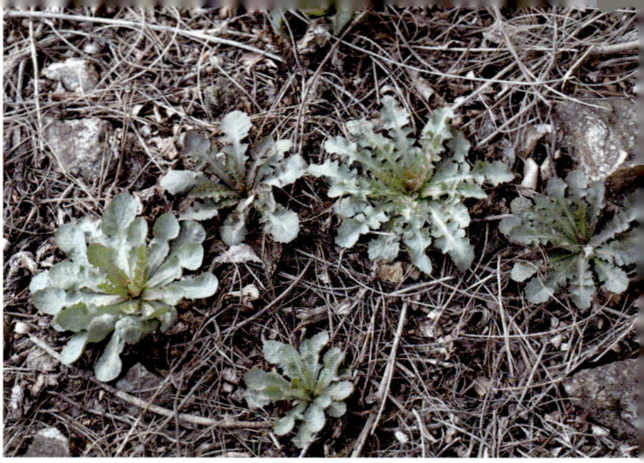

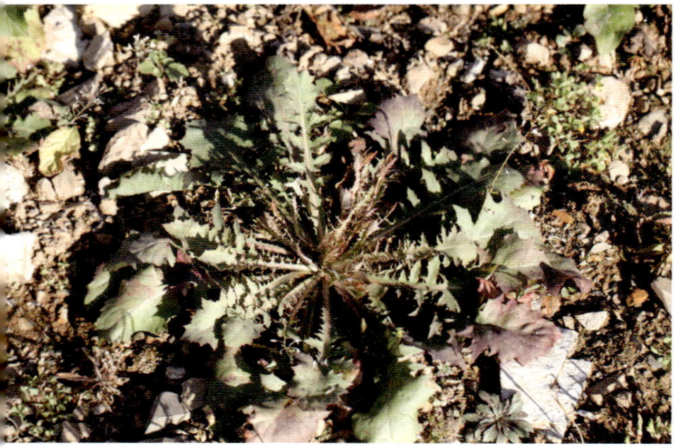

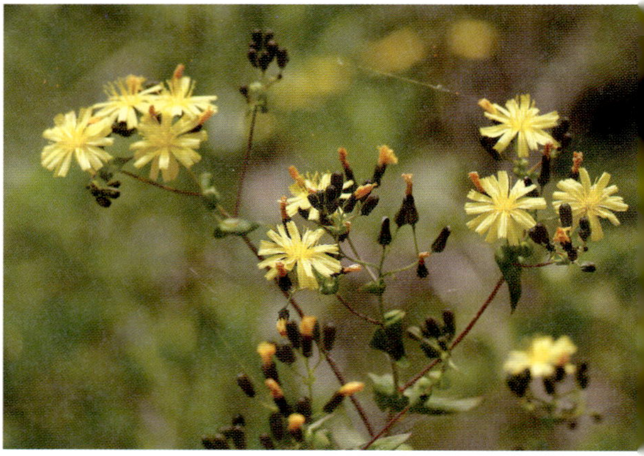

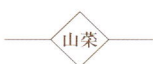

고들빼기

긴 겨울 반식량 김장김치에 빠질 수 없는 진한 향과 쌉싸래한 맛의 고들빼기김치

김치 이야기가 나오면 김장 김치를 담을 때 함께 담아 먹었던 고들빼기김치가 생각난다. 고들빼기는 늦가을에 살이 올라 잎보다 뿌리가 크고 씹는 식감도 매우 좋으며, 무말랭이와 함께 넣어 김치를 담기도 한다. 늦가을 김장철에 만드는 고들빼기김치는 향이 진하고 특유의 쌉싸래한 맛이 강하고, 봄에 담근 고들빼기김치는 상대적으로 연하고 담백한 맛이 있다.

고들빼기는 우리나라 전역의 집 근처, 밭 주변, 사람이 지나다니는 개울둑·낮은 산기슭· 들판 등지에서 잘 자라는 전형적인 '터주 식생'이다. 터주 식생은 농지나 마을 서식처에서 터주 식물들이 중심이 되어 발달하는 식물 사회로, 대표적 식물로는 개갓냉이, 개망초, 까마중, 지칭개, 괭이밥, 왕고들빼기, 배암차즈기, 배풍등 등이 있다.

고들빼기 종류는 고들빼기, 갯고들빼기, 두메고들빼기, 이고들빼기, 까치고들빼기, 지리고들빼기, 왕고들빼기 등 다양한데, 효능은 거의 비슷하다고 알려져 있다. 씀바귀와 구분할 때는 잎이 줄기를 감싸지 않은 것이 씀바귀, 잎이 줄기를 감싼 것이 고들빼기라고 보면 된다. 한방에서는 '고채苦菜'라고 하고, 잎·줄기·뿌리 절단면에서 나오는 흰 즙이 젖과 비슷하여 '젖나물'이라고 한다.

『동의보감』에는 고채에 대해 '성질은 차고 맛은 쓰고 쌉쌀하다. 위를 건강하게 하고 잠이 오게 만들며 흥분을 가라앉게 하고 땀을 나게 하며 염증에 좋다. 또한 식욕을 돋우고 피를 맑게 하며 위를 튼튼하게 하여 몸을 가볍게 한다'라고 기록되어 있다.

고들빼기의 쓴맛은 카테닌Catenin 성분이다. 쓴맛을 내는 약재는 열을 내리는 효능이 있어 몸속의 독을 없애는 효능과 혈의 운행을 활발하게 하는 효능이 있다. 그리고 항산화抗酸化 작용을 하여 몸 안의 활성산소를 없애므로 혈관을 맑게 하여 동맥경화를 예방하고, 혈전, 염증 반응을 줄여 심혈관질환이나 성인병을 예방한다.

고들빼기의 쌉쌀한 맛은 이눌린Inulin 성분이다. 이눌린은 췌장의 인슐린 분비를 촉진하고 혈당을 낮게 해 주며 탄수화물 구조상 위장에서 소화가 이루어지지 않는 다당류로, 혈당치를 상승시키지 않는다는 점에서 당뇨 환자에게 좋은 성분이다.

고들빼기에는 단백질, 지질, 칼슘, 철분, 탄수화물, 섬유질, 카로틴, 비타민 B_1·B_2·C 등이 풍부하다. 이 성분들은 청열淸熱, 배농排膿, 지통止痛, 해독解毒의 효능이 있어 두통, 복통, 이질, 장염, 화농성염증, 식욕부진, 간염, 고혈압, 당뇨병 등의 치료 효과가 있다.

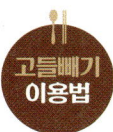
고들빼기 이용법

- 약으로 쓸 때는 여름에 뿌리째 채취하여 햇볕에 말려 10~15g을 물 2L에 넣어 달여 하루 세 번 복용한다.
- 생것으로 김치를 담아 먹는다.
- 데쳐서 나물무침으로 먹는다.

RECIPE

고들빼기 된장 무침

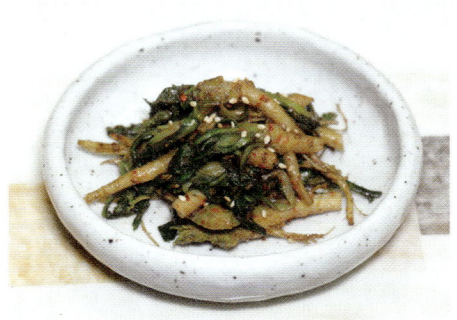

🍯 재료
고들빼기 300g
양념장(된장 1큰술, 고춧가루 1큰술, 다진 마늘 ½큰술, 다진 파 1큰술)
참기름 ½큰술, 통깨 ½큰술, 소금 약간

🍳 조리법
1. 고들빼기를 뿌리가 무르도록 데쳐서 찬물에 헹군다. 쓴맛이 싫으면 1~2시간 물에 담갔다가 헹구어 물기를 꼭 짜 놓는다.
2. 분량의 재료를 한데 섞어 양념장을 만든다.
3. 2의 고들빼기에 양념을 넣고 무친 뒤 싱거우면 소금으로 간을 맞추고, 참기름과 통깨를 뿌려 마무리한다.

TIP 된장으로 무친 고들빼기는 초고추장무침과는 달리 구수하면서 쌉싸래한 맛이 난다.

고들빼기 배 김치

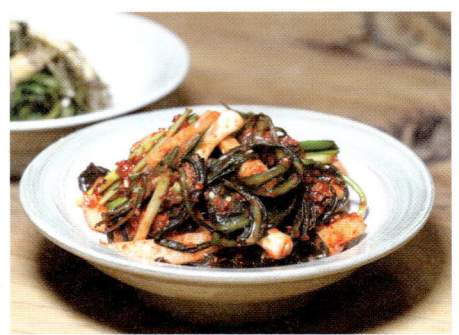

🍯 재료
고들빼기 500g, 쪽파 50g, 양파 ½개, 배 1개
양념(고춧가루 2컵, 새우젓 1.5큰술, 멸치액젓 ½컵, 물엿 3큰술, 마늘 1큰술, 생강 1작은술, 찹쌀풀 5큰술)
통깨 1큰술, 소금 약간

🍳 조리법
1. 고들빼기를 깨끗이 씻어서 절임물에 담가 2일간 삭힌 뒤 흐르는 물에 헹구어 물기를 빼 놓는다.
2. 쪽파는 4cm 길이로 썰고, 양파도 채 썰어 놓는다.
3. 배는 껍질을 벗겨 적당히 썰어 블렌더로 갈아 놓는다. 배를 넣으면 고들빼기의 쓴맛이 중화된다.
4. 분량의 재료를 한데 섞어 양념을 만들어 실온에서 10분간 숙성시킨다.
5. 1의 고들빼기에 썰어 놓은 채소와 양념을 넣어 무친다. 싱거우면 소금으로 간을 맞추고, 통깨를 뿌려 마무리한다.

고들빼기 무침

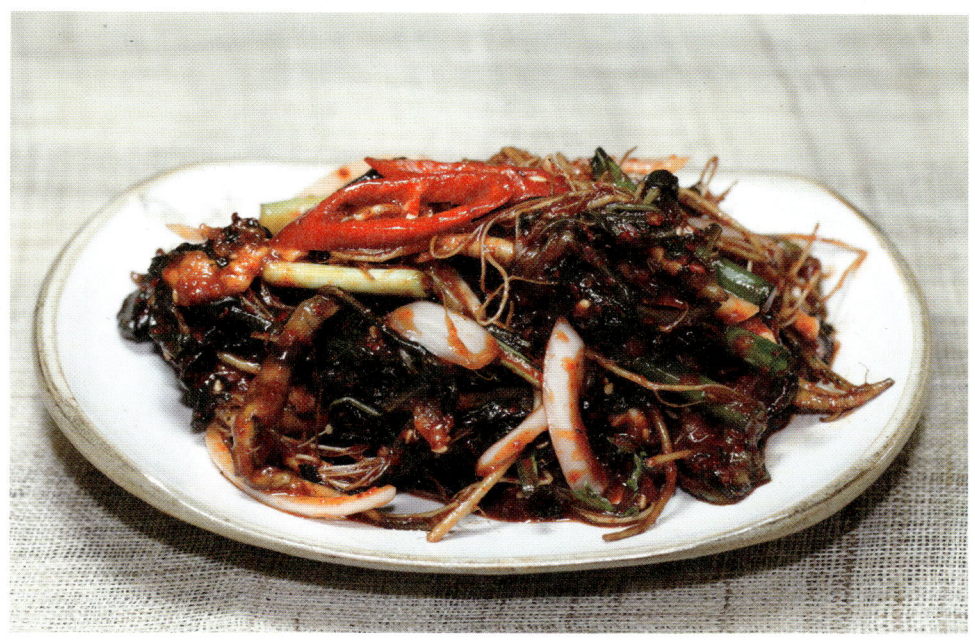

재료

고들빼기 500g
절임물(물 3컵+굵은소금 2큰술)
쪽파 50g, 양파 ½개, 홍고추 1개
양념(고춧가루 2컵,
다진 새우젓 1큰술, 멸치액젓 ½컵,
물엿 3큰술, 다진 마늘 1큰술,
다진 생강 1작은술, 찹쌀풀 5큰술)
통깨 1큰술, 소금 약간
찹쌀풀(물 5컵, 찹쌀가루 1큰술)

조리법

1 고들빼기를 깨끗이 씻어서 절임물에 담가 2일간 삭힌 뒤 흐르는 물에 헹구어 물기를 빼 놓는다.
2 쪽파는 4cm 길이로 썰고, 양파와 홍고추도 썰어 놓는다.
3 찹쌀풀을 끓여 식혀 놓는다.
4 분량의 재료를 한데 섞어 양념을 만들어 실온에서 10분간 숙성시킨다.
5 1의 고들빼기에 썰어 놓은 채소와 양념을 넣어 무친 뒤 싱거우면 소금으로 간을 맞추고, 통깨를 뿌려 마무리한다.

TIP 고들빼기 뿌리가 가늘고 잔털이 많은 것은 싱거우므로 뿌리가 굵은 것을 고른다.

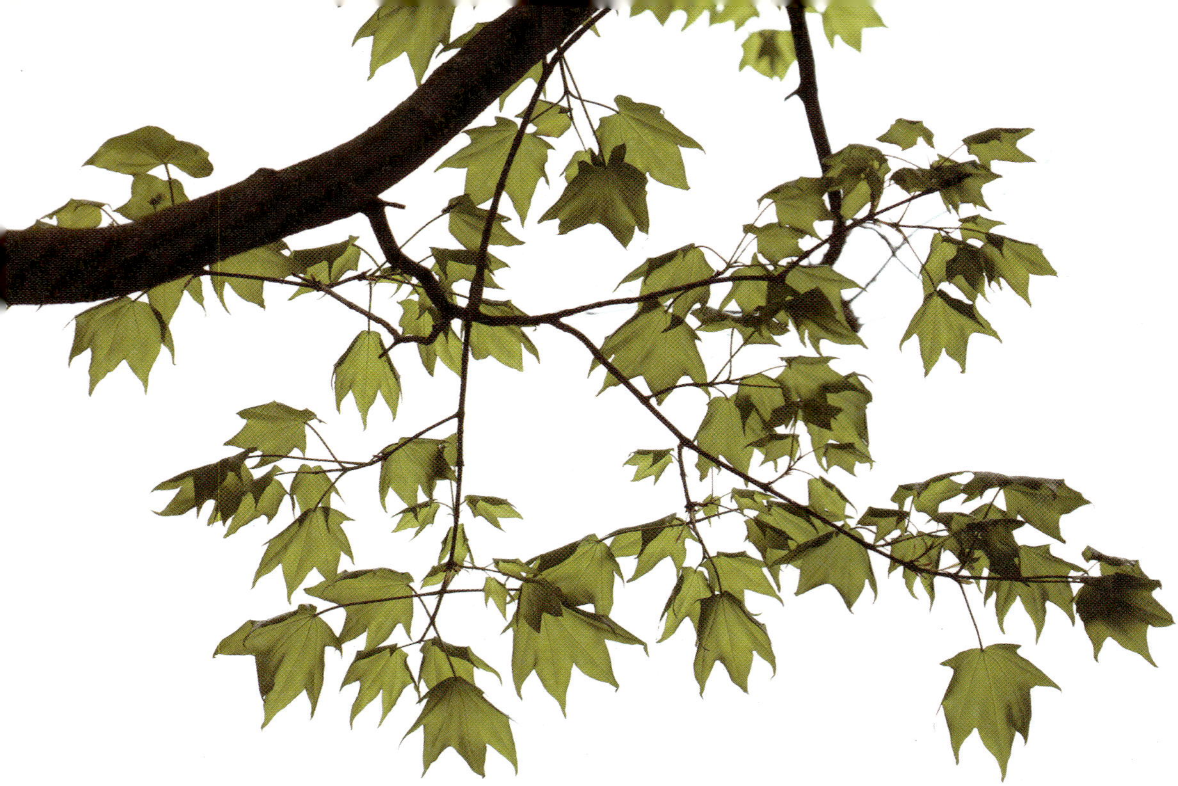

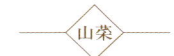

고로쇠나무

이른 봄 달콤한 수액으로 행복을 주는 나무

통일신라 말기, 도선 국사道詵國師, 827~898년가 금오산에서 정좌하고 오랫동안 참선 수행을 했다. 마침내 도를 깨우치고 자리에서 일어나려는데 무릎이 펴지지 않았다. 엉겁결에 옆에 있던 나뭇가지를 잡아당기자 가지가 부러졌고, 부러진 가지에서 물방울이 뚝뚝 떨어졌다. 그 물로 목을 축였더니 신기하게도 무릎이 펴졌다고 한다. 그래서 이 나무를 뼈에 이롭다는 의미로 '골리수骨利樹'로 이름 붙였고, '골리수'가 '고로쇠'로 변했다고 한다.

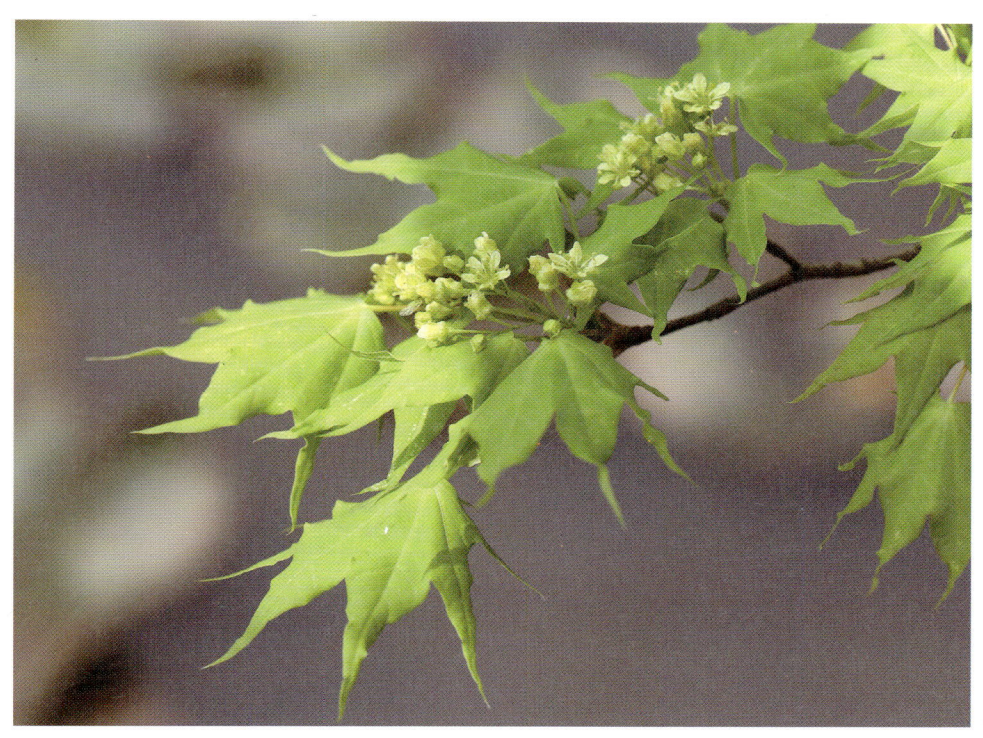

    고로쇠나무는 잎이 손바닥처럼 다섯 갈래로 갈라져 '오각풍五角楓'이라고도 불리며, 열매가 바람을 타고 멀리 날아간다 하여 나무 목木과 바람 풍風 자를 합성하여 '풍楓'이라고도 한다. 고로쇠 학명 '아케르 모노 *Acer mono*'에는 나무가 단단하다는 뜻이 있고 종명 '*mono*'는 암수한그루라는 뜻이다. 우리나라 전역 해발 600~800m 고지의 계곡이나 물 빠짐이 좋고 비옥한 양지와 음지에서 군락을 이룬다.

    고로쇠나무는 줄기나 가지 꼭지에 있는 겨울눈에서 가장 먼저 봄기운을 감지하고 변화를 일으킨다고 한다. '옥신Auxin'이라는 생장 물질이 나무속껍질 통로로 타고 내려가 겨울잠에 빠져 있는 땅속뿌리를 자극하여 뿌리에 필요한 영양소를 잎과 줄기에 보내도록 한다는 것이다.

    고로쇠 수액은 이른 봄에 나무 속껍질에 관을 삽입하여 받는다. 고로쇠 수액 채취는 우수와 경칩에 하는데 지방에 따라 1월 말~3월 말까지 채취한다. 강원도 정선 지방은 해발 1,100m나 되는 고산 지역이라 3월 중순이 되어야 고로쇠 수액을 채취할 수 있다. 수액 채취는 보름가량 계속되며 끝이 날 때쯤 진달래가 피기 시작한다.

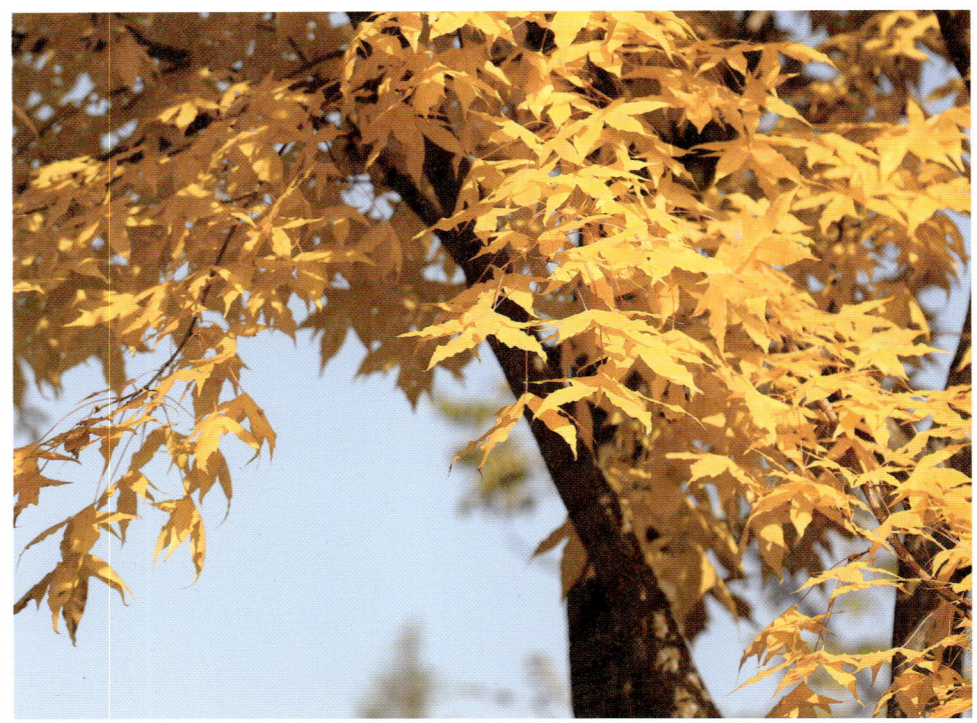
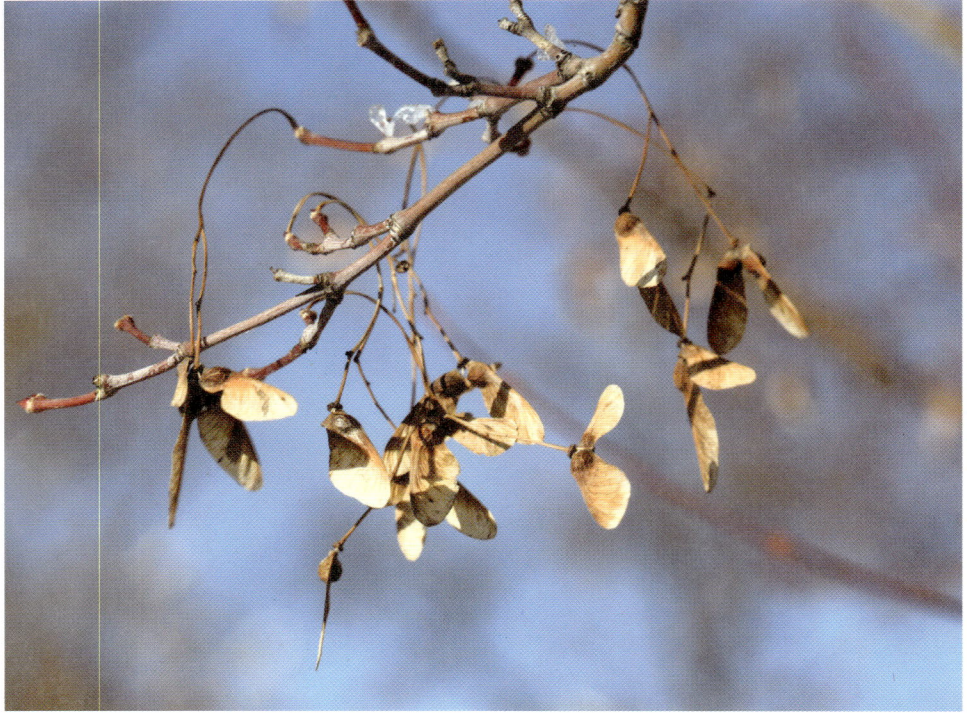

고로쇠 수액에는 당분, 아미노산, 비타민이 풍부하고, 아연·황산·마그네슘·망간 등 10여 종의 무기질이 들어 있다. 당분 1.6~3.1%, 마그네슘 4.5㎎, 망간 5.0㎎, 칼슘 63.8㎎, 칼륨 67.9㎎, 철 4.5㎎ 등이 들어 있어 일반 식수와 비교했을 때 마그네슘은 30배, 칼슘은 약 40배나 많다.

마그네슘은 신체에 들어 있는 무기질 중 네 번째로 많은 다량 무기질로서 탄수화물 대사에 관여하여 에너지 생성에 중요한 역할을 하며, 천연 진정제로서 정신을 안정시키는 효과가 있다. 마그네슘이 결핍되면 혈중 칼슘 농도가 낮아져 저칼슘혈증이 나타나며, 혈압과 체온이 조절되지 않아 저혈압과 수족냉증을 유발하고 부정맥, 협심증, 심장 발작을 유발하고 근육에 경련이 일어난다. 마그네슘 성인 하루 권장량은 350㎎로, 과다 복용 시 초기 증상으로 설사를 하며, 신장질환자에게는 고마그네슘혈증을 유발하며 저혈압, 두통, 오심 등을 유발할 수 있다. 하지만 일상적인 식생활을 하는 건강한 사람에게는 마그네슘 독성이 일어나지 않는 것으로 밝혀졌다.

한방에서는 고로쇠나무 수액을 '풍당楓糖'이라 하여 위장병·신경통·관절염·폐병·골다공증 환자들에게 마시게 하였다. 고로쇠 수액은 체내에 빠르게 흡수되고 해독 작용을 하여 간과 신장 건강을 좋게 하고, 피부를 깨끗하게 하는 효과가 있으며 변비 개선에 도움을 준다.

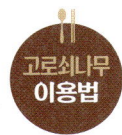
고로쇠나무 이용법
- 어린순을 말려 달여 마시면 해열 효과가 있다.
- 관절염이나 골절에는 뿌리와 뿌리껍질 4~10g을 물 4L에 넣어 달여 마시고, 술을 담가 마시거나, 뿌리껍질을 짓찧어 환부에 붙이기도 한다.

RECIPE

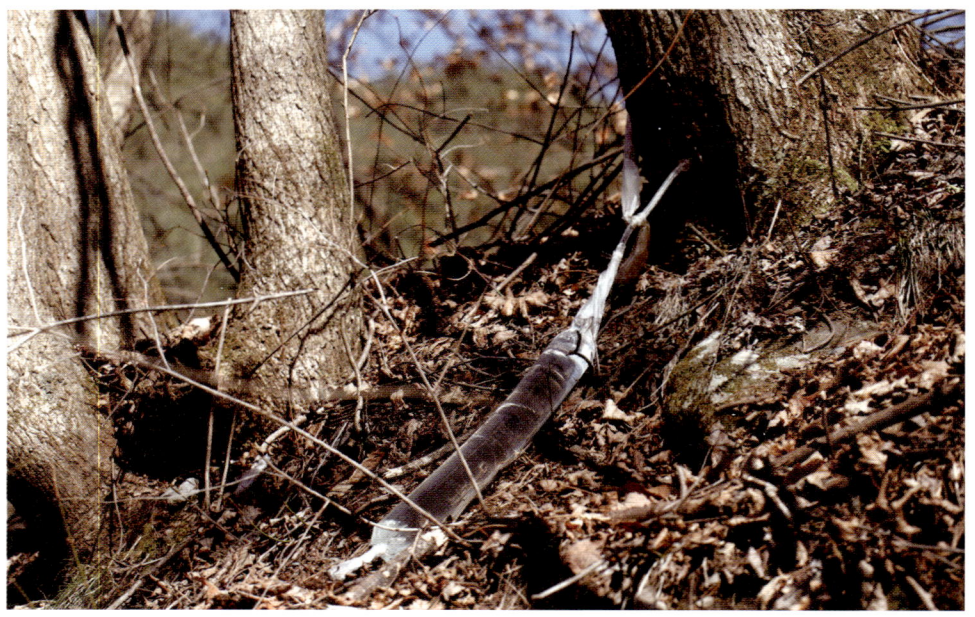

고로쇠나무 수액

🍂 채취법

1. 고로쇠나무 수액을 채취하려면 1m 정도 높이의 나무줄기에 지름 0.8cm 드릴로 깊이 1~3cm의 구멍을 뚫는다. 나무 한 그루당 3개 이상의 구멍은 뚫지 않는다.
2. 뚫은 구멍에 호스를 꽂아 흘러내리게 하여 수액을 통에 받는다.
3. 채취가 끝난 뒤에 호스를 빼고 구멍을 흙으로 메워 상처가 아물도록 한다.

🍂 마시는 법과 보관법

1. 채취 후 1~2일 지나면 당분이 숙성되면서 단맛이 더 진해진다. 한 번에 200~500cc를 마신다.
2. 수액은 햇빛이 들지 않는 서늘한 곳에 보관하고 되도록 빠른 시일 내에 마신다.
3. 채취한 수액은 상온에 2~3일가량 둘 수 있다. 냉장 보관에서 며칠 지나면 약간 뿌연 침전물이 생기는데 이는 당분과 식물성 섬유가 얽혀 있는 것이므로 상하지 않았다면 여과해서 마셔도 된다.
4. 고로쇠나무 수액의 양이 많거나 빨리 마시지 못할 때는 냉동 보관한다.
5. 고로쇠 수액을 식혜·된장·간장·발효액 등을 만드는 데 이용할 수 있다.

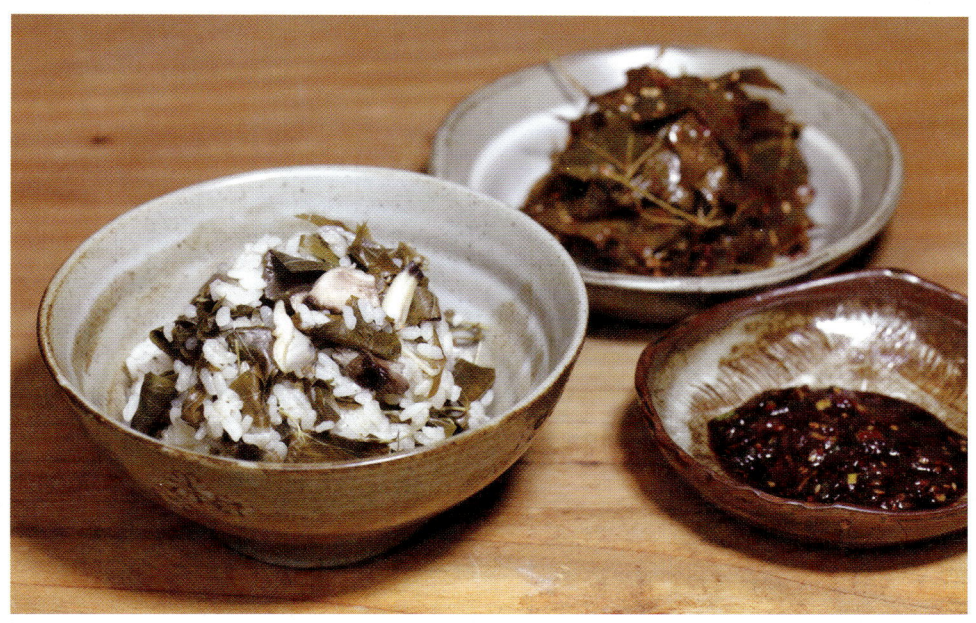

고로쇠나무 수액과 잎을 이용한 밥

재료

쌀 1컵, 고로쇠 수액 2컵, 굴(조갯살) 100g,
고로쇠나뭇잎 150g(**밑간** 국간장 1작은술, 들기름 1작은술),
생표고 50g(**밑간** 국간장 ⅓작은술, 들기름 ⅓작은술)
양념간장(양조간장 2큰술, 국간장 ½큰술, 고춧가루 ½큰술,
다진 마늘 1작은술, 다진 파 1큰술, 들기름 1큰술, 통깨 ½큰술)

조리법

1 쌀을 씻어 1시간 정도 불려 둔다.
2 고로쇠나뭇잎을 데쳐 찬물에 헹구어 물기를 짠 뒤 밑간한다.
3 생표고를 살짝 데쳐서 채 썰어 밑간한다.
4 굴(조갯살)은 씻어서 체에 밭쳐 놓는다.
5 냄비에 1의 쌀을 담고 고로쇠 수액을 넣어 밥한다.
6 밥물이 끓어오르면 고로쇠나뭇잎, 표고, 굴을 올려 한소끔 더 끓인 뒤 약한 불에서 뜸을 들인다.
7 양념간장을 만들어 밥과 함께 낸다.

고로쇠나뭇잎 초고추장 무침

재료 / 2인분

고로쇠나뭇잎 200g
양념(고춧가루 ½큰술, 고추장 2큰술,
양조간장·식초·설탕·매실청 1큰술씩,
다진 파 1큰술, 다진 마늘 1작은술)
참기름 1작은술, 통깨 1작은술, 소금 약간

조리법

1 고로쇠나뭇잎을 데쳐서 찬물에 헹구어 물기를 짜 놓는다.
2 분량의 재료를 한데 섞어 양념장을 만든다.
3 고로쇠나뭇잎에 양념장을 넣고 무친 뒤 싱거우면 소금으로 간을 맞춘다.
4 참기름과 통깨를 넣고 가볍게 버무려 마무리한다.

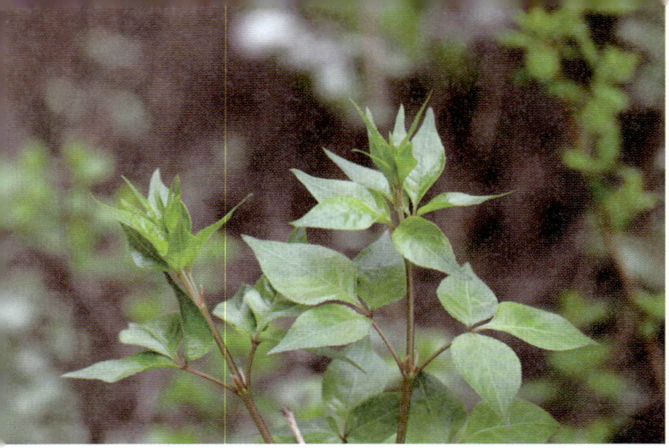

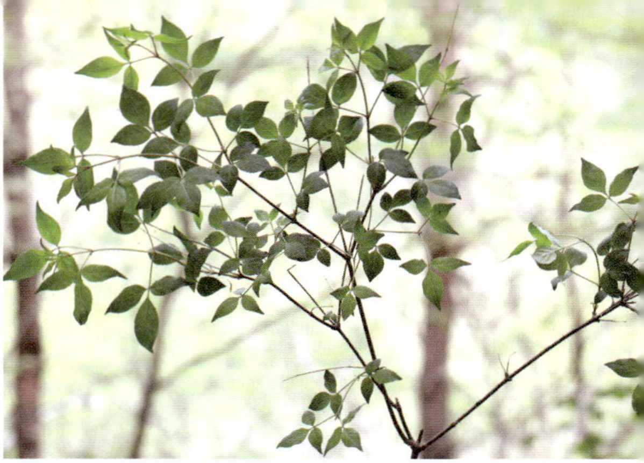

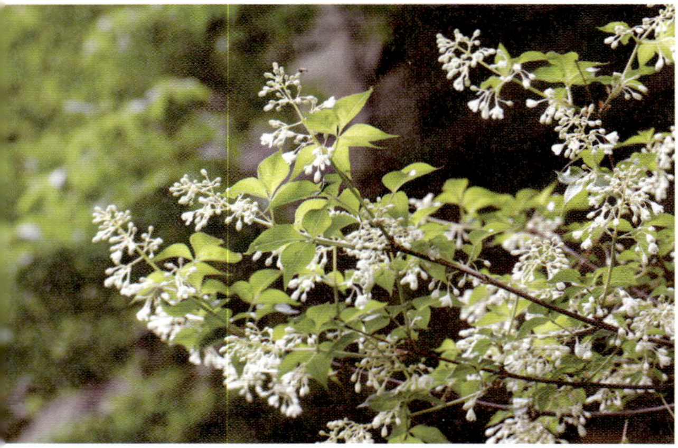

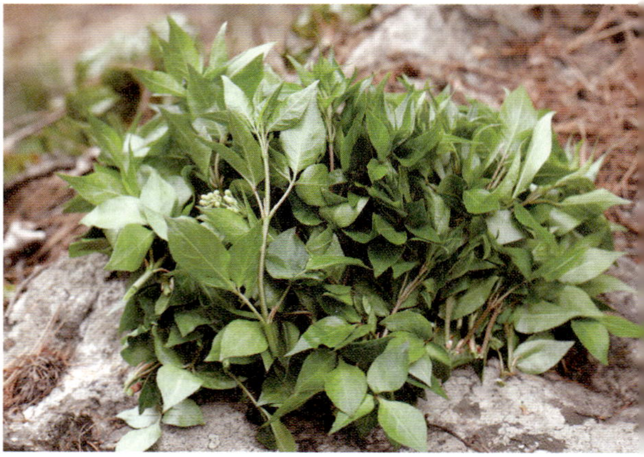

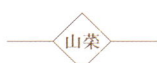

고추나무

5월의 햇살 아래 푸른 산을 향기로 물들이는 싱그러움

산골의 5월, 하루가 다르게 녹음이 짙어지고 골짜기마다 피어나는 각양각색의 야생화에 마음을 빼앗기고 있을 때 문득 코끝에 와 닿는 고추나무의 꽃의 향기는 신비롭기 그지없다. 쌀알을 튀겨 놓은 듯 하얗게 부푼 꽃은 약초꾼의 발길을 멈추게 한다. 여름에 들어서면 핫바지 모양의 연두색의 열매가 또한 시선을 잡아 두고, 바람이 뼛속까지 파고드는 겨울엔 빈 열매들이 대롱대롱 가지에 매달려 서로 부딪히며 달그락 달그락 청명한 소리를 낸다.

고추나무는 잎이 고춧잎을 닮았고, 열매 또한 고추처럼 매달려 있다고 해서 '고추나무'라고 부른다. 지방에 따라 개절초나무, 미영다래나무, 매대나무, 고치때나무, 까자귀나무, 미영꽃나무, 쇠열나무 등 다양한 이름이 있다. 추위에 강하여 우리나라 어디에서든 잘 자라지만 공해가 심한 도심에서는 자라지 못한다.

고추나무의 재질은 좋지만 굵고 단단한 목재가 없어 나무젓가락, 나무못을 만들며, 곧은 가지로 고춧대를 만들어 농사 도구로 쓰기도 한다. 산행을 할 때 단단한 물푸레나무 지팡이 대신 고추나무 지팡이를 쓰면 땅을 짚었을 때 탄력이 있으며 손으로 만졌을 때의 촉감도 좋다.

고추나무의 어린순은 나물로 먹으면 맛이 고소하며, 장아찌로도 만들어 먹는다. 한방에서는 열매와 뿌리를 '성고유省沽油'라 하며 약재로 쓰는데 지혈止血, 이뇨利尿, 진해鎭咳, 거담祛痰, 건해乾咳 등의 효능이 있어 기침, 기관지염, 폐질환, 어혈을 치료에 이용한다. 산후풍에도 효과가 있다고 한다.

고추나무에는 비타민과 미네랄, 피토케미컬Phyotochemical이 풍부하다. 피토케미컬은 대부분의 식물에 들어 있지만 6대 영양소인 탄수화물·지방·단백질·비타민·무기질·물에 포함되지 않는 성분을 통칭하는 것으로, 사람의 몸에 들어와 세포 손상을 억제하여 암 예방, 항산화 작용, 염증 감소, 혈중 콜레스테롤 저하 등의 효과를 내는 것으로 밝혀졌다. 대표적인 것으로 피토케미컬에는 발암 물질 생성을 억제하는 카로티노이드Carotinoid, 플라보노이드 등이 들어 있으며, 말라리아 특효약인 퀴닌Quinine과 버드나무 껍질에서 추출한 아스피린도 피토케미컬의 일종이다.

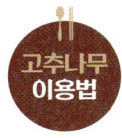
고추나무 이용법

- 고추나무 열매 말린 것 8g~12g을 물 4L에 넣어 달여서 하루 세 번 복용하고, 말린 뿌리는 20g~35g을 달여서 하루 세 번 복용한다.
- 민간에서는 산후에 아랫배가 단단하고 열이 나며 아픈 증상인 오로惡露에 말린 뿌리 20g을 홍화와 함께 물 700㎖에 넣고 달여 마셨다.
- 고추나뭇잎은 데쳐서 물에 우린 뒤 나물로 먹고 밥을 지을 때 넣어 먹기도 하는데 한 번에 많이 먹거나 자주 먹으면 설사를 할 수 있다.
- 생으로는 장아찌를 담근다.
- 꽃을 그늘에 말려 차로 우려 마시기도 하고 꽃은 꽃자루째 따서 간장 장아찌를 담아 먹는다.

RECIPE

고추나뭇잎 나물 무침

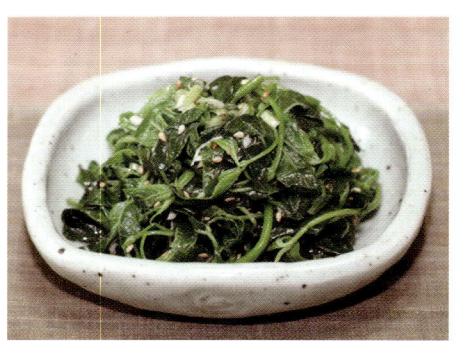

🍱 **재료**

고추나뭇잎 200g
양념장(국간장 1큰술, 다진 마늘 ½큰술, 다진 파 1큰술)
들기름 ½큰술, 통깨 1작은술, 소금 약간

🧤 **조리법**

1 고추나뭇잎을 데쳐서 찬물에 헹구어 물기를 짜 놓는다.
2 분량의 재료를 한데 섞어 양념장을 만든다.
3 고추나뭇잎에 양념장을 넣고 무친 뒤 싱거우면 소금으로 간을 맞춘다.
4 들기름과 통깨를 넣어 가볍게 버무려 마무리한다.

고추나뭇잎 액젓 무침

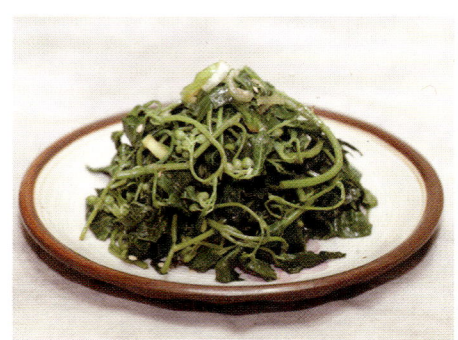

🍱 **재료**

고추나뭇잎 300g
양념장(멸치액젓 1큰술, 양조간장 1작은술, 다진 마늘 1작은술, 다진 파 1큰술)
들기름 ½큰술, 통깨 1작은술, 소금 약간

🧤 **조리법**

1 고추나뭇잎을 데쳐서 찬물에 헹구어 물기를 짜 놓는다.
2 분량의 재료를 한데 섞어 양념장을 만든다.
3 데친 고추나뭇잎에 액젓 양념장을 넣고 무친 뒤 싱거우면 소금으로 간을 맞춘다.
4 들기름과 통깨를 넣어 가볍게 버무려 마무리한다.

고추나뭇잎 된장 무침

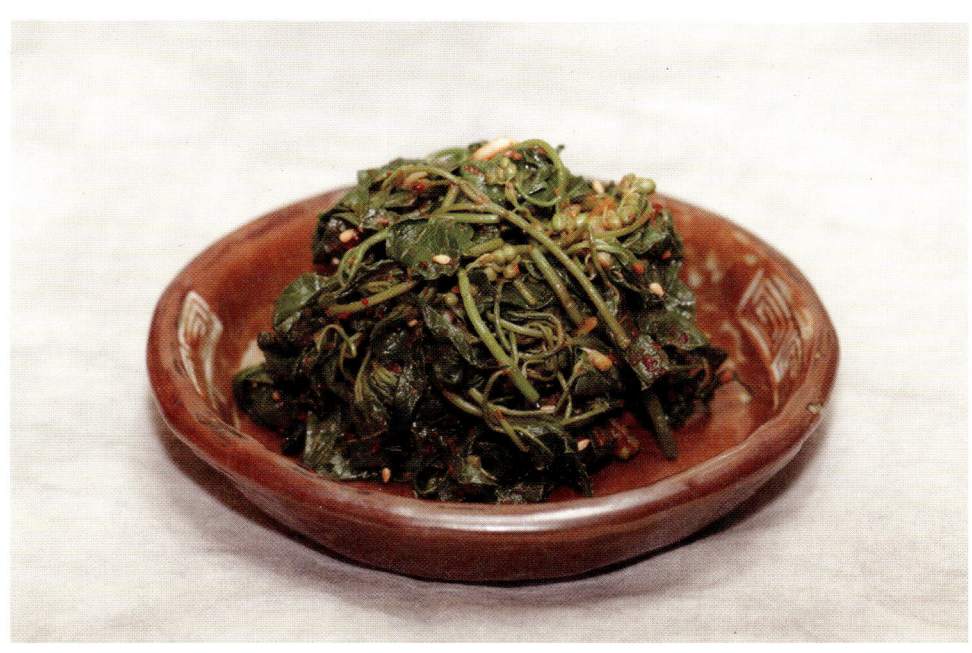

재료
고추나뭇잎 300g
양념장 (된장 3큰술, 고추장 2큰술,
고춧가루 1큰술,
양조간장·매실청 1큰술씩,
다진 마늘 1작은술, 다진 파 1큰술)
들기름 1큰술, 통깨 1작은술,
소금 약간

조리법
1 고추나뭇잎을 데쳐서 찬물에 담갔다가 헹구어 물기를 짠다.
2 분량의 재료를 한데 섞어 양념장을 만든다.
3 1의 고추나뭇잎에 양념을 넣고 무친 뒤 싱거우면 소금으로 간을 맞춘다.
4 들기름과 통깨를 넣고 가볍게 버무려 마무리한다.

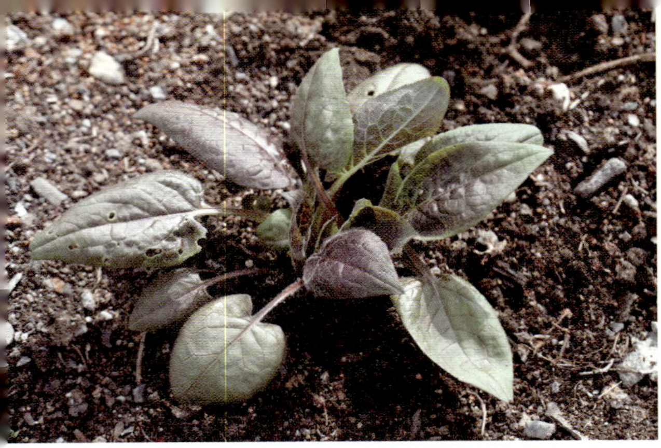

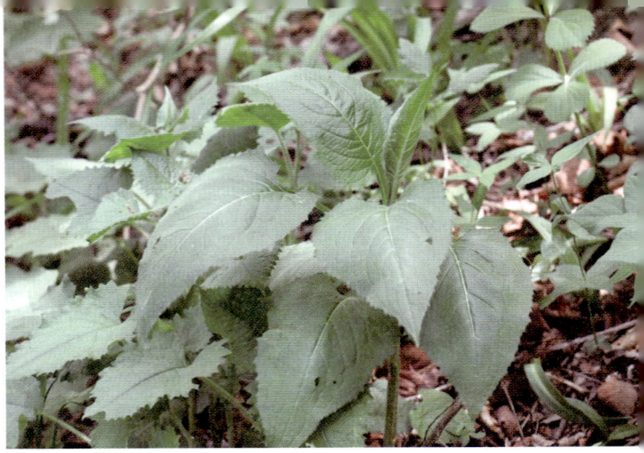

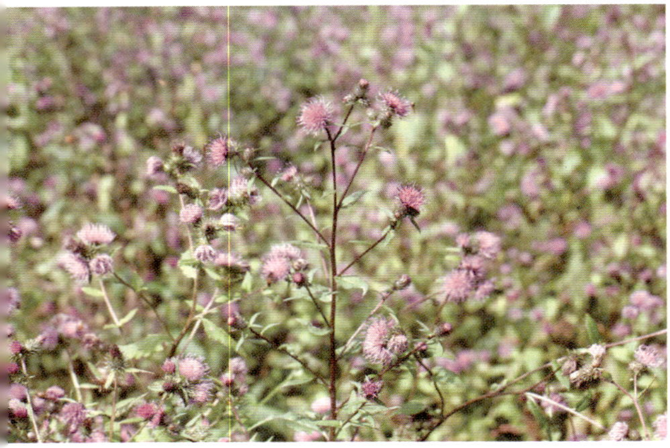

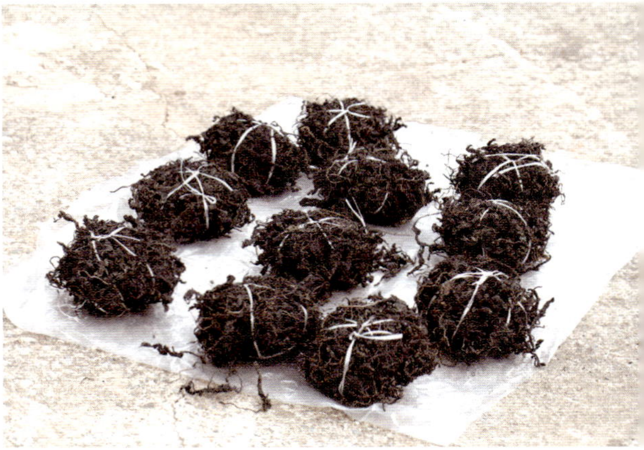

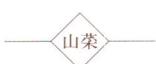

곤드레 (고려엉겅퀴)

"한치 뒷산에 곤드레 딱죽이 임의 맛만 같다면, 올 같은 흉년에도 봄 살아나네"

'곤드레'라는 이름에는 이 나물을 먹고 보릿고개를 버틴 가난한 이들의 애환이 담겨 있다. 『정선아리랑』에 '한치 뒷산에 곤드레 딱죽이 임의 맛만 같다면. 올 같은 흉년에도 봄 살아나네.'라는 노랫말이 있다. 이 노랫말에 나오는 '한치汗峙'는 강원도 정선군 남면 유평리 서쪽에 있는 소마평小馬坪에서 한치 마을로 넘어가는 길에 위치한 고개다. 이곳엔 600년이 넘는 느릅나

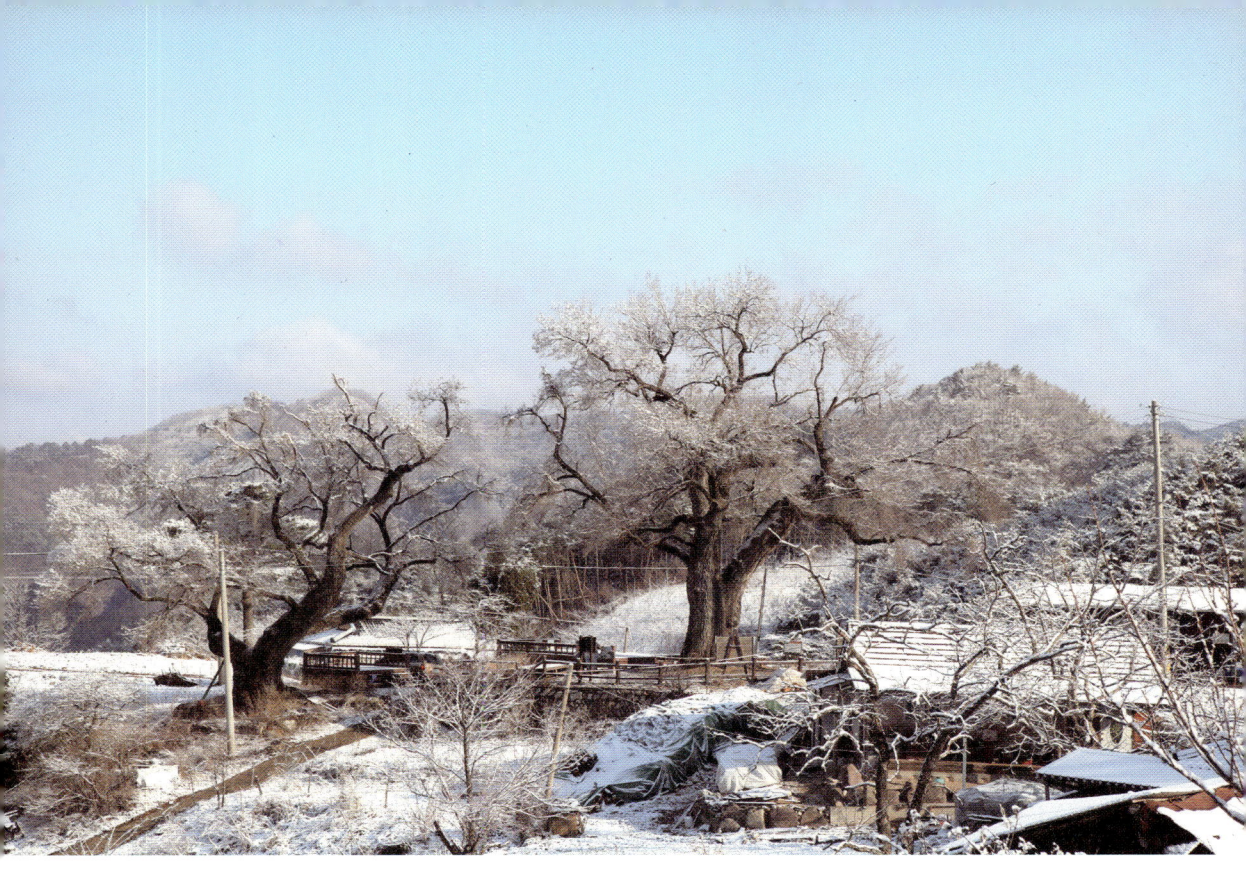

무 두 그루와, 680년이 된 굴참나무 한 그루가 보호수로 지정되어 있다. 유지태, 이영애가 주연으로 나온 『봄날은 간다』 영화 촬영지로, 겨울철 보호수에 눈이 쌓인 설경은 매우 아름답다. 이 마을 밭에서는 곤드레가 엄청나게 재배된다.

　봄 춘궁기가 시작되어 쌀뒤주가 바닥을 드러낼 때쯤 곤드레가 돋아나오면 뜯어서 죽을 쑤어 먹었는데, 죽 한 사발에 쌀은 한 숟가락도 안 되고 곤드레가 전부였다고 한다. 하지만 삼시세끼 먹어도 탈이 나지 않고, 다른 나물과 달리 계속 움이 돋아 나와 여름까지 몇 번이나 뜯어먹을 수 있어서 구황식救荒食으로 매우 요긴했다고 한다. 구황식의 조건은 무엇보다도 영양이 있어서 굶주림으로 인한 황달을 없애 주고, 많이 먹어도 탈이 나지 않아야 한다는 것이다. 곤드레는 맛이 순하고, 무기질, 비타민, 탄수화물 등 각종 영양소가 풍부하다. 허기를 면하게 해 주던 곤드레가 곤드레밥·찐빵·막걸리·식혜 등의 건강기능성 식품으로 인기를 얻고 있는 것을 보면 옛사람들은 격세지감隔世之感을 느낄 것이다.

곤드레의 정식 이름은 '고려엉겅퀴'이다. '도깨비엉겅퀴', '고려가시나물'이라고도 하며, '곤드레'나 '곤드레나물'로 더 잘 알려져 있다. 줄기를 꺾으면 딱 소리가 난다 하여 '딱죽이'라고도 부른다. '곤드레'라는 독특한 별명은 곤드레 잎사귀가 바람에 이리저리 흔들리는 모습이 곤드레만드레 술에 취한 사람의 몸짓과 비슷하기 때문에 붙여졌다고 한다. 또 다른 설은 굶주린 사람들이 곤드레를 뜯다가 끼니를 때우고 식곤증을 못 이겨 축 늘어진 모습에서 비롯된 것이라는데, 이것이 더 설득력 있어 보인다.

한방에서는 뿌리를 '대계大薊'라는 약재로 쓴다. 『동의보감』에는 '성질이 평平하고 맛은 쓰며苦 독이 없다. 어혈을 풀고 출혈을 멎게 하며 옹종과 옴, 버짐과 여자의 적백대하를 낫게 하고 정精을 보태 주며 혈血을 보補한다'라고 기록되어 있다. 곤드레 잎에는 단백질, 탄수화물, 섬유질, 무기질, 비타민, 알칼로이드alkaloid와 정유精油가 들어 있다.

뿌리에는 베타-아미린β-amyrin, 베타-시토스테롤β-sitosterol, 알파-아미린α-amyrin, 스티그마스테롤Stigmasterol, 타락사스테릴 아세트산Taraxasteryl acetic acid 성분이 들어 있다. 이 성분들은 해열解熱, 지혈止血, 소종消腫, 거어祛瘀, 양혈凉血 등의 효능이 있어 피를 맑게 하고 콜레스테롤을 감소시켜 혈액순환을 돕는다. 코피, 토혈, 소변출혈, 자궁출혈 등 각종 출혈을 멎게 하고 감기, 고혈압, 폐렴, 대하증, 피부염, 종기, 장염, 신경통, 관절염 등에 치료 효과가 있다.

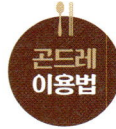
곤드레 이용법

- 잎과 줄기는 즙으로 내어 마신다. 여름에는 잎, 초가을에는 꽃, 늦가을에는 뿌리를 채취하여 햇볕에 말려 이용한다.
- 말린 뿌리 10~20g을 물 2L에 넣어 반으로 줄 때까지 달여 하루 세 번 마시는데, 위 기능이 약하거나 설사를 자주 하는 사람은 한 번에 많이 먹지 않는다.
- 민간에서는 신경통, 관절염 치료에 생잎과 줄기를 짓찧어 환부에 붙이거나 뿌리를 달여 마신다.
- 연한 잎을 쌈으로 먹고, 데쳐서 양념하여 나물로 먹으며, 삶아서 말린 묵나물은 볶아 먹고 밥이나 생선조림 등을 만든다.

RECIPE

곤드레 멸치 강된장

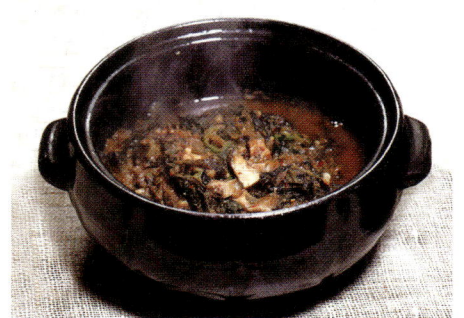

재료
곤드레 묵나물(불린 것) 100g,
국물용 멸치 20g, 다시마 10cm, 된장 4큰술,
표고버섯 30g, 청양고추 20g, 다진 마늘 1큰술,
다진 대파 20g, 쌀뜨물(물) 1컵, 국간장 1/2큰술,
들기름 1작은술, 고춧가루 1/2큰술, 설탕 1작은술

조리법
1. 멸치를 손질한 뒤 약한 불에서 살짝 볶아 비린내를 제거한다.
2. 멸치와 다시마를 믹서에 곱게 갈아 멸치 다시마 가루를 만든다. 멸치와 다시마를 물에 넣고 끓여서 육수만 사용해도 된다.
3. 곤드레 나물을 잘게 썰어 국간장과 들기름을 넣고 무쳐 놓는다.
4. 표고버섯과 청양고추는 잘게 다져 놓는다.
5. 쌀을 씻을 때 두 번째로 나온 쌀뜨물을 준비해 놓는다. 쌀뜨물이 없으면 물을 넣어도 된다.
6. 된장에 2, 고춧가루와 쌀뜨물을 넣고 끓어오르면 3과 4를 넣는다.
7. 6이 팔팔 끓으면 마늘, 대파, 설탕을 넣고 약한 불로 줄여 약 10분간 더 끓인다.

곤드레죽

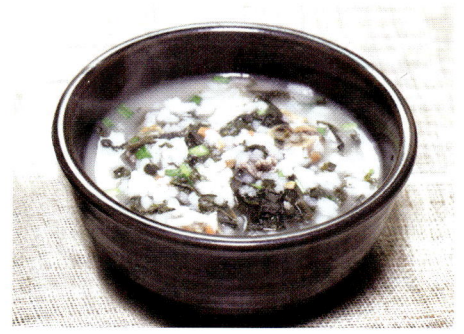

재료
쌀 1컵, 곤드레 묵나물(불린 것) 100g,
다진 소고기(홍합, 전복) 30g, 부추 30g, 당근 20g
다시마 국물 6컵(물 6컵, 다시마 10cm, 건표고 2개)
국간장 1큰술, 들기름 1큰술, 소금 약간

조리법
1. 씻은 쌀을 1시간 불린 뒤 물기를 빼고 적당히 빻는다. 취향에 따라 빻지 않고 써도 된다.
2. 곤드레 묵나물은 씻어서 물기를 뺀 뒤 잘게 썰어 국간장과 들기름을 넣고 넣어 무쳐 놓는다.
3. 소고기를 국간장과 들기름으로 간하고, 홍합이나 전복을 쓸 경우에 잘게 다진다.
4. 분량의 재료를 넣고 끓여 다시마 국물을 만든다. 이때 표고버섯은 버리지 않고 채 썰어 국간장과 들기름으로 무친다.
5. 부추와 당근도 잘게 썰어 놓는다.
6. 냄비에 들기름을 두르고 3의 소고기를 볶다가 곤드레와 표고버섯을 넣고 볶는다.
7. 6에 다시마 국물을 붓고 한소끔 끓어오르면 1의 쌀을 넣고 저으며 끓인다.
8. 쌀이 퍼지기 시작하면 5를 넣고 저으며 10분간 약한 불에서 뜸을 들인 뒤 소금으로 간한다.

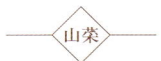

구릿대

습기 많은 산골짜기에서 2m까지 크게 자라는 나물이자 약초

진달래가 필 무렵 구릿대 새싹이 다른 식물보다 한발 앞서 돋아나는데 두툼한 줄기와 넓고 큰 잎은 강인한 생명의 힘찬 약동을 보는 듯하다. 구릿대는 성장 과정이 매우 빠르고 키는 1~2m에 이르며, 줄기 또한 매우 굵다. 우리나라 전역 습기가 많은 산골짜기 냇가에서 잘 자란다.

'구릿대'라는 이름은 잎 집에서 가지와 꽃차례가 나오는 모양이 구렁이 같다고 해서 구렁이를 뜻하는 '구리'라는 말에 줄기를 뜻하는 '대'가 붙어서 만들어졌다고도 하고, '줄기가 구릿빛을 띠며 대나무처럼 보인다'고 하여 구릿대라는 설, '구린내가 나는 대나무 비슷한 식물'이라서 구릿대라는 설이 있다. 구리대, 구리때, 구릿, 굼배지, 대활, 독활 등의 이명이 있다. 예전에는 서민들이 구릿대 굵은 줄기로 단소를 만들었다고 한다. 몇 년 전에 구릿대 단소가 복원되었는데, 소리는 크지 않지만 맑고 깨끗한 음색이 특징이라고 한다.

구릿대는 어린순과 연한 잎을 생으로 쌈이나 겉절이로 먹거나 데쳐서 나물로 요리하는데 매운맛이 있다.

뿌리는 '백지白芷'라는 한약재로 이용하는데, 민간에서는 감기와 치통, 각종 피부질환 치료에 쓴다. 『동의보감』에서도 나력, 유옹, 등창, 두통, 어지럼증, 마비 등을 낫게 하고 통증을 멎게 하며 고름을 빨아내거나 삭혀 버린다고 하였는데 얼굴에 바르면 얼굴빛을 부드럽게 하고 기미와 주근깨, 흉터를 없앤다고 기록하고 있다.

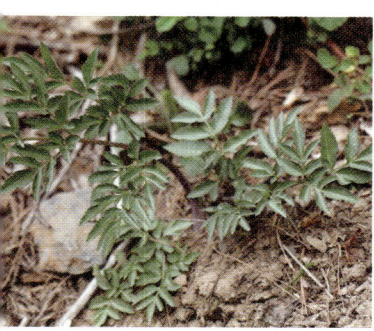
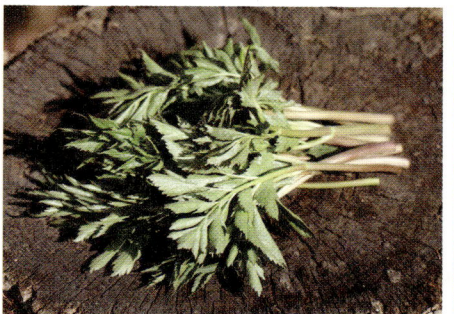
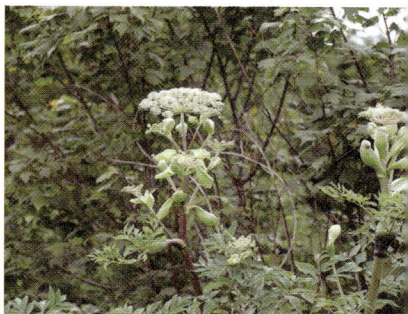

　백지에는 피부를 윤택하게 하고 모공을 수축시키며 노후의 징후인 피부 건조와 탄력을 개선시키는 프란게니딘Pprangenidin, 항염증 작용을 하는 임페라토닌Imperatorin, 항균抗菌 작용을 하는 플라린Praline, 쿠마린Coumarin 등의 성분이 들어 있다. 종양, 종독, 피부 궤양, 여드름, 가려움, 화농, 기미 등의 잡티를 없애는 데도 효과적이며, 녹농균, 대장균, 이질균, 콜레라균, 티푸스균, 파라티푸스균 등을 억제하는 효능이 있다. 참고로, 쿠마린 성분을 지나치게 섭취하면 간 손상의 위험이 있다.

　구릿대는 정유가 주성분이며 뿌리에는 백앵게리신Byak-angelicin, 백앵게리콜Byak-angelicol, 이소임페라토린Iso-imperatorin, 임페라토린Iimperatorin, 펠롭테린Phellopterin, 하이드로카로틴Hhydrocaroten이 들어 있다. 엔젤산Angelic acid과 비슷한 일종의 경련을 일으키는 엥게리코톡신angelicotoxin이 들어 있어 약간의 독毒이 있다. 엔젤산은 혈압을 상승시키고, 맥박을 감소시키며 호흡중추와 운동중추, 미주신경 및 척수에 대해 흥분 작용이 있다. 그러므로 한 번에 많은 양을 복용하는 것을 피하고 2~4g 정도의 소량만 사용해야 한다.

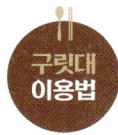

구릿대 이용법

- 감기에 백지 2~4g을 달여 복용하면 감기로 인한 두통과 코 막힘 증상이 사라진다.
- 치통에 백지 한 조각을 물어 통증을 없앤다.
- 피부질환에는 말리지 않은 백지를 짓찧어 바른다.
- 구릿대는 어린순과 잎으로 쌈을 싸서 먹고, 끓는 물에 데쳐 찬물에 우려내어 고추장이나 된장에 무쳐 먹는다.
- 뿌리는 가을~이듬해 봄에 채취하여 더덕처럼 먹는다. 껍질을 벗긴 뒤 소금으로 절여 맵고 아린 맛을 우려내고 양념장에 무쳐 먹거나 구워 먹으며 장아찌나 초절임을 한다.

RECIPE

구릿대 나물 무침

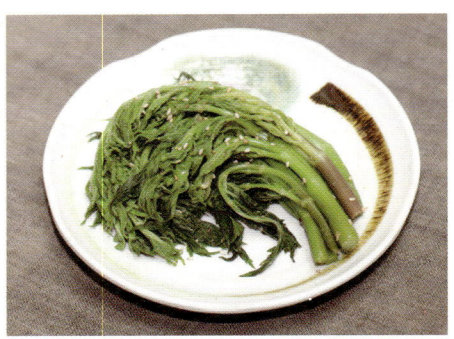

🍱 **재료**

구릿대 200g
양념장(국간장 1큰술, 다진 마늘 ½큰술, 다진 파 1큰술)
들기름 1큰술, 통깨 1작은술, 소금 약간

👐 **조리법**

1 구릿대를 파릇하게 데쳐 찬물에 헹구어 물기를 꼭 짜 놓는다.
2 분량의 재료를 한데 섞어 양념장을 만든다.
3 1의 구릿대에 양념장을 넣고 무친 뒤 싱거우면 소금으로 간을 맞춘다.
4 들기름과 통깨를 넣고 가볍게 버무려 마무리한다.

구릿대 나물 된장 무침

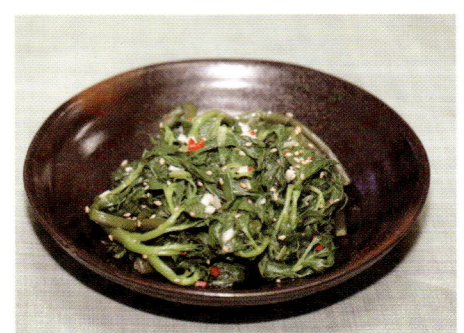

🍱 **재료**

구릿대 200g
양념장(된장 1큰술, 국간장 ½큰술, 다진 마늘 ½큰술, 다진 파 1큰술, 홍고추 다진 것 1큰술)
들기름 ½큰술, 통깨 1작은술, 소금 약간

👐 **조리법**

1 구릿대를 데쳐서 찬물에 헹구어 물기를 꼭 짠 뒤 5cm 길이로 썬다.
2 분량의 재료를 한데 섞어 양념장을 만든다.
3 1의 구릿대에 양념장을 넣어 무친 뒤 싱거우면 소금으로 간을 맞춘다.
4 들기름과 통깨를 넣어 가볍게 무친다.

TIP 살짝 데친 나물을 양념해서 바로 먹어도 좋지만 팬에 한 번 더 볶으면 훨씬 더 부드러워진다.

구릿대 뿌리 고추장 무침

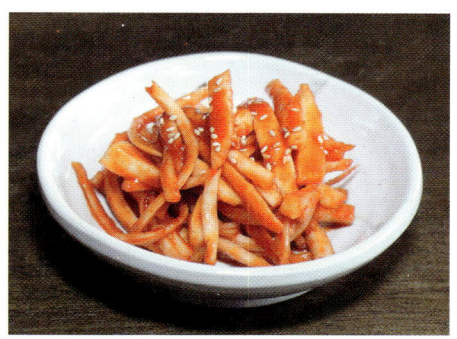

🍲 재료
구릿대 뿌리 400g
뿌리 밑간(참기름 1큰술, 양조간장 ½큰술),
고추장 양념(고추장 1.5큰술, 고춧가루 1큰술,
매실청 1큰술, 설탕 ½큰술, 다진 마늘 ½큰술,
다진 파 1큰술, 생강즙 1작은술)
통깨 1작은술

🧤 조리법
1 손질한 구릿대 뿌리 껍질을 벗기고 길이로 반 잘라 칼등으로 두드려 먹기 좋게 찢어 놓는다.
2 1의 구릿대 뿌리에 참기름과 간장을 넣고 버무려 밑간한다.
3 분량의 재료를 한데 섞어 양념장을 만든다.
4 2의 구릿대에 3의 양념장을 넣고 무친 뒤 통깨를 뿌려 마무리한다.

구릿대 묵나물 볶음

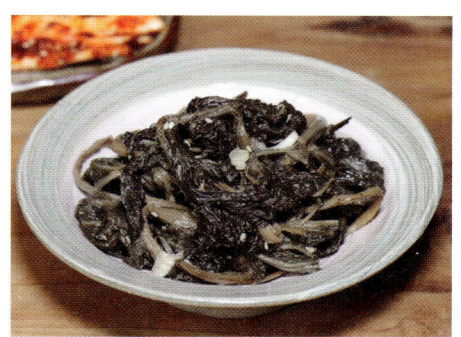

🍲 재료
구릿대 묵나물 20g, 국간장 1큰술,
다진 마늘·다진 대파 1큰술씩, 들기름·들깨가루 1큰술씩,
쌀뜨물 2큰술, 소금 약간, 통깨

🧤 조리법
1 구릿대 묵나물을 찬물에 하룻밤 담가 놓는다.
2 손으로 만져서 말랑말랑하면 끓는 물에 넣고 삶다가 거품이 넘칠 때 불을 끈다.
3 2를 맑은 물에 몇 번 헹구어 물기를 꼭 짠다.
4 3에 국간장, 마늘, 대파, 들기름, 들깨가루, 쌀뜨물을 넣어 조물조물 무친다.
5 달군 팬에 4를 넣어 볶은 뒤 싱거우면 소금으로 간한다.
6 볶은 후 불을 끄고 뚜껑을 닫아 뜸을 들인다.

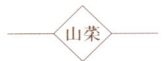

꽃다지

꽃말은 '무관심'이지만 나물 맛은 상큼하고 노란 꽃은 오래도록 마음에 남는다

2월 말 한낮 햇살은 따사롭지만 살갗에 스치는 바람은 여전히 시리다. 가까운 산엔 잔설이 있고, 꽃샘추위가 몇 번이나 더 기승을 부려야 봄이 될 것이다. 겨울 산골의 짧은 해는 마음까지 얼어붙게 한다. 그래서 더욱 간절한 마음으로 봄을 기다리게 된다. 이러한 와중에도 양지바른 곳에는 일찌감치 봄의 전령이 와 있으니 바로 꽃다지이다.

'봄 색시'라는 냉이의 꽃말과 상반되는 꽃다지의 꽃말은 '무관심'이다. 밭 가장자리나 들녘 양지 바른 곳이면 어디에든 냉이와 함께 지천으로 자라고 있는데도, '무관심'이라는 꽃말처럼 사람들은 꽃다지는 보지 않고 냉이만 찾아 댄다.

십자화과 식물인 꽃다지는 우리나라 각처의 들에서 자라는 해넘이한해살이 또는 두해살이풀로, 햇볕이 잘 들어오는 곳이면 어디든 토양의 조건과 상관없이 잘 자란다. 성숙한 키는 20cm 내외, 꽃은 3월에서 5월 사이에 원줄기나 가지 끝에 황색으로 피고 열매는 7~8월에 편편하고 긴 타원형이다.

꽃다지는 뿌리 잎 상태로 겨울을 나는 로제트 식물이다. 뿌리에서 나온 솜털이 보송한 잎은 땅에 붙어 방석처럼 동그랗게 퍼지고 땅에 붙어 자라는데 추운 겨울 찬바람을 피하고 햇볕을 골고루 받기 위한 꽃다지만의 생존 전략이다.

꽃다지는 구전민요 『나물 타령』에도 등장하는 것을 보면 들에 자생하는 나물 중에서 빼놓을 수 없는 존재라는 것을 옛날 사람들은 알고 있었던 것이다.

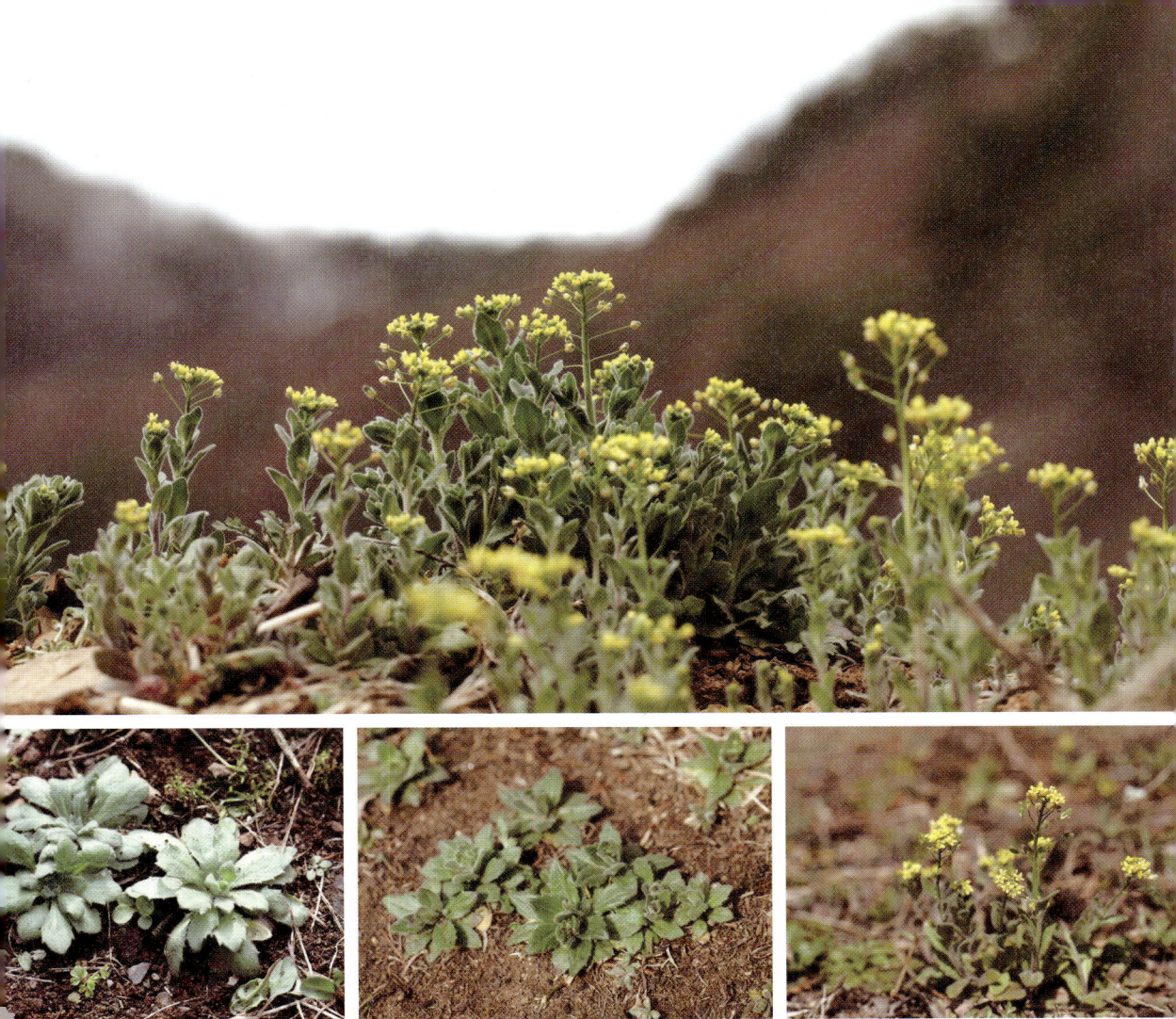

　　　한푼두푼 돈나물, 매끈매끈 기름나물, 어영꾸부렁 활나물, 동동말아 고비나물 / 줄까말까 달래
나물, 칭칭감아 감돌레, 집어뜯어 꽃다지, 쑥쑥뽑아 나생이(냉이) / 사흘굶어 말랭이, 안주나보게
도라지, 시집살이 씀바귀, 입맞추어 쪽나물, 잔치집에 취나물

　　　이른 봄날 소쿠리에 가득 캐 온 꽃다지는 부드럽고 싱그러운 맛을 지녔다. 냉이나 시금치
등의 나물과 함께 데쳐서 무쳐 먹거나 된장국을 끓이기도 하며 콩가루를 묻혀 끓인 된장찌개
의 구수한 맛도 이른 봄에 맛 볼 수 있는 별미일 것이다.

한방에서는 꽃다지의 씨를 '정력자葶藶子'라고 하여 다닥냉이 씨와 함께 약재로 쓰는데 심장질환으로 인한 호흡곤란에 약효가 있다고 한다. 또한 기침, 가래, 천식, 폐결핵, 변비, 심장질환으로 인한 호흡곤란과 부종浮腫 등에 사용한다. 풍부한 섬유질은 활동량이 적은 겨울철 불어난 몸에 살을 빼는 데 효과적이다. 『동의보감』에는 '꽃다지는 성질이 차고 맛은 맵고 독이 없다. 숨이 가쁜 것을 안정시키고 가슴 속 담음을 삭이며 피부에 물이 차오르는 것과 얼굴과 눈이 붓는 것을 치료하고 소변을 잘 나오게 한다'라고 기록되어 있다.

정력자에는 플라보노이드, 사포닌, 시니그린Sinigrin, 글리세드Glissade 등이 들어 있다. 폐옹肺癰, 상기上氣, 해수咳嗽 질환에 주로 쓰인다.

최근에는 꽃다지 씨의 추출물은 미백 작용이 검증되어 기능성 화장품 원료로 쓰이고 있다.

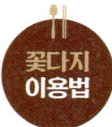
꽃다지 이용법

- 민간에서는 기침, 천식 치료에 썼다. 뿌리를 술에 담아 마시거나 달여 마셨는데 몸이 차거나 설사를 자주 하며 소화기가 약한 사람은 지나치게 먹으면 안 된다.
- 씨가 익으면 채취하여 햇볕에 말려 약한 불로 살짝 볶은 뒤 1회에 3~5g을 물 200cc에 넣어 반으로 줄 때까지 달여 마시거나 가루로 빻아 복용한다.
- 꽃이 피었을 때 식물 전체를 채취하여 말린 뒤 끓여 차로 마시면 입 안 가득 깔끔함이 전해 올 것이다.

꽃다지 나물 무침

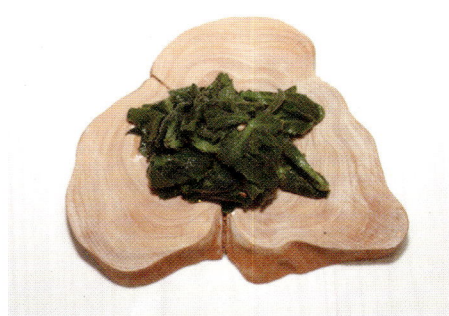

재료
꽃다지 200g, 국간장 ½큰술, 다진 마늘 1작은술, 들기름 ½큰술, 통깨 1작은술

조리법
1 꽃다지는 살짝 데쳐서 찬물에 헹구어 놓는다.
2 꽃다지에 국간장과 마늘을 넣고 무친 뒤 싱거우면 소금으로 간을 맞춘다.
3 들기름과 통깨를 넣고 가볍게 버무려 마무리한다.

꽃다지 초무침

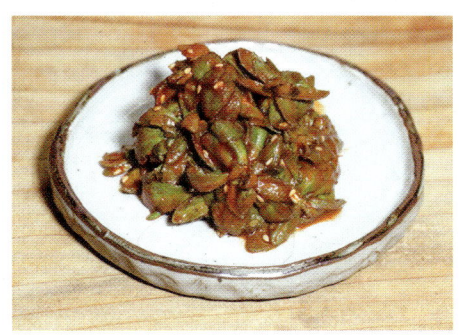

재료
꽃다지 200g, **양념장**(고추장 2큰술, 고춧가루 1큰술, 설탕 1큰술, 매실청 2큰술, 식초 2큰술, 다진 마늘 1작은술) 통깨 1작은술

조리법
1 꽃다지를 데쳐서 찬물에 헹궈 물기를 뺀다.
2 분량의 재료를 넣어 양념장을 만들어 실온에서 10분간 숙성시킨다.
3 꽃다지에 양념장을 넣고 가볍게 무친다.

꽃다지 튀김

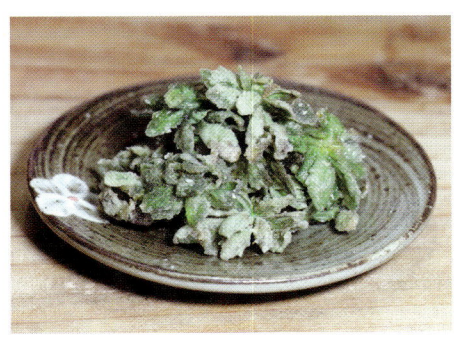

재료
꽃다지 100g **튀김옷**(튀김가루 1컵, 얼음물 1컵, 소금 약간), 식용유 적당량 **초간장**(양조간장 2작은술, 식초·설탕 1작은술씩, 달래 20g) 통깨 약간

조리법
1 꽃다지를 깨끗이 씻어서 물기를 빼고, 달래도 씻어서 잘게 썰어 놓는다.
2 튀김가루, 얼음물, 소금을 섞어 튀김옷을 만든다.
3 꽃다지에 튀김옷을 입혀 바삭하게 튀긴 뒤 초간장을 곁들인다.

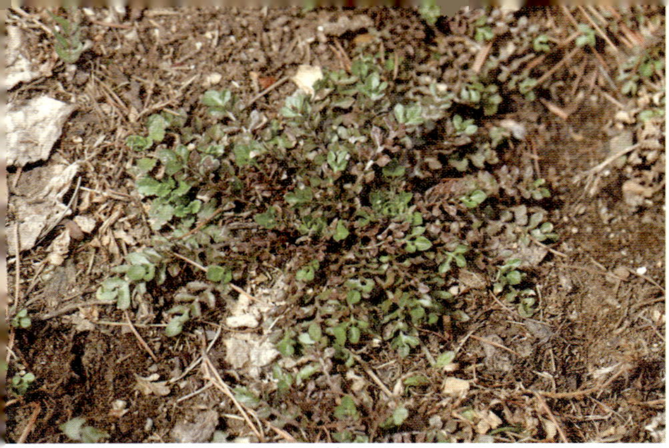

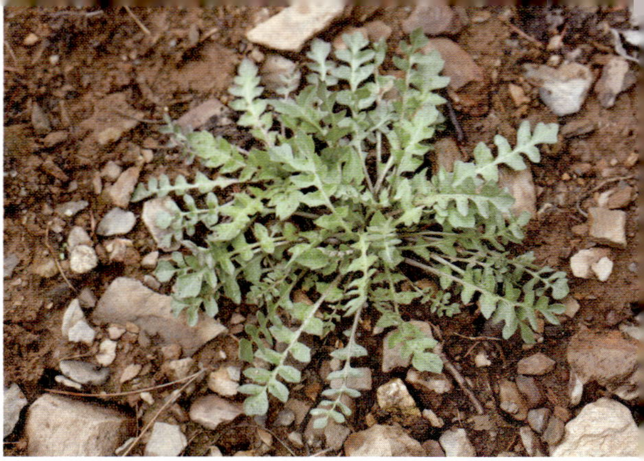

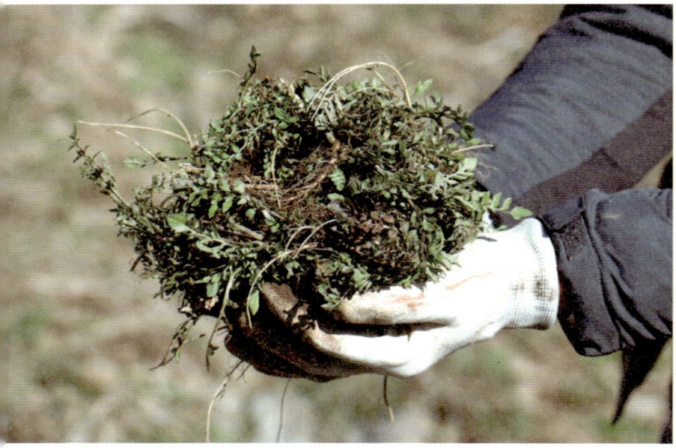

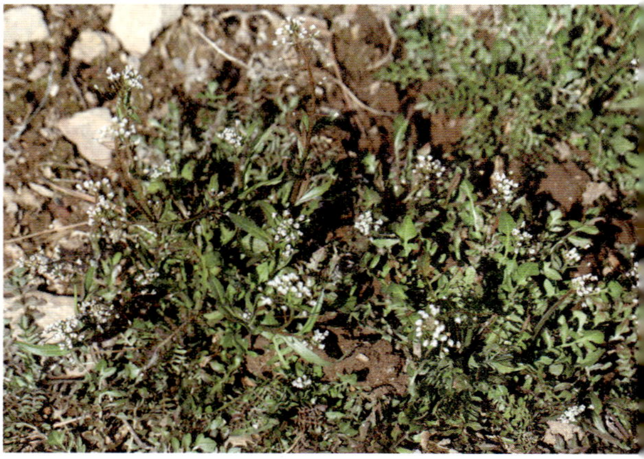

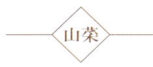

냉이

월동하여 겨울을 나고 봄에 성장하여 열매 맺는 강인한 생명력, 농부와 함께 사는 풀

당唐 나라 말기에 설평귀薛平貴란 거지가 승상 왕윤의 셋째 딸 왕보천王寶釧을 사랑하게 되었다. 왕윤은 결혼을 완강히 반대하였고 설평귀와 왕보천은 한밤중에 이웃나라로 도망갔다. 도망간 지 얼마 되지 않아 전쟁이 일어났고 전쟁터로 나간 설평귀는 적의 포로가 되었다. 전쟁이 끝난 뒤에도 설평귀가 돌아오지 않자 사람들은 그가 죽었을 것이라고 했지만, 왕보천은

20년을 수절하며 남편을 기다렸다. 고향으로도 돌아가지 못한 왕보천은 20년 동안 냉이만 뜯어 먹으며 주린 배를 채웠고 사방 20리 안에는 냉이가 보이지 않을 정도였다고 한다. 그 사이 설평귀는 포로로 잡혀 갔던 나라에서 혁혁한 공을 세워 마침내 왕이 되었고, 왕보천을 찾아 왕후로 맞이하였다 한다.

이처럼 중국의 전설에도 등장할 정도로 냉이는 친숙한 나물이다. 냉이만 캐어 먹어도 살 수 있을 정도로 단백질과 칼슘이 풍부한 식품이다. 언 땅이 녹자마자 캐어 먹을 수 있는 봄나물로, 오래전부터 나물, 국거리, 차, 약재 등으로 이용되었다. 늦가을 김장 작물을 수확한 밭에서도 쉽게 볼 수 있어 봄과 가을 식단을 풍요롭게 해 준다. 우리 민족의 먹거리 역사에서 빠져서는 안 되는 식품이다.

냉이는 해넘이살이越年生로 가을에 싹이 터서 로제트* 상태로 겨울을 나고 이른 봄에 성장하고 생식하여 늦은 봄과 초여름 사이에 열매를 맺는다. 잎이 크고 로제트 전략이 없는 풀들은 대부분 농부들에 의해 뿌리 뽑히는 데 비해, 냉이는 환경이 맞으면 40일 안에 열매가 맺히고 한 포기당 3천~2만 개의 씨앗을 퍼뜨리는 등 1년에 3세대를 이루기도 한다. 학명 중에서 종소명 '부르사-파스또리스bursa-pastoris'는 '양치기의 지갑'이란 뜻으로 냉이의 캡슐 열매를 가리킨다. 이 캡슐 열매는 농부의 장화나 경운기 바퀴에 묻은 진흙에 붙어서 이곳저곳으로 퍼진다. 농사를 짓는 밭, 논두렁, 사람이 오가는 길가에서 잘 자란다.

냉이는 지방에 따라 나생이, 나숭게, 나싱개, 나싱구라고도 부르며, 한자명 '제薺'는 '먹을 수 있는 약이나 채소'를 뜻한다. 일본에서는 '일곱 가지 봄나물春の七草' 중에 으뜸으로 여긴다고 한다.

봄에 월동한 뿌리를 먹는 나물로 냉이를 비롯하여 고들빼기, 꽃다지, 달래, 씀바귀 등이 있는데 제철에 먹으면 인삼에 못지않은 건강 효과가 있다고 한다. 특히 냉이의 향기와 은은한 단맛은 남녀노소 누구나 좋아하므로 봄철 밥상의 요긴한 반찬이다.

---

* **로제트 식물**은 어느 정도 성장할 때까지 눈에 잘 띄지 않아 동물들에게 먹힐 염려도 없으며, 바람의 영향도 거의 받지 않는다. 꺾일 줄기가 없으니 아무리 밟혀도 쉽게 죽지 않는다. 살아남기 위한 생존 전략을 스스로 터득하고 진화했다고 여겨진다. 뿌리나 극도로 단축된 땅속줄기에서 자라난 잎이 땅 표면에 붙어 방사형으로 퍼져 장미꽃 모양으로 자라는 식물로, 둥근 방석 같다 하여 '방석식물'이라고도 한다. 주로 두해살이풀에서 볼 수 있는데, 꽃다지, 냉이, 달맞이꽃, 민들레, 뽀리뱅이 등이 있다.

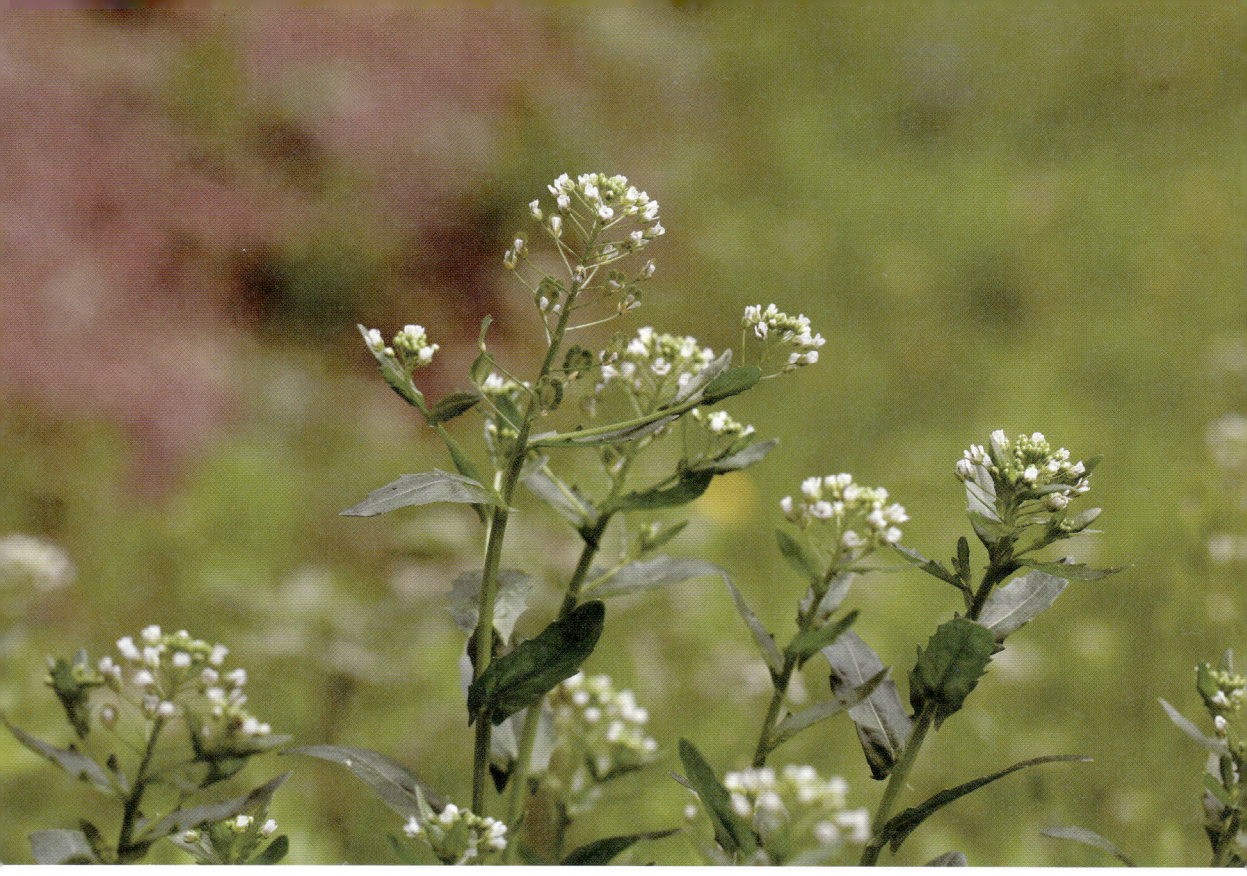

　냉이의 무기질은 데쳐도 파괴되지 않는데 이때 너무 오래 데치면 색이 변해 식감이 떨어지고 물러지므로 살짝만 데치는 것이 좋다. 또한 다른 나물에 비해 칼슘 함량이 높아 몸에 결석이 있는 사람은 많이 먹지 않는 것이 좋다.

　『동의보감』에는 냉이에 대해 '성질은 따뜻하고 맛은 달며 독이 없고, 간기肝氣를 잘 통하게 하고 속을 고르게 하며 오장을 편안하게 한다. 냉이로 국을 끓여 먹으면 피를 끌어다 간에 들어가게 하고 눈을 맑게 해 준다'라고 기록되어 있다.

　냉이에는 단백질, 당질, 무기질, 베타카로틴β-carotene, 비타민 A · B · C, 식이섬유 등 우리 몸에 필요한 미세 영양소가 가득하다. 이러한 성분은 체내의 신진대사를 활발하게 하여 춘곤증을 없애고 각종 출혈을 멈추게 한다. 또한 눈의 피로감을 덜 느끼게 하여 시력을 보호해 주며 간에 쌓인 독을 풀어 주어 간 기능을 회복시켜 준다. 그만큼 눈 건강에 유용한 나물이자 약초이다. 또한 장에 있는 나쁜 균들의 독을 해독해 주고 대장균 증식을 억제하며 식이섬유가 풍부해 변비 예방에도 좋으며 식도와 위, 장腸에 암을 일으킬 수 있는 발암물질 니트로소

아민Nitrosoamine의 생성을 막아 준다. 그 밖에도 고혈압과 지방간을 예방하며 비뇨기 질환을 개선하여 주므로 우리 몸에 좋은 효능들이 모여 있는 나물이라고 할 수 있다.

한방에서는 '제채薺菜'라 하여 뿌리를 포함한 모든 부분을 약재로 쓰는데 거풍祛風, 이뇨利尿, 지혈止血, 해독解毒 등의 효능이 있어 당뇨병, 지방간, 변비, 비위脾胃 허약, 코피, 토혈, 소변불리, 월경과다, 산후출혈, 안질 등을 치료한다.

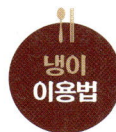

냉이 이용법

- 냉이를 약으로 쓸 때는 꽃이 필 무렵 봄에 전초를 채취하여 흙을 씻어 말린다. 말린 전초 15~30g을 물 2L에 넣어 반으로 줄 때까지 달여 하루 세 번 복용한다. 민간에서는 안질이나 충혈 등 눈병 치료에 쓰였는데 생으로 즙을 내어 마시거나 곱게 걸러서 눈에 넣거나 말린 냉이를 가루를 내어 먹었다.
- 냉이의 잎으로 녹즙을 내어 마시고 뿌리 째 캐서 햇볕에 잘 말려 차로 끓여 먹어도 좋다.
- 냉이를 소금물에 살짝 데쳐서 소금과 깨소금, 참기름에 무쳐 먹으면 냉이 특유의 맛과 향을 느낄 수 있다.
- 냉이에 튀김가루를 입혀 살짝 튀기면 바삭하고 향긋한 맛이 입맛을 자극한다.
- 냉이에 간장 달임물을 끓여 부어 장아찌를 담는다.
- 가을 냉이에 고춧가루 양념을 하여 겉절이나 김치를 만들어 먹는다.
- 뿌리 째 캔 냉이를 말려 밥을 지어 먹거나 가루를 내어 밀가루와 섞어 칼국수나 수제비 등의 요리에도 활용할 수 있다.

RECIPE

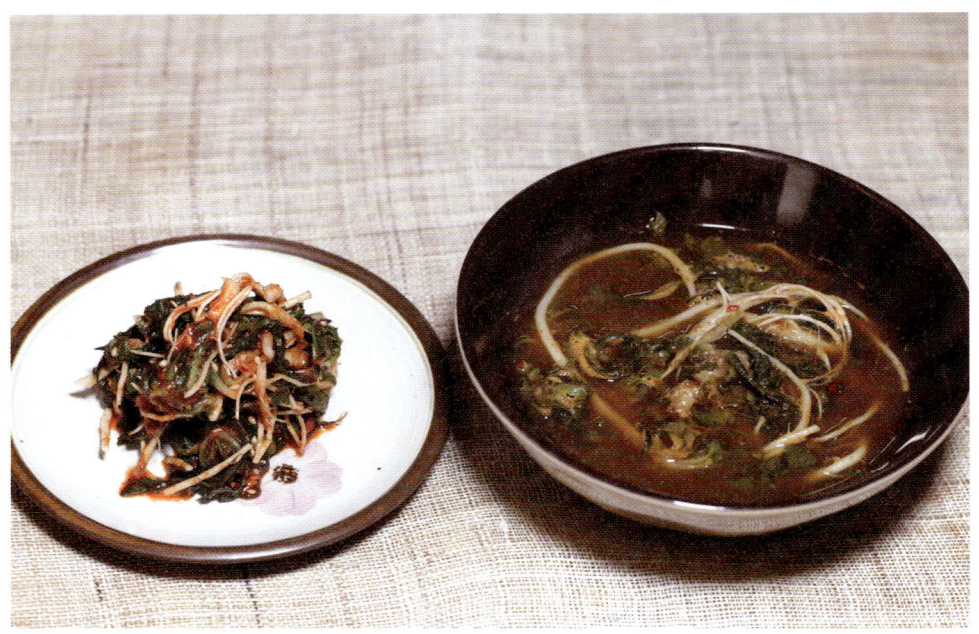

냉이 초고추장 무침

재료
냉이 200g
양념장(고추장 2큰술, 고춧가루 1큰술, 매실청 2큰술,
다진 마늘 1작은술)
통깨 약간

조리법
1 냉이를 깨끗이 씻어 채반에 건져 물기를 뺀다. 굵은 뿌리는 반으로 갈라놓는다.
2 냉이를 살짝 데쳐서 찬물에 헹구어 물기를 짠다.
3 분량의 재료를 한데 섞어 양념장을 만들어 실온에서 10분간 숙성시킨다.
4 냉이에 양념장을 넣어 무친 뒤 통깨를 넣고 가볍게 섞어 마무리한다.

냉이 된장국

재료
냉이 200g
멸치 국물 4컵(물 4컵+국물 멸치 20g+다시마 10cm)
된장 1큰술, 고춧가루 ½큰술,
다진 마늘·다진 파 1큰술씩, 국간장 약간

조리법
1 냉이를 손질하여 깨끗이 씻어 놓는다.
2 냄비에 찬물을 담고 멸치와 다시마를 넣고 끓여 육수를 만든다.
3 2가 끓어오르면 멸치와 다시마를 건져 내고 된장을 푼 뒤 냉이를 넣는다.
4 3이 끓으면 고춧가루, 마늘, 파를 넣은 뒤 국간장으로 간을 맞춘다.

냉이 콩가루국

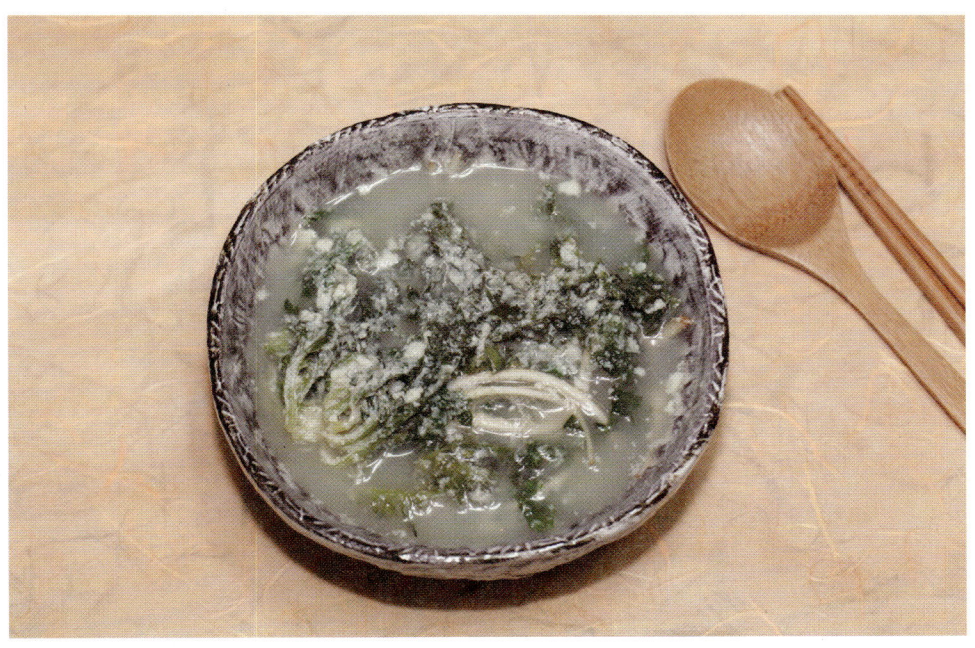

재료

냉이 200g, 무 150g
멸치 국물 5컵 (물 5컵+멸치 20g+다시마 10cm)
날콩가루 5큰술, 된장 1.5큰술, 고춧가루 1큰술, 다진 마늘 1큰술, 다진 대파 50g, 국간장 1큰술, 소금 약간

조리법

1. 냉이를 깨끗이 씻어 건져 물기를 뺀다.
2. 무는 약간 굵게 채 썬다.
3. 냄비에 물을 붓고 멸치와 다시마를 넣고 끓인 뒤 걸러서 국물만 쓴다.
4. 1의 냉이에 날콩가루를 넣고 골고루 버무려 2의 무와 함께 국물에 넣는다. 이때 자주 뒤적이면 콩가루가 떨어지므로 주의해야 한다.
5. 국물이 끓어오르면 고춧가루, 마늘, 파, 국간장을 넣는다. 싱거우면 소금으로 간을 맞춘다.

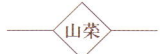

느릅나무

구황식물, 약재, 목재로 두루 유용한 나무

느릅나무는 '느릅재기나무'로도 불리며, '느릅'이란 가지와 잎이 힘없이 축 늘어진다는 '느른히'라는 단어에서 붙여진 이름이다.

느릅나무는 잎, 가지, 나무, 껍질까지 모두 약으로 썼고, 나무껍질을 짓찧어 떡을 해 먹었으며, 열매를 말려 겉껍질을 제거하고 볶아 기름을 내어 먹기도 했다. 느릅나무의 잎과 속껍질은 구황식으로 쓰였다. 어린순을 데쳐서 곡물과 섞어서 느릅떡을 만들어 먹었는데 먹을 것이 많지 않았던 옛날에는 곡물보다는 나뭇잎이 훨씬 많았다고 한다.

성냥이 없던 옛날에는 나무를 뚫어 비벼 불씨를 얻는 나무로 쓰였으며, 나무가 잘 휘어지면서도 부러지지 않을 뿐 아니라 상처 난 곳에 염증이 생기지 않아 송아지 코뚜레로 썼다. 또한 귀족들이 집을 지을 때 귀한 목재로 사용했다고 한다. 지금도 느릅나무 목재는 잘 휘어지면서도 갈라지지 않아 가구재, 건축재, 선박재 등으로 많이 쓰이고 있다. 악기나 우산, 의자 등을 만들며, 수액은 도자기 광택을 내는 데 유액으로도 사용되고 있다.

한방에서는 나무껍질을 '유백피楡白皮', 뿌리껍질을 '유근피楡根皮', 열매를 '무이蕪荑'라는 약재로 쓴다. 『동의보감』에는 유백피에 대해 '성질이 평하고 맛이 달며 독이 없다. 배설을 돕고 위장의 열을 내린다'라고 기록되어 있고, 『본초강목本草綱目』에는 '각종 종기나 종창을 삭히는 데 뛰어나다'라고 기록되어 있다.

느릅나무의 줄기나 뿌리껍질 속에는 베타-시스테롤β-sisterol을 비롯한 여러 종류의 스테롤

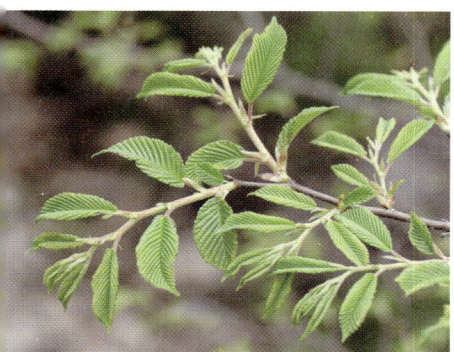
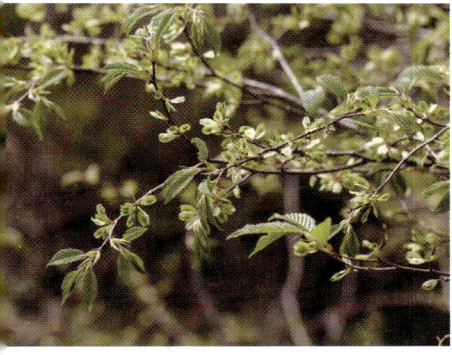
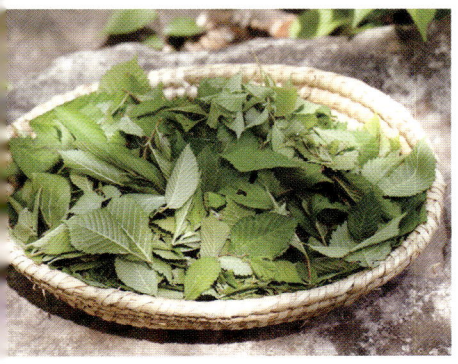

sterol류 및 탄닌Tannin류, 사포닌, 지방유, 섬유질과 우리 몸에 필수 지방산인 감마리놀렌산Gamma linolenic acid 등의 성분이 들어 있다. 이 성분들은 구충驅蟲, 부종浮腫, 살균殺菌, 소종消腫, 이뇨利尿, 치습治濕, 항염抗炎, 항균抗菌, 항암抗癌 등의 효능이 있어 상처와 염증 치료에 효과적이고 기관지염, 비염, 축농증, 위장염, 장염, 옴, 악성 종기, 각종 피부염, 당뇨병, 천식, 암 등을 치료한다. 또한 소변을 잘 나오게 하고 몸의 붓기를 가라앉히며 몸속에 노폐물을 배출하고 면역력을 강화하며 세균 번식을 막아 식중독을 예방하며 기생충을 구제한다.

느릅나무는 '코나무'라고도 불리는데 아이들이 코를 흘리듯 껍질에서 점액질이 흘러나온다. 점액질의 주성분은 탄닌으로, 껍질이나 그 밖의 부분에서 자연적으로 들어 있는 물질이다. 탄닌의 4대 약리 작용은 해독解毒, 살균殺菌, 지혈止血, 소염疏鬱이다. 탄닌은 유독 성분인 알칼로이드를 몸 밖으로 배출시키고 몸 안에 쌓여 있는 중금속과 니코틴을 체외로 배출하며, 균체에 침투하여 단세포동물의 단백질을 응고시켜 병원균을 죽게 만든다. 또한 탄닌의 수렴 작용은 상처를 빨리 아물게 하며 장과 위의 점막을 보호하고, 벌레 등에 물려서 열이 나고 빨갛게 부어올랐을 때 열이 내리고 붓기도 가시게 한다.

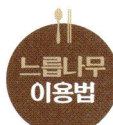

느릅나무 이용법

- 나무껍질과 뿌리껍질을 봄이나 가을에 채취하여 잘게 썰어 말려 10g~20g을 물 4L에 넣어 반으로 줄 때까지 달여 마신다.
- 불면증에 느릅나뭇잎을 넣어 된장국을 끓여 먹거나 말려 차로 달여 마신다.
- 기관지염에 나무껍질과 뿌리껍질을 차로 달여 마신다.
  ※비위脾胃가 약하고 아랫배가 찬 사람과 원기가 약해 소화기능이 좋지 않은 사람은 오랫동안 먹지 말아야 한다.
- 각종 피부염과 상처 난 곳에 뿌리껍질을 진하게 달여 냉찜질을 하고 짓찧어 환부에 붙이거나 가루를 내어 먹기도 한다.

RECIPE

느릅나뭇잎 나물 무침

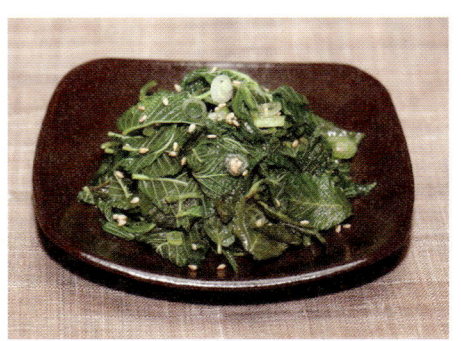

🍲 **재료**

느릅나뭇잎 200g
양념장(국간장 1큰술, 다진 마늘 ½큰술, 다진 파 1큰술)
들기름 1큰술, 통깨 1작은술, 소금 약간

🧤 **조리법**

1 느릅나뭇잎을 살짝 데쳐서 찬물에 헹구어 물기를 짜 놓는다.
2 분량의 재료를 섞어 양념장을 만든다.
3 느릅나뭇잎에 양념장을 넣고 무친 뒤 싱거우면 소금으로 간을 맞춘다.
4 들기름과 통깨를 넣어 가볍게 버무려 마무리한다.

느릅나뭇잎 초고추장 무침

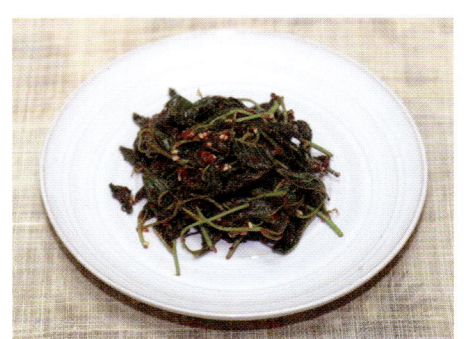

🍲 **재료**

느릅나무 어린잎 200g
양념장(고추장 1큰술, 고춧가루 ½큰술,
양조간장 1큰술, 식초·설탕·매실청 ½큰술씩,
다진 마늘 1작은술)
참기름 ½큰술, 통깨 1작은술, 소금 약간

🧤 **조리법**

1 느릅나무 어린잎 데쳐서 찬물에 담가 쓴맛을 우려낸 뒤 물기를 짠다.
2 분량의 재료를 한데 섞어 양념장을 만들어 실온에서 10분간 숙성시킨다.
3 1의 느릅나무에 양념장을 넣고 무친 뒤 소금으로 간을 맞춘다.
4 참기름과 통깨를 넣고 가볍게 버무려 마무리한다.

느릅나뭇잎 된장국

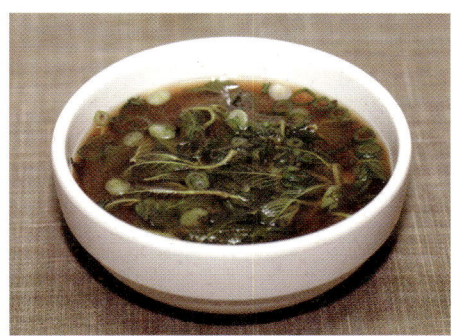

🍳 **재료**

느릅나뭇잎 200g
멸치 국물 4컵(물 4컵, 국물 멸치 20g, 다시마 10cm)
된장 1큰술, 고춧가루 ½큰술, 다진 마늘 1큰술,
다진 파 1큰술, 국간장 약간

🧤 **조리법**

1 느릅나뭇잎을 깨끗이 씻어 놓는다.
2 냄비에 물을 붓고 멸치와 다시마를 넣고 끓어오르면 멸치와 다시마를 건져 낸다.
3 2의 국물에 된장을 풀고 끓어오르면 느릅나뭇잎을 넣는다.
4 국물이 끓기 시작하면 고춧가루, 마늘, 파를 넣고 국간장으로 간을 맞춘다.

느릅나뭇잎 장아찌

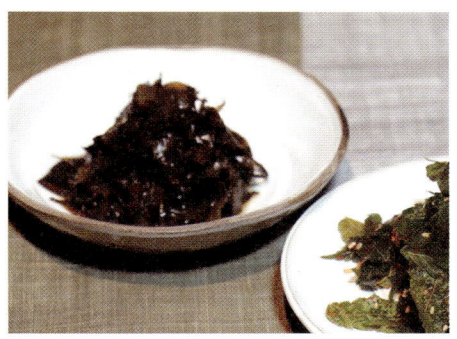

🍳 **재료**

느릅나무 어린잎 500g **간장 달임장**(채소 국물 2컵, 양조간장 1컵, 식초·설탕·매실청·소주 ½컵씩)
채소 국물(물 4컵, 대파 뿌리, 다시마 10cm, 당근 약간, 양파 ½개, 청양고추 2개, 건표고 2개, 그 밖의 자투리 채소 가능)

🧤 **조리법**

1 느릅나무 어린잎은 깨끗이 씻어서 물기를 빼 놓는다.
2 준비한 채소 국물 재료를 냄비에 넣고 반으로 줄 때까지 은근히 끓여 걸러 놓는다.
3 채소 국물 2컵에 간장 달임장 재료를 모두 넣고 끓인다.
4 보관 용기에 느릅나무 어린잎을 담고, 달임장이 식기 전에 부어 준다.
5 재료가 뜨지 않도록 돌로 눌러 시원한 곳에 보관한다.
6 3~4일, 1주일, 10일 간격으로 총 3회 간장물만 따라 내어 끓여서 식혀 다시 부어 준다. 냉장 보관한다.

TIP 달임장을 달일 때 식초, 설탕, 간장의 양을 가감해서 입맛에 맞게 조절한다.

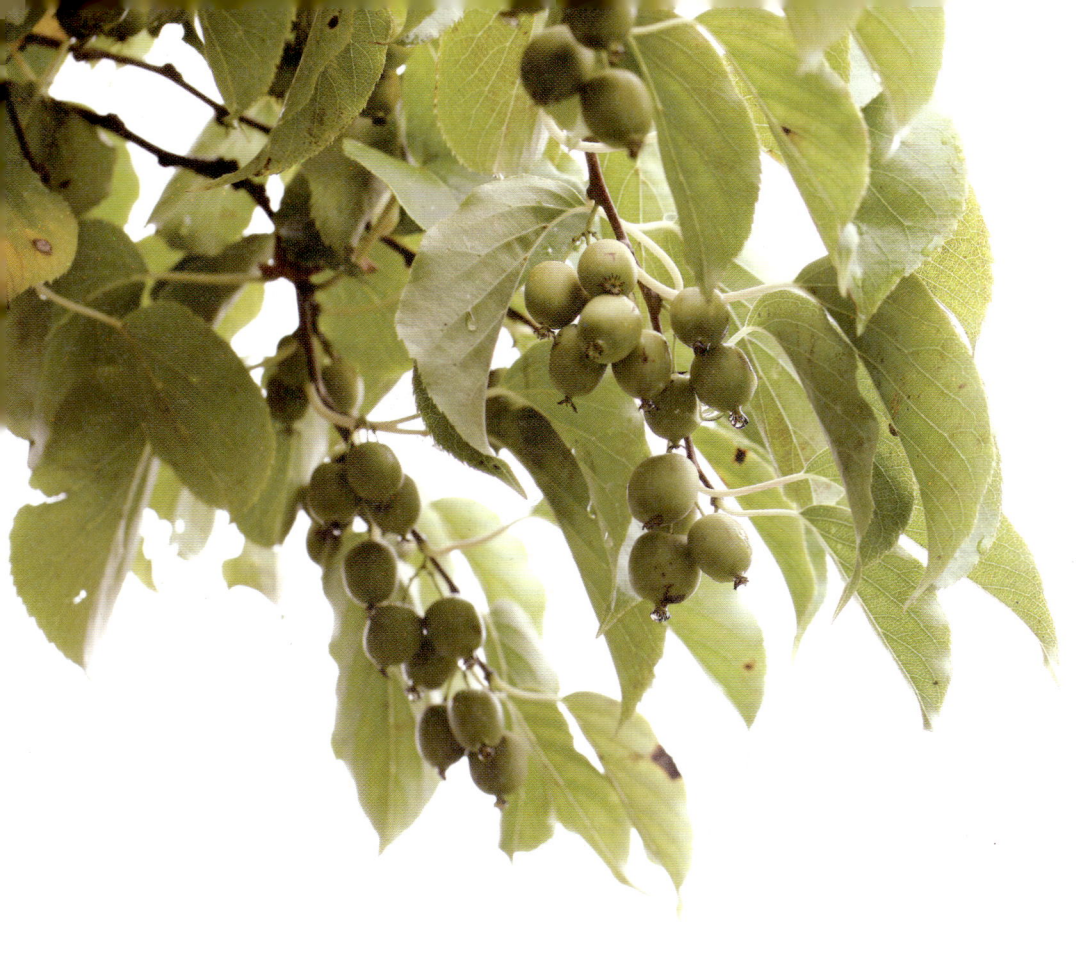

― 山茱 ―

다래나무

혓바늘이 돋아도 마냥 달콤하기만 했던 야생 열매

해마다 가을이 되면 집 주변 산속에 여기저기 얽혀 있는 다래나무 덩굴을 헤집고 들어가 말랑말랑하게 익은 다래를 따 먹는 재미에 쏙 빠졌던 기억이 난다. 그 부드러운 달콤함에 혓바닥이 갈라지고 혓바늘이 생기는 고통쯤은 아무래도 좋았던 듯하다. 덜 익은 다래는 쓰고 떫으므로 쌀독에 며칠 넣어 익혀서 먹기도 했는데, 물터진 다래 때문에 쌀에 곰팡이가 핀다고 어머니께 혼난 적도 많았다.

예로부터 다래는 머루와 더불어 산골 아이들에게 가장 맛있는 군것질거리였고, 우리의 식생활 문화에 큰 영향을 준 구황식물이자 대표적인 토종 과일이다. 이른 봄 새순이 나오기 전 다래 줄기를 잘라 수액을 받아먹으며, 연한 순과 잎을 뜯어 데쳐서 햇빛에 말려 묵나물을 만들면 고급스러운 나물이 된다. 열매는 생식하고, 잼이나 술의 재료로 이용한다. 한자명으로는 '미후도獼猴桃'라 하는데, '원숭이獼猴'가 즐겨먹는 '복숭아桃'를 닮은 열매라는 의미이고, 덩굴藤에 달려 있는 열매가 배梨를 닮아서 '등리藤梨'라고도 한다.

다래나무 줄기에서 채취하는 수액은 단맛이 나는 천연당과 나트륨, 마그네슘, 칼슘, 칼륨 등의 4대 미네랄이 주성분이다. 이 4대 미네랄은 혈액 속에서 적혈구와 백혈구의 기능을 활성화한다고 알려져 있다.

다래나무 뿌리에는 약간의 독이 있고 서늘하고 차가운 맛이 있다. 이른 봄에 뿌리에 있는 성분이 잎으로 올라오므로 나물을 생식하거나 우려내지 않고 먹었을 때 가벼운 배탈이나 설사를 일으킬 수 있다. 옛사람들이 다래 순을 삶아 말려서 묵나물로 만들어 먹었던 것이야말

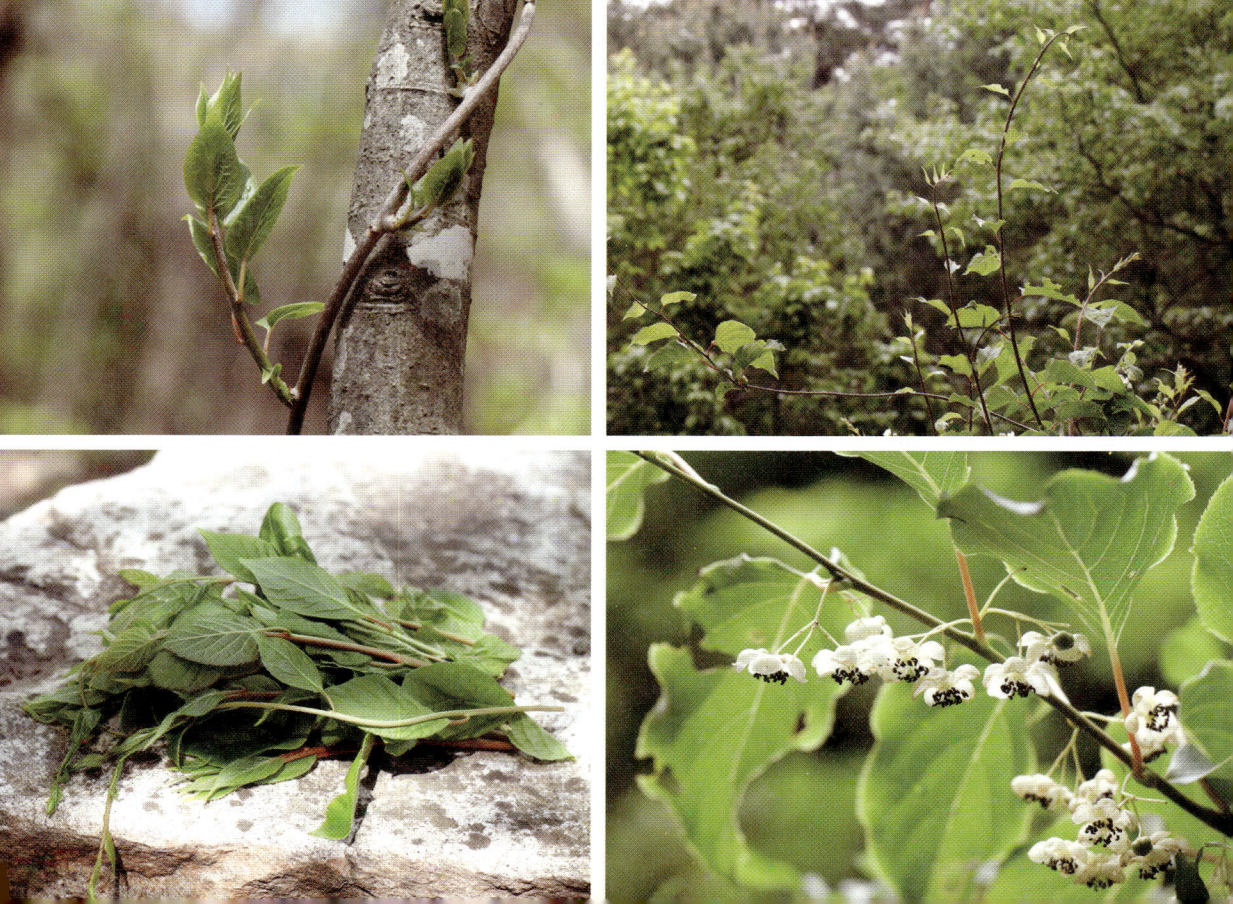

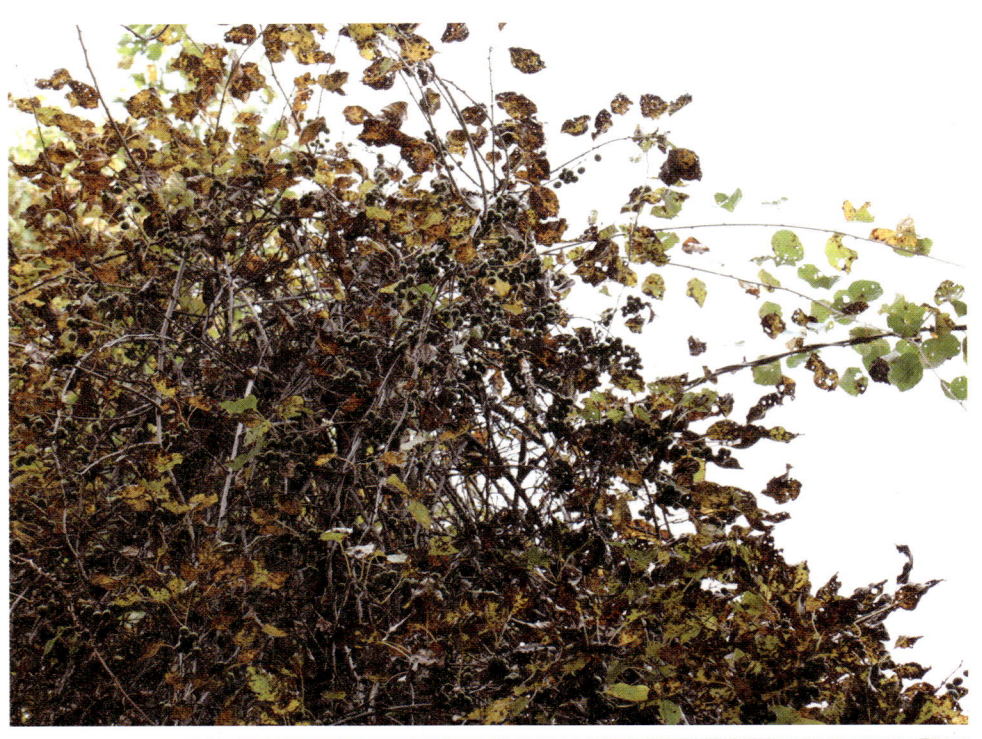
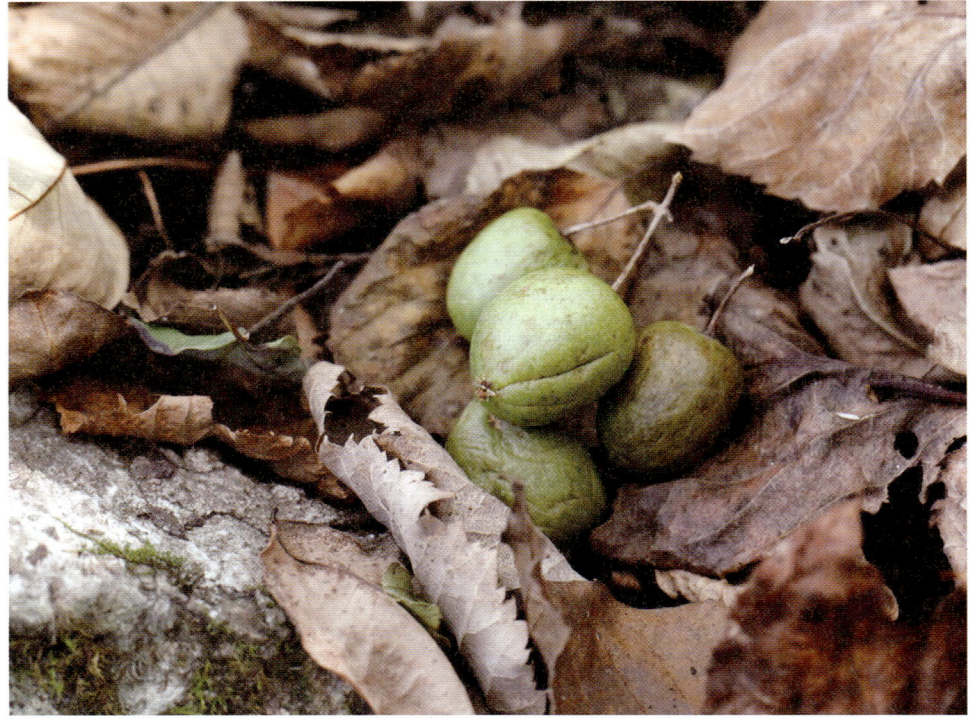

로 오랜 경험에서 나온 삶의 지혜가 아닌가 싶다.

최근에는 뿌리를 이용하여 각종 암 치료제를 연구한다고 하니 산골짜기 가득 우거져 발길을 가로막던 다래 덩굴이 천연 치료약으로 늘 우리 곁에 있었던 셈이다. 참고로, 약초꾼들이 유심히 살펴보는 것은 다래나무 덩굴이다. 덩굴 세력이 워낙 강해 나무를 휘감고 올라가 고사시키므로 약용버섯이 자랄 수 있는 숙주 나무를 고사시켰는지 살핌으로써 버섯을 발견할 수 있기 때문이다. 또한 주변 나무에게는 천덕꾸러기인 셈이지만 다래나무 잎과 열매 그리고 줄기와 뿌리, 수액까지 모두 식용하거나 약으로 이용하기 때문에 버릴 것이 하나 없는 소중한 자원이라 할 수 있다.

한방에서는 잎과 뿌리彌猴梨, 열매彌猴桃를 약재로 쓰는데 건위健胃, 진통鎭痛, 해독解毒, 해열解熱 작용을 하므로 가슴이 답답하고 열이 많은 증상을 치료한다. 『동의보감』에는 다래에 대해 '성질은 차고 맛이 시며 독이 없다. 어린잎이 나오기 전 다래 덩굴 즙은 미끄럽기 때문에 석림(비뇨기 결석)으로 생긴 돌을 잘 나오게 한다. 이때 생강즙을 조금 타서 먹어야 한다. 또한 신장결석을 제거하는 효능이 있고 소변이 뿌옇거나 요도염, 방광염을 치료하고 소갈이 심할 때는 서리를 맞고 잘 익은 열매를 따서 먹어도 좋고 꿀에 넣어 정과를 만들어 먹으면 더 좋다'라고 기록되어 있다.

몸이 차고 소화기가 약한 사람은 다래를 한꺼번에 많이 먹으면 설사를 할 수 있으니 주의한다.

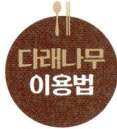
다래나무 이용법

- 중풍·신경통·관절염·위염·신장염에 잎과 뿌리 말린 것 50g을 물 1L에 넣어 달여 마신다.
- 위암으로 인해 헛구역질이 날 때나 식도암에는 말린 열매 100g을 진하게 달여 생강즙과 함께 마신다.
- 당뇨와 잇몸병에는 말린 열매 20g을 물 500ml에 넣어 달여 마신다.
- 봄철에 다래 순을 덖어서 차로 만들어 마신다.
- 열매는 과즙을 내어서 과일주나 잼을 만들어 먹거나, 소금(설탕)에 절여서 먹는다.
- 열매를 잘라서 말린 뒤 말린 모과와 같이 뜨거운 물에 차로 우려마시거나 다래와 모과를 설탕에 절인 뒤 한 달 이상 숙성시켜 물에 희석시켜 마시면 어깨 결림증과 다리 근육이 뭉치는 증상을 완화한다.

RECIPE

다래나무 수액

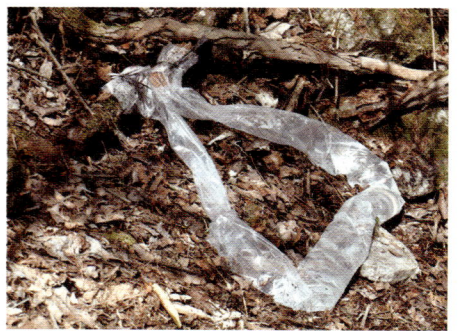

🖐 채취법
1. 다래나무 군락지를 찾아 그중 굵은 덩굴 줄기를 절단한다.
2. 절단한 줄기 아랫부분에 비닐이나 용기를 씌우고 이물질이 들어가지 못하도록 끈으로 잘 묶는다.
3. 비닐이나 용기에 담겨진 수액은 매일 수거하여 냉장 또는 냉동 보관한다.

TIP 4월 중순 이후에는 급격한 기온이 상승으로 변질이 될 수 있으니 가능하면 일찍 채취한다.

다래순 묵나물 볶음

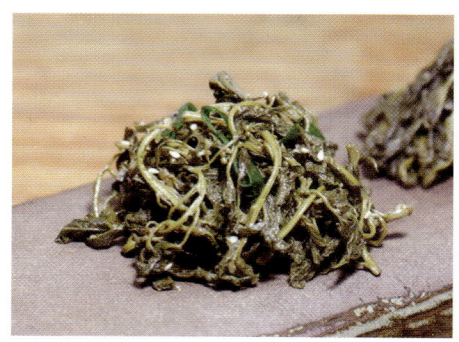

🖐 재료
다래순 묵나물 30g
양념(국간장 ½큰술, 다진 마늘·다진 파 1작은술씩)
들기름 ½큰술, 통깨 1작은술, 소금 약간

🖐 조리법
1. 말린 다래순은 찬물에 하루를 담가 불린 뒤 삶아서 그대로 둔다.
2. 삶은 물이 식으면 나물을 건져 찬물에 여러 번 헹구어 물기를 짜고 양념한다.
3. 달군 팬에 식용유를 약간 두르고 다래순을 어느 정도 볶다가 들기름을 넣고 한 번 더 볶는다.
4. 소금으로 간을 맞추고, 통깨를 뿌려 마무리한다.

다래 장아찌

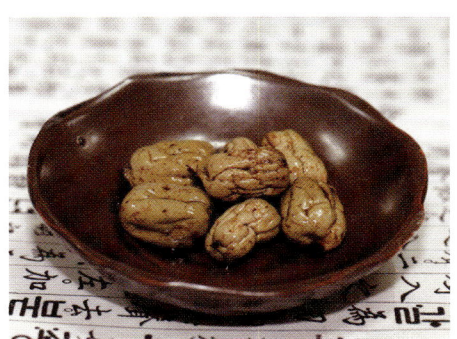

재료
다래 2kg
절임물(물 10컵+굵은소금 100g)
달임장(다시마 국물 2컵, 청주·설탕·식초 1컵씩)

조리법
1 다래가 익어서 말랑해지기 전에 따서 절임물에 2~3일간 담가 절인 뒤 찬물에 헹구어 물기를 제거한다.
2 다래를 채반에 널어 바람이 잘 통하는 그늘에서 꼬들꼬들하게 말린다. 과육이 큰 것은 반으로 잘라 놓는다.
3 다시마 국물에 달임장 재료를 넣고 끓여서 식힌다.
4 다래에 달임장을 넣고 잘 섞어서 냉장 보관한다.
5 다래 맛이 아리므로 충분히 숙성시킨다.

다래 고추장 장아찌

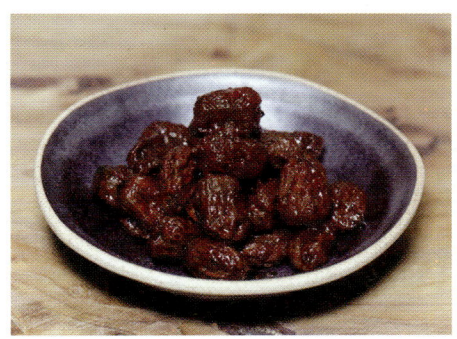

재료
다래 2kg, 설탕 2kg
장아찌 양념장(다시마 국물 1컵, 고추장 1kg, 간장 2큰술, 청주 ½컵)

조리법
1 다래가 익어서 말랑해지기 전에 따서 씻는다.
2 다래에 동량의 설탕을 섞어 100일간 절인다.
3 절인 다래를 찬물에 헹구어 물기를 제거한 뒤 채반에 널어 바람이 잘 통하는 그늘에서 꼬들꼬들하게 말린다. 과육이 큰 것은 반으로 잘라 놓는다.
4 다시마 국물에 장아찌 양념 재료를 모두 넣고 끓여서 식혀 양념장을 만든다.
5 3의 다래에 양념장은 넣고 무쳐서 냉장고에 두고 한 달 정도 숙성시킨다.
6 장아찌를 그대로 먹거나, 참기름으로 양념해 먹는다.

TIP 달임장을 달일 때 식초, 설탕, 간장의 양을 가감해서 입맛에 맞게 조절한다.

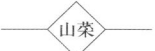

달래

긴 머리에 희고 맑은 얼굴, 이웃집 소녀의 이름 같은 달래

'달래'는 우리에게 참 친숙한 이름이다. 맨드라미, 봉숭아, 채송화, 나팔꽃, 초롱꽃 등 정겨운 이름이 많지만 '달래' 하면 방금 세수를 마치고 긴 갈래머리를 한 이웃집 소녀가 떠오른다. 그만큼 달래는 봄나물 중에서도 유난히 친숙하게 느껴진다. 냉이와 함께 봄을 알려 주는 대표적인 봄나물로 손색이 없고, 요리법도 매우 다양하며, 톡 쏘는 매운맛이 봄날의 미각을 자극하여 입맛을 돌게 하고 기운을 북돋워 준다. 비타민 C가 풍부하여 생으로 먹는 것이 좋으며, 춘곤증을 물리치고, 빈혈이나 동맥경화증 등을 예방하는 데 도움을 준다.

지금으로부터 꼭 30년 전, 탄광에서 일할 때, 일이 끝나면 탄광 바로 앞 허름한 선술집에서 동료들과 막걸리를 마시곤 했다. 겨울 내내 안주라곤 김장김치뿐이었는데, 하도 짜서 '짠지'라고 불렀다. 한 달에 한 번씩은 목과 폐에 쌓인 석탄가루를 제거해 줄 거란 믿음으로 돼지고기를 구워 먹기도 했다. 깨끗이 씻은 석탄 삽에 돼지고기를 올려 난로 안에 넣으면 석탄 덩어리의 화력에 고기가 순식간에 익어 버렸다. 방심하는 순간 고기가 숯검정이 되어 버리므로 고기 굽는 일도 경험이 없으면 하지 못했다. 그렇게 긴 겨울이 지나고 어느 봄날, 어김없이 찾은 선술집 아주머니가 달래로 전을 부쳐 주는 것이 아닌가. 그때 먹었던 달래 전이 얼마나 향기로웠는지 해마다 봄이 되면 달래전에 막걸리 한 잔이 생각난다.

한방에서는 달래를 '소산小蒜'이라고 부르며 약재로 쓰인다. 강장强壯, 보혈補血, 온중溫中, 소염消炎, 살균殺菌, 살충殺蟲, 항균抗菌, 항암抗癌 등의 효능이 있어 빈혈, 수족냉증, 신경항진神

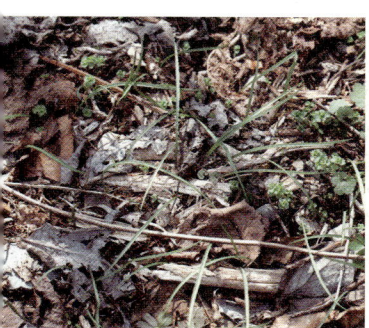 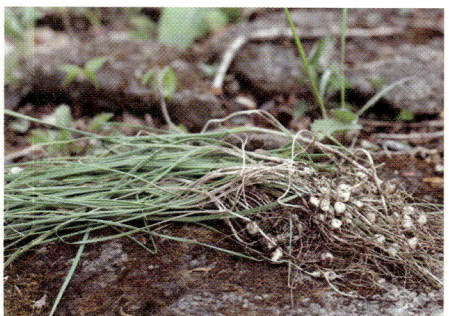 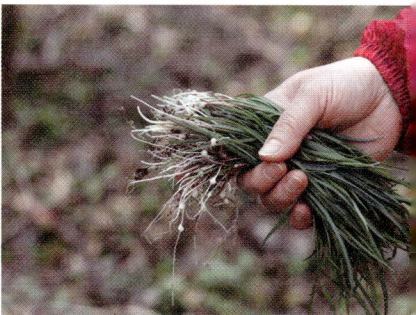

經亢進, 동맥경화, 불면증, 월경불순, 자궁혈종, 벌레에 물린 상처, 종기, 타박상, 각종 암 등을 치료한다. 『동의보감』에는 '달래는 성질은 따뜻하고 맛은 맵다. 비脾와 신腎에 들어가고 속을 따뜻하게 하며 음식을 소화시키고 곽란霍亂으로 복통이나 설사하는 것을 멎게 한다'라고 기록되어 있다.

민간에서는 종기와 벌레에 물린 곳 치료에 쓰였는데 알뿌리를 갈아서 밀가루에 개어 환부에 붙였다.

달래에는 단백질, 식이섬유, 베타카로틴, 비타민 A, 비타민 B, 비타민 C, 칼륨, 칼슘, 알린 Allin, 알리신 Allicin 등이 들어 있다.

달래의 매운맛은 알리신 때문이다. 생달래 자체에는 냄새가 없지만, 빻거나 자르는 자극을 통해 유기 유황 성분인 알린이 알리나아제 Allinase라는 효소의 작용에 의해 매운맛과 냄새가 나는 '알리신'으로 변한다. 이 알리신 성분은 살균殺菌·항균抗菌 작용을 하며, 단백질·당질·지질과 결합하여 효과를 한층 높이는 작용을 한다. 또한 혈관을 확장시켜 혈액순환을 좋게 하고, 소화 촉진을 하며 인슐린의 분비를 도와 당뇨병 치료에도 효과를 나타낸다. 달래의 알리신에 식품에서 나온 비타민 B_1이 결합하면 체내 흡수율이 높은 '알리티아민'이 되는데 이것은 일반적인 비타민 B_1과 달리 쉽게 배설되지 않아 우리 몸에 매우 유익한 것으로 알려져 있다.

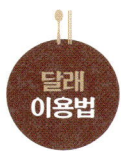

달래 이용법

- 신선한 달래는 한 번에 15~30g 먹고, 말린 달래는 6~10g을 달여 하루 세 번 복용한다. 그러나 몸에 열이 많거나 오후가 되면 추워지고 조열潮熱이 나는 사람은 먹지 않는다.
- 달래는 요리법이 다양하다. 달래간장, 달래 된장찌개, 달래 된장국, 달래무침, 달래전 등을 만들며, 고추장이나 된장에 넣은 장아찌도 독특한 풍미로 입맛을 자극한다.
  ※ 참고로 실제 우리가 '달래'라고 알고 먹는 것은 '산달래'이다.

달래 된장찌개

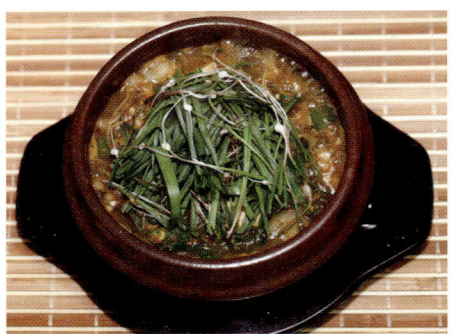

🍲 재료
달래 50g, 부추 30g, 두부 50g, 호박 30g, 양파 30g, 청양고추 20g
멸치 국물 3컵(물3컵, 국물 멸치 20g, 다시마 10cm)
된장 4큰술, 다진 마늘 1큰술, 다진 파 20g, 고춧가루 ½큰술

🧤 조리법
1 달래와 부추를 4cm 길이로 썬다.
2 두부, 호박, 양파, 청양고추를 먹기 좋은 크기로 썰어 둔다.
3 물 또는 쌀뜨물에 멸치와 다시마를 넣고 끓여 건져낸 뒤 육수를 만든다.
4 뚝배기에 4의 육수를 넣고 된장을 풀어 끓어 오르면 호박과 양파를 넣고 끓인다.
5 4가 끓으면 두부, 청양고추, 달래, 마늘, 파, 고춧가루를 넣는다.
6 마지막으로 부추를 올리고 불을 끈다.

달래 양념 무침

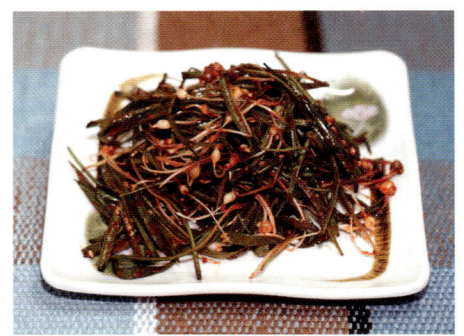

🍲 재료
달래 200g
양념장(진간장 2큰술, 고춧가루 2작은술, 식초 1작은술, 설탕 1작은술, 통깨 1작은술, 참기름 1작은술)

🧤 조리법
1 달래는 수염뿌리를 제거하고 깨끗이 다듬어 씻어서 물기를 없애고 3cm 길이로 자른다.
2 알뿌리가 굵은 것은 두들기거나 납작하게 저민다.
3 양념을 골고루 섞어서 양념장을 만든다.
4 그릇에 달래와 양념장을 함께 담고 무친다.

TIP 1 달래 줄기가 가늘고 길쭉하여 잡풀과 이물질이 섞여 있을 수 있으므로 흐르는 물에 한두 뿌리씩 흔들어 씻어 흙을 말끔히 씻어 낸다.

TIP 2 남은 달래는 물을 뿌려서 신문지에 싸서 냉장고에 보관한다. 줄기가 가늘어 잘 시들므로 빨리 조리하는 것이 좋다.

달래 오이 무침

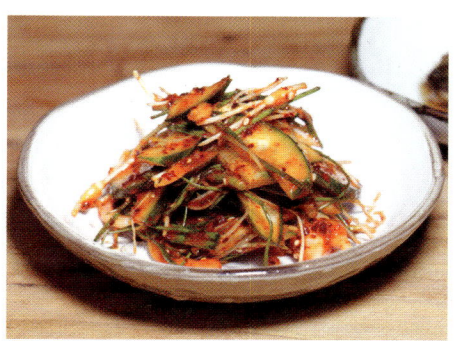

🍲 재료
달래 100g, 오이 100g
양념장(고춧가루 1.5큰술, 양조간장 2큰술,
식초 ½큰술, 매실청 1큰술)
참기름 1작은술, 통깨 1작은술, 소금 약간

🧤 조리법
1 달래를 잘 다듬어 씻어서 물기를 털고 5cm 길이로 썬다.
2 오이는 길이로 반 갈라 얇게 어슷하게 썬다.
3 분량의 재료를 한데 섞어 양념장을 만든다.
4 볼에 달래와 오이를 담고 양념장을 넣어 무친 뒤 싱거우면 소금으로 간을 한다.
5 참기름과 통깨를 넣고 가볍게 섞어 마무리한다.

TIP 1 달래무침에는 마늘이나 파를 넣지 않는다.
TIP 2 달래는 오징어나 고기, 해물 종류와도 잘 어울리는 식재료다.

달래 간장 장아찌

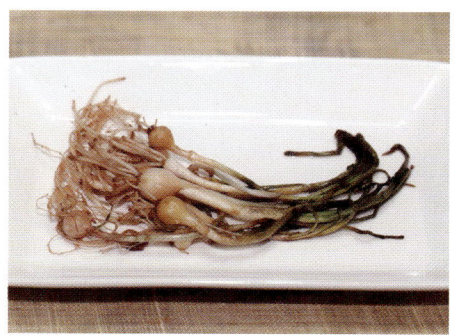

🍲 재료
달래 500g
간장 달임장(채소 국물 2컵, 양조간장 1컵,
식초·설탕·매실청·소주 ½컵씩)
채소 국물(물 4컵, 대파 뿌리, 다시마 10cm, 건표고 2개)

🧤 조리법
1 달래를 잘 다듬어 씻어서 물기를 빼 놓는다.
2 달래를 10~15줄기씩 돌돌 말아 묶는다. 이렇게 하면 먹을 때 편리하다.
3 준비한 채소 국물 재료를 냄비에 넣고 반으로 줄 때까지 은근히 끓여 걸러 놓는다.
4 분량의 재료를 한데 섞어 끓여서 간장 달임장을 만든다.
5 용기에 달래를 담고 달임장이 뜨거울 때 부은 뒤 재료가 뜨지 않도록 돌로 눌러 시원한 곳에 보관한다.
6 3~4일, 1주일, 10일 간격으로 간장물만 따라 내어 끓여 식혀서 부어 준다. 최소한 3회는 끓여서 식혀 부어야 변질될 위험이 적다.

TIP 달임장을 달일 때 식초, 설탕, 간장의 양은 입맛에 맞게 가감한다.

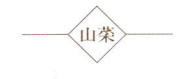

달맞이꽃

달빛 아래에서 더욱 청초한 꽃

'달을 맞이하는 꽃'이라는 이름처럼 달맞이꽃은 해질 무렵부터 꽃잎을 열기 시작하여 다음날 아침까지 은은하면서도 고혹적인 향기를 내뿜는다. 한낮에는 꽃잎을 접고 있어 사람들은 그저 키가 큰 잡초로만 여길 뿐 눈여겨보지 않는다.

달맞이꽃은 한자로 '야래향夜來香', '월견초月見草', '월하향月下香' 등으로 불리며, 밤의 요정, 사랑의 기다림, 소원, 마력, 마법이라는 꽃말을 가지고 있다. 그리스 신화를 보면, 달의 신을 기다리던 요정이 지쳐서 죽자 그 애달픈 사랑을 기려 제우스가 꽃으로 만들어 주었다고 한다. 그래서 달맞이꽃은 달이 뜨는 밤에만 꽃을 피운다고 한다.

달맞이꽃은 북아메리카 원산의 귀화식물로, 우리나라 전역의 들판과 강둑, 빈 밭 어디에서나 잘 자란다. 뿌리는 굵고 곧게 자라며 원줄기는 높이 100~200cm 정도이고 가지가 갈라진다. 달맞이꽃은 월동하는 대표적인 로제트 식물로, 추운 겨울에는 잎의 색이 온통 불그스레한 색이었다가 날씨가 따뜻해지면 잎이 녹색으로 돌아온다. 어린순을 식용하고, 꽃은 화장품 원료로 쓰며, 뿌리를 약용한다.

달맞이꽃 뿌리는 한방에서 '대소초待宵草', '월견초月見草'라고 부르며 약재로 쓰는데 성질은 따뜻하고 맵다. 해열解熱, 소염消炎, 진통鎭痛 등의 효능이 있어 열을 다스리고 근육과 뼈를 튼튼하게 하여 신경통, 근육통증 등을 치료하는 효과가 있다. 또 감기, 기관지염, 인후염, 후두염, 피부병, 고혈압, 당뇨병, 관절염, 위장질환, 생리통 등을 치료하는 데 쓰인다.

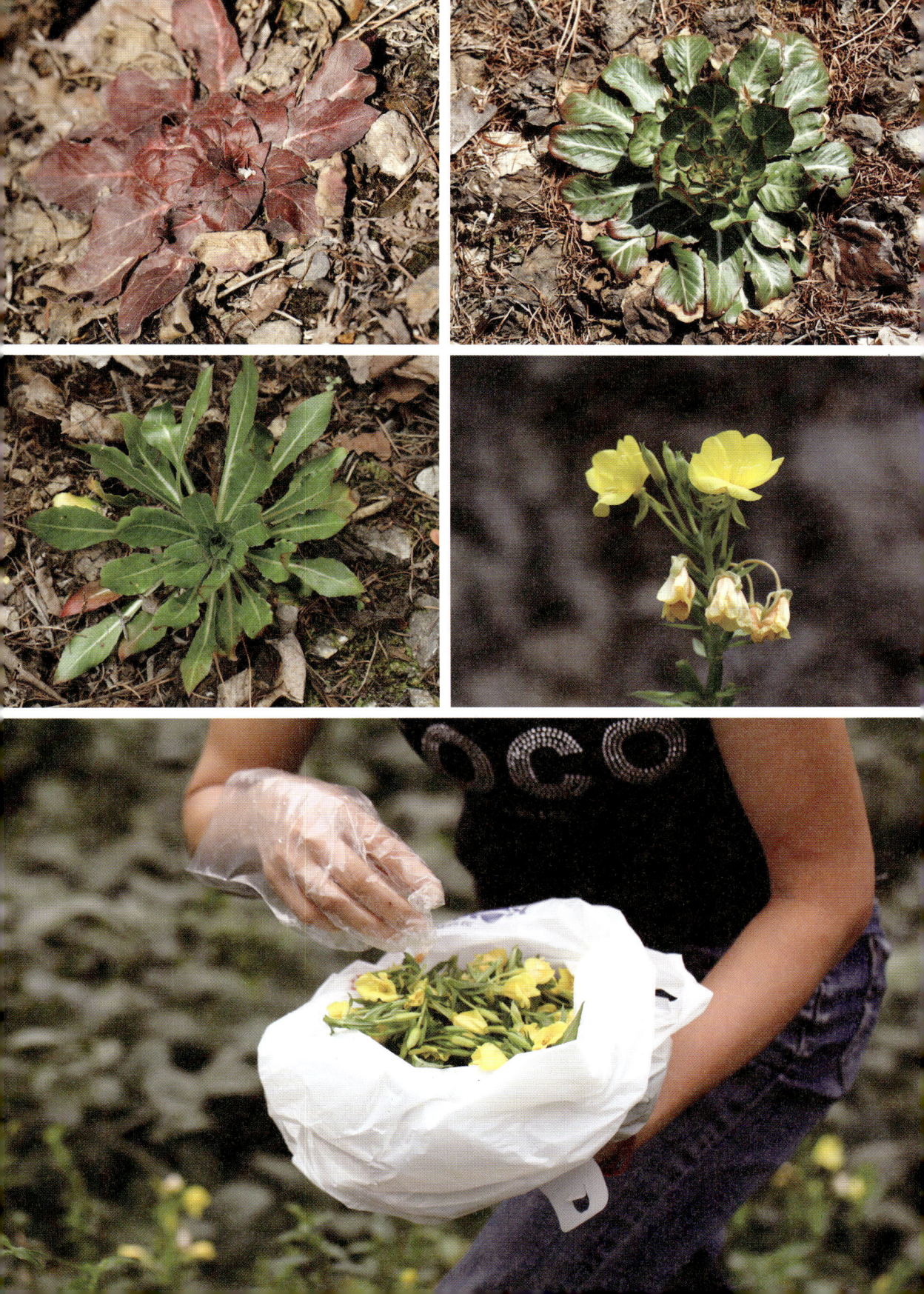

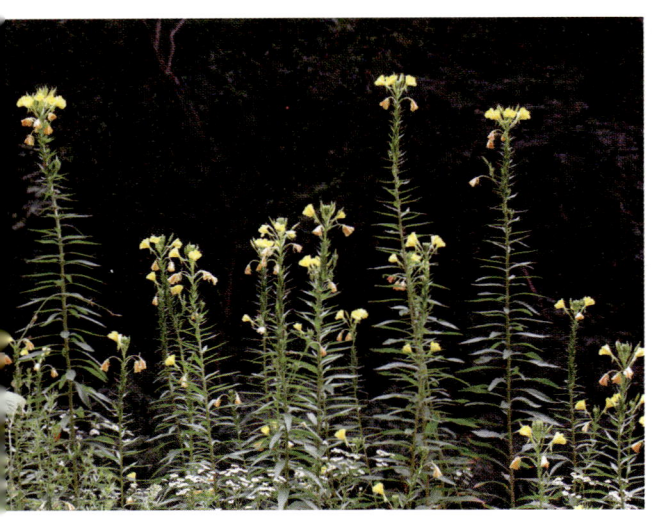
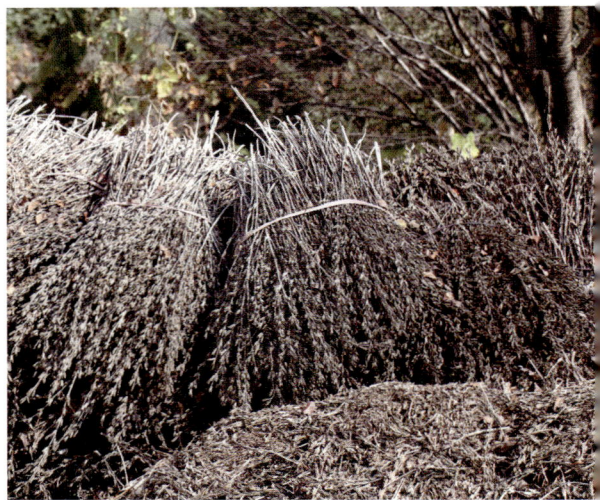

달맞이꽃이 유명세를 떨치게 된 것은 종자에서 짜낸 종자유 때문이다. 북아메리카 인디언들은 1,000년 전부터 상처를 치료하는 데, 17세기 영국으로 전해진 달맞이꽃 종자유는 '왕의 만능약King's cure all'으로 불릴 정도로 귀하게 쓰였다.

달맞이꽃 종자유의 대표적인 성분은 리놀렌산Linolenic acid, 아라키돈산Aarachidonic acid, 프로스타글란딘Prostaglandin, 감마리놀렌산Gamma Linolenic acid이다. 이중 감마리놀렌산은 불포화지방산인 오메가 6 지방산으로 체내에서 합성이 불가능하여 외부에서 섭취해야 하는데 달맞이꽃 종자유나 모유 등 극히 일부의 식품에만 들어 있는 것으로 밝혀졌다. 감마리놀렌산은 생체 내에서 식물유 성분의 필수 지방산인 리놀렌산을 합성, 프로스타글란딘의 주원료가 된다. 프로스타글란딘은 혈압이나 혈당치, 혈중 콜레스테롤 농도 등을 조절하는 물질로, 이것이 원활히 만들어지지 않으면 혈압이나 콜레스테롤 수치가 상승하고 천식 증상이 나타난다. 따라서 달맞이꽃 종자유는 피를 맑게 하고 혈압을 낮추며 혈행 개선 혈중 콜레스테롤 및 중성지방의 수준을 낮추어 혈전을 방지하며 혈액순환을 촉진하는 효과가 있다. 또한 노화와 비만증을 예방과 체내 염증을 유발하는 물질을 방해하며, 고혈압과 동맥경화를 비롯한 각종 성인병을 치료한다. 그리고 지방 조직을 자극하여 연소시킴으로써 비만 방지 효과가 있고, 호르몬의 변화를 안정화시켜 월경불순, 유방 관련 통증에도 효과가 있다.

리놀렌산은 피부 세포로 흡수되어 건선피부, 아토피성피부, 습진, 알레르기 등 피부염을 개선하는 데 좋다. 따라서 각종 피부염에 달맞이꽃 종자유를 섭취하면서 피부에 발라 주면 효과를 볼 수 있다. 최근에는 임신 중이거나 수유 시 태아 발달에 도움이 되며, 임신성 고혈압 예방 효과도 있어 달맞이꽃 종자유를 권장하고 있다. 하지만 몸에 열이 많은 사람과 식욕이 왕성한 사람은 종자유를 한 번에 많이 먹지 않는 것이 좋다.

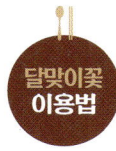
달맞이꽃 이용법

- 가을에 채취하여 말린 뿌리를 5~8g을 물 200cc에 달여서 하루 세 번 복용한다.
- 민간에서는 종기나 피부염, 피부의 발진 치료에 쓴다. 생잎을 짓찧어서 환부에 붙이거나 말린 약재를 가루로 빻아 기름에 개어서 발랐다. 그리고 전초를 말려 물에 달여서 기침이나 천식 약으로 썼으며 전초를 갈아서 피부염, 종기, 염증, 발진 등에 붙여 외용약으로 쓰였다.
- 달맞이꽃 어린순을 나물로 먹을 때에는 매운맛이 있으므로 데쳐서 찬물에 우려내 조리한다. 성숙한 잎은 독성이 있으므로 먹지 않는다.
- 꽃을 소주에 담아서 숙성시켜 화장수를 만드는데 글리세린Glycerin이나 아로마 오일 등을 첨가하면 더욱 좋다.
- 꽃을 말려 차를 만들거나 말리지 않은 꽃으로 발효액을 만들고 꽃으로 초절임을 하거나 샐러드를 만들어 먹어도 맛이 좋다.

RECIPE

달맞이꽃 김치

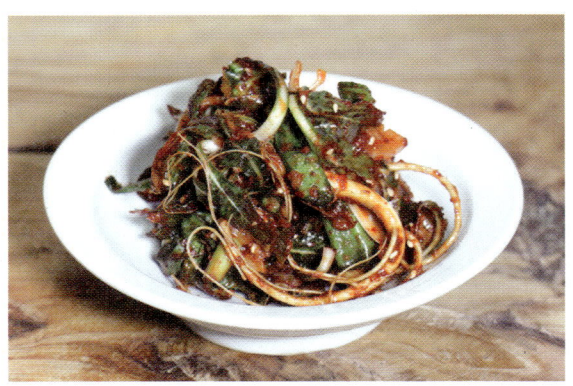

🎐 재료

달맞이꽃(뿌리 포함) 500g **절임물**(물 5컵+굵은소금 100g)
찹쌀풀(물 1컵+찹쌀가루 1큰술)
실파 50g, 배 150g, 양파 200g, 고춧가루 2컵, 새우젓 1.5큰술,
멸치액젓 ½컵, 매실청 ½컵, 설탕 1큰술, 다진 마늘 2큰술,
다진 생강 1작은술, 굵은소금 100g

🧤 조리법

1. 달맞이꽃을 다듬어 여러 번 씻은 뒤 절임물에 담가 하룻밤을 삭힌 뒤 채반에 건져서 물기를 뺀다.
2. 찹쌀풀을 쑤어 식혀 놓는다.
3. 실파는 4cm 길이로 썰어 놓는다.
4. 배는 껍질을 벗기고 씨를 제거한 뒤 적당히 잘라 놓는다.
5. 양파는 껍질을 벗긴 뒤 반으로 자르는데 그중 반 개는 적당히 잘라 놓고, 나머지 반 개는 채 썰어 따로 둔다.
6. 새우젓, 배 자른 것, 양파 자른 것을 믹서에 넣어 간다.
7. 6에 고춧가루, 멸치액젓, 매실청, 설탕, 마늘, 생강을 넣고 섞어 양념장을 만들어 10분간 놓아 둔다.
8. 7의 양념장에 1의 달맞이꽃, 실파, 양파채를 넣고 무친다.
9. 달맞이꽃 김치는 하루 정도 실온에서 숙성시킨 뒤 냉장 보관하며 익혀서 먹는다.

달맞이꽃 초절임

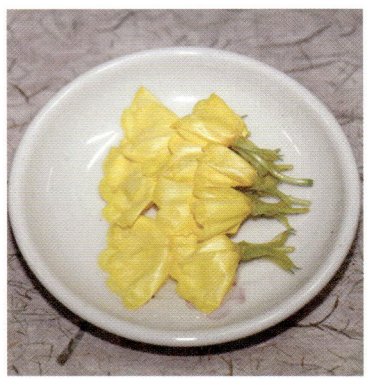

🎐 재료

달맞이꽃 200g
단촛물(생수 2컵, 설탕·식초 ½컵씩,
굵은 소금 1큰술)

🧤 조리법

1. 달맞이꽃을 채취해서 물에 한 번만 가볍게 씻어서 채반에 건져 물기를 뺀다.
2. 분량의 재료를 한데 섞어 단촛물을 만든다.
3. 달맞이꽃에 단촛물을 부어 준 뒤 2~3일간 냉장 보관했다가 먹는다.

달맞이꽃 묵나물 볶음

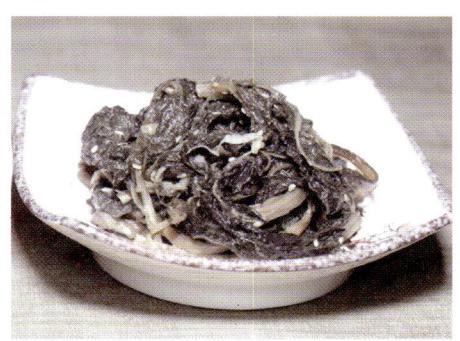

재료
달맞이꽃 묵나물 30g, 국간장 1/2큰술,
표고 가루 1/2큰술, 들깨가루 1큰술,
다진 마늘·다진 실파 1작은술씩, 들기름 1/2큰술,
통깨 1작은술, 소금 약간

조리법
1 달맞이꽃 묵나물을 찬물에 하루 정도 담가 불려서 삶아 놓는다.
2 2를 씻어 건져 물기를 적당히 짠 뒤 국간장, 표고 가루, 들깨 가루, 마늘, 실파를 넣고 골고루 무친다.
3 달군 팬에 식용유를 약간 두르고 2의 나물을 넣고 어느 정도 볶아지면 들기름을 넣는다.
4 싱거우면 소금으로 간을 맞추고 통깨를 뿌려 마무리한다.

달맞이꽃 종자유

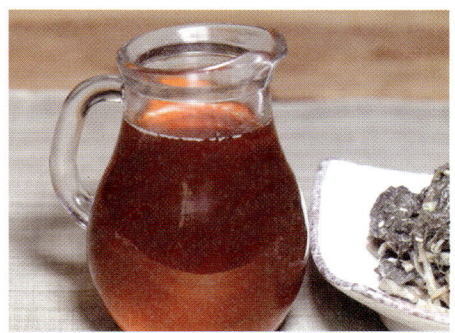

조리법
1 가을에 달맞이꽃을 들깨처럼 낫으로 베어 단을 만들어 햇볕에 2~3일 말린다.
2 말린 달맞이꽃을 막대기를 이용하여 씨를 털어낸다.
3 털어낸 씨를 이물질을 제거하고 물에 씻어 2~3일 햇볕에 잘 말린다. 물에 씻을 때는 씨가 매우 작으므로 모래 알갱이가 빠져나갈 정도의 망으로 1차 거르고, 2차 거를 때는 더 고운 망으로 체를 치듯이 찌꺼기를 걸러낸다.
4 기름을 짤 때는 압착 방식으로 짜되 저온에서 볶거나 생으로 짠다.
5 달맞이꽃 종자유를 하루 1~2스푼 복용한다.

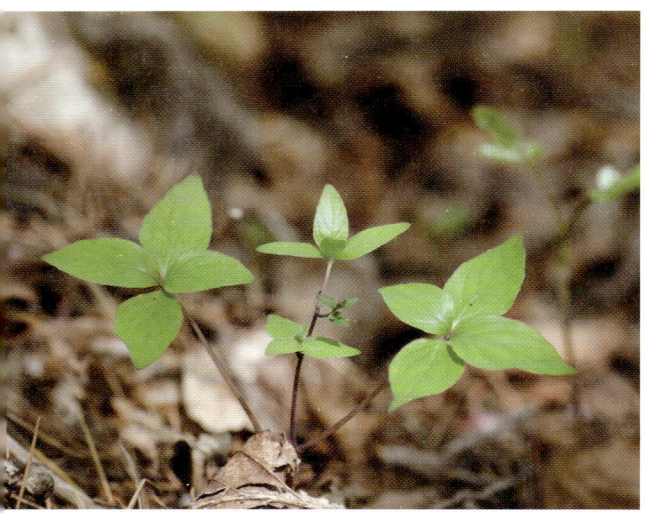
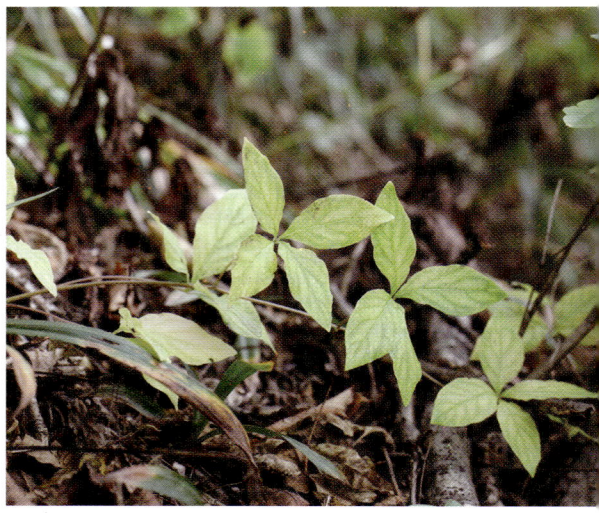

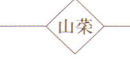

더덕

꽃 속에 신비로운 또 다른 세상이 펼쳐져 있는 환희

산 숲을 걷다 보면 이따금씩 강렬하고 매혹적인 향이 코끝을 스친다. 누군가 더덕을 건드렸을 때 나는 향으로, 더덕 자신을 보호하기 위한 경고지만 사람들은 그저 좋은 향기로 받아들인다.

오래 묵은 더덕 한 뿌리는 인삼 몇 채와도 바꾸지 않는다는 말이 있을 정도로, 좋은 더덕은 맛과 영양 가치가 크다. 뿌리는 물론 잎과 줄기도 나물이나 차의 재료로 훌륭하다. 예로부터 우리 조상들은 더덕구이, 더덕자반, 더덕장, 더덕장아찌, 더덕정과, 더덕주 등 다양한 요리를

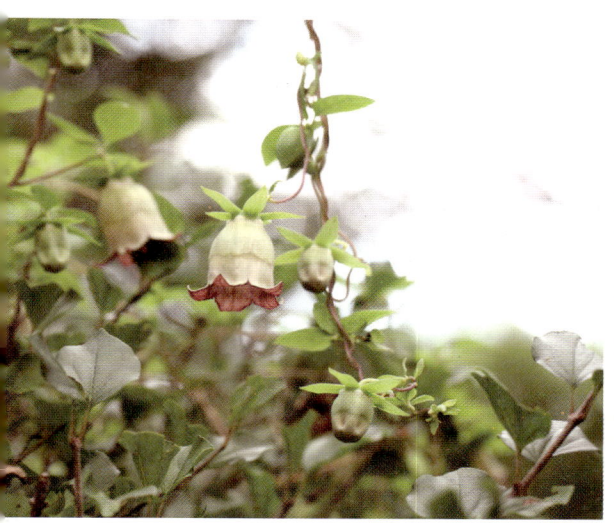
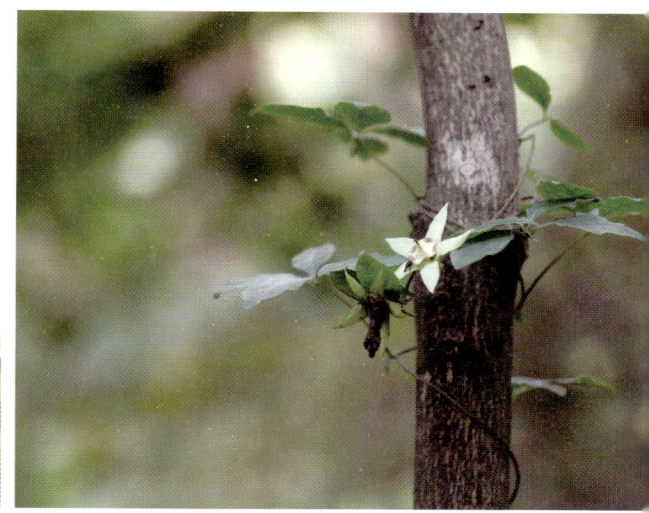

만들어 먹었다. 뿌리는 가을에서 이듬해 봄까지 채취하는데 이때가 아삭한 맛과 향이 좋다. 여름철 더덕은 쓴맛이 강하고 질기며, 번식의 필요성 때문에 채취하지 않는다.

더덕 향기와 맛도 좋지만 더덕꽃 또한 매력이 넘친다. 장마가 끝날 무렵 한여름 무더위와 함께 더덕도 꽃망울을 터뜨린다. 나무를 감고 올라간 줄기에 대롱대롱 매달려 피는 초롱 모양의 꽃은 숲속 가득 맑고 청명한 종소리를 울려 줄 것 같다. 대부분의 꽃이 여러 개의 꽃잎과 화려한 색상을 뿜낼 때 더덕의 통꽃이 화관 끝에서 다섯 갈래로 살짝 말려 있는 모습은 개성이 넘친다. 꽃잎 표면은 연한 녹색이고 안쪽에는 누군가 밤새 둥근 반점을 붓으로 일일이 그려 놓은 것처럼 신비로운 세상이 펼쳐지는 것처럼 느껴진다.

한방에서는 가을에서 이듬해 봄 사이에 더덕 뿌리를 채취하여 햇볕에 말려 약재로 사용한다. 더덕의 줄기나 잎, 뿌리 절단면에서 흰 액체가 나오는데 마치 양의 유즙과 같아 '양유羊乳' 또는 '양유근羊乳根'이라고 한다. 폐肺를 보하는 약으로 쓰며, 해독, 소종, 부종 해소 효과가 있다. 『본초강목』에는 독이 없는 약재로 비, 위를 보하고 폐기肺氣를 이롭게 하며, 고름을 물리치고 부스럼과 부르튼 증세를 삭히며 오장풍기五藏風氣를 치료한다고 기록되어 있다.

더덕에는 단백질, 당질, 리보플라빈Rriboflavin, 비타민 $B_1 \cdot B_2$, 사포닌, 이눌린, 칼슘, 철분,

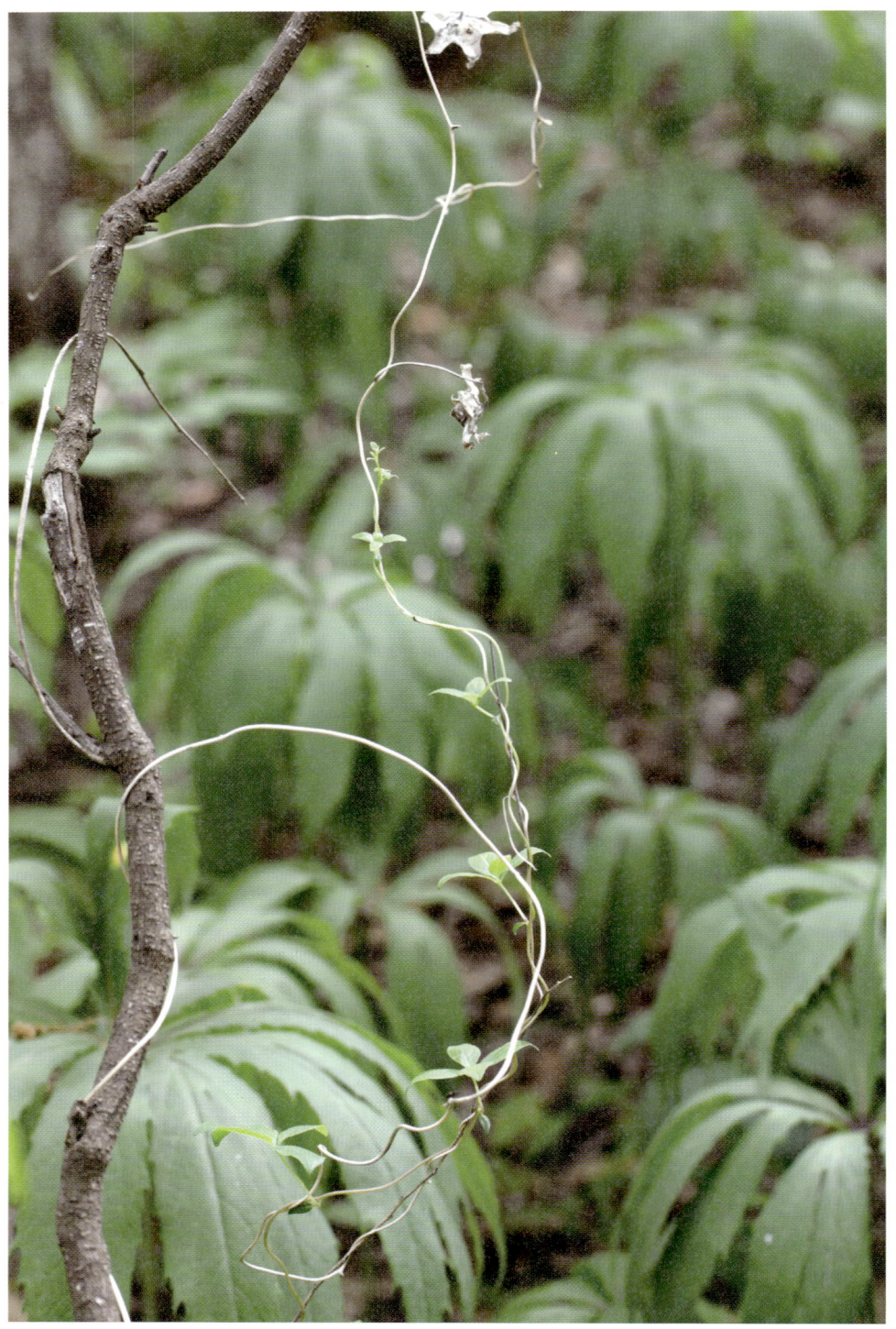

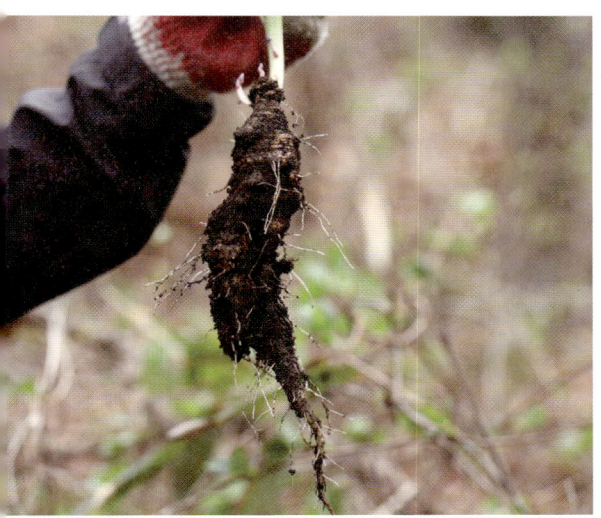
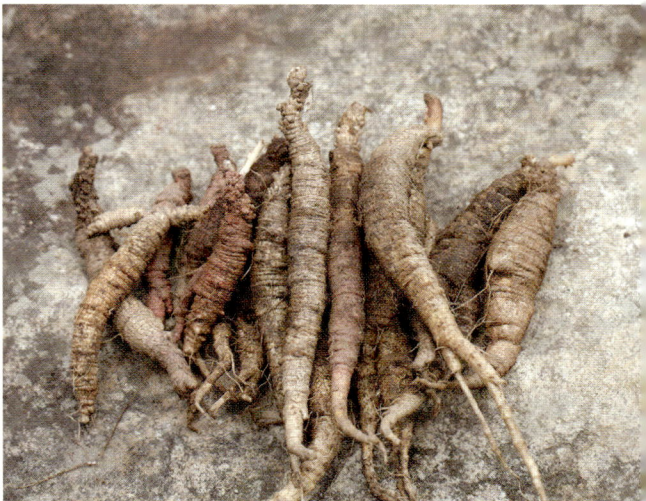

티아민, 리놀레인산 등의 다양한 성분이 들어 있다.

최근 연구 결과에 따르면 항피로 효과, 적혈구 및 적혈구 단백의 함량 증가, 백혈구 감소, 기억장애 개선 등의 효과와 폐렴구균肺炎球菌이나 연쇄상구균連鎖狀球菌, 인플루엔자균 Hhaemophilus influenzae에 대해 일정한 억제 작용을 하는 것으로 밝혀졌다.

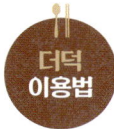
더덕 이용법

- 민간에서는 빈혈에 말린 더덕 30g과 대추 10개를 물 500ml에 넣고 2/3 정도로 줄 때까지 달여 마시거나 가루를 내어 1티스푼으로 식전에 하루 세 번 복용한다.
- 민간에서는 물을 마시고 체했을 때 더덕을 씹어 먹으면 효과가 있다고 한다.
- 더덕 잎줄기, 꽃, 뿌리 전체를 설탕과 버무려 발효액을 만든다.
- 더덕 껍질을 벗겨 생으로 먹거나 고추장에 찍어 먹는다.
- 더덕 껍질을 벗겨 고추장이나 된장에 넣어 장아찌를 만든다.
- 더덕을 껍질째 넣고 간장 장아찌를 만들면 더덕 고유의 향을 느낄 수 있고 아삭한 식감이 좋다.
- 더덕순에 오이와 부추를 넣고 생채를 해 먹는다.
- 여름철에 성숙한 잎을 살짝 데쳐 밥이 뜸이 들 때 넣어 더덕 밥을 하고, 꽃은 샐러드로 먹는다.
- 말린 더덕을 차로 달여 마시거나 가루 내어 조미료 대신 쓴다.

RECIPE

더덕순 겉절이

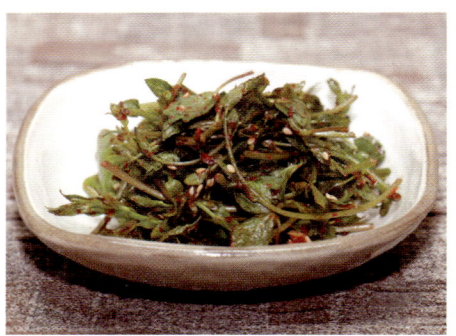

🗒 재료
더덕순 200g
양념장(고추장 1큰술, 고춧가루 2큰술,
간장·식초·설탕 1큰술씩, 다진 마늘 ½큰술,
다진 파 1큰술)
참기름 1큰술, 통깨 1작은술, 소금 약간

🥣 조리법
1. 더덕순을 씻어서 4~5cm 길이로 썰어 놓는다.
2. 분량의 재료를 한데 섞어 양념장을 만든 뒤 실온에서 10분간 숙성시킨다. 바로 무쳐도 되지만 숙성시키면 깊은 맛이 난다.
3. 더덕순에 양념장을 넣어 무친 뒤 싱거우면 소금으로 간을 맞춘다.
4. 참기름과 통깨를 넣어 가볍게 버무려 마무리한다.

더덕순 밥

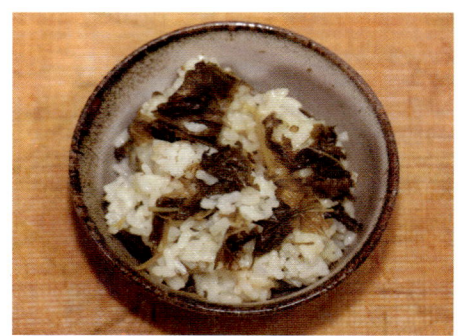

🗒 재료
쌀 150g, 다시마 국물 1컵, 더덕순 150g
더덕순 밑간(국간장·들기름 1작은술씩, 양념간장 적당량)
다시마 국물(물 1컵, 다시마 10cm)
양념간장(양조간장 2큰술, 고춧가루 ½큰술,
들기름 1큰술, 다진 마늘 1작은술, 다진 파 1큰술,
통깨 1작은술)

🥣 조리법
1. 쌀을 씻어 1시간 정도 불려 둔다.
2. 분량의 물에 다시마를 담가 불려 육수를 만든다.
3. 더덕순을 살짝 데쳐서 물기를 짠 뒤 5cm 길이로 썰어 국간장과 들기름으로 밑간한다.
4. 1의 쌀을 냄비에 담고 다시마 국물을 넣어 밥을 짓는다.
5. 밥이 끓어오르면 양념한 더덕순을 올려 한 번 더 끓인 뒤 약한 불로 뜸을 들인다.
6. 양념간장을 만들어 밥에 곁들여 낸다.

더덕구이

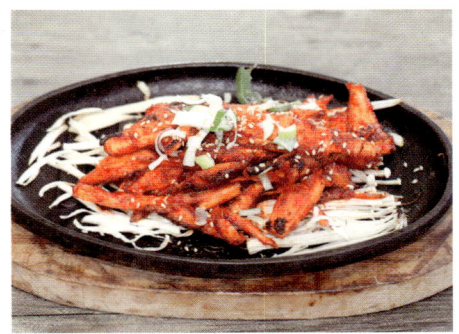

재료
더덕 400g **밑간**(참기름 3큰술, 간장 1큰술)
양념장(고추장 1.5큰술, 양조간장 1큰술,
고춧가루 1큰술, 설탕 ½큰술, 매실청·맛술 1큰술씩,
올리고당 ½큰술, 다진 마늘 ½큰술, 다진 파 1큰술,
생강즙 1작은술)
통깨 1작은술

조리법
1 더덕을 깨끗이 씻어 돌려 깎아 껍질을 벗긴 뒤 길이로 반 잘라 칼등으로 두드려 먹기 좋게 펴 놓는다.
2 더덕을 참기름과 간장으로 양념한다.
3 분량의 재료를 섞어서 양념장을 만든다.
4 더덕을 약한 불에서 앞뒤로 익힌 뒤 3의 양념장을 발라 한 번 더 구워 준다.
5 구운 더덕을 접시에 담고 통깨를 뿌려 마무리한다.

TIP 벗겨 놓은 껍질을 말려 끓여서 차로 마시면 좋다.

더덕 고추장 장아찌

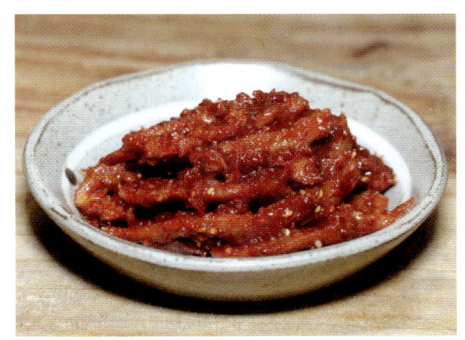

재료
더덕 2kg
장아찌 양념장(고추장 1kg, 청주 1컵,
매실청·물엿 2컵씩, 다진 마늘 4큰술)

조리법
1 더덕 껍질을 벗긴 뒤 길이로 반 잘라 칼등으로 두드려 먹기 좋게 편다.
2 두드려 놓은 더덕을 햇볕이 잘 드는 곳에서 꾸덕하게 말린다.
3 분량의 재료를 한데 넣고 눋지 않도록 은근히 끓여 식혀 양념장을 만든다.
4 말린 더덕에 양념장을 넣고 무친 뒤 냉장 보관한다.
※ 장아찌가 숙성되면 기호에 따라 참기름, 파, 통깨를 넣어 무쳐 먹는다.

TIP 된장 장아찌를 할 때도 고추장만 된장으로 바꾸어 같은 방법으로 한다.

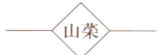

두릅

나물의 제왕, 봄철 대표 건강식품

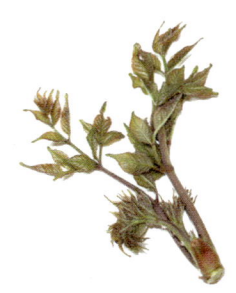

두릅은 두릅나무의 새순으로, '산채의 제왕'이라고 불릴 만큼 독특한 향기와 아삭한 식감이 좋다. 데쳐서 숙회, 나물무침, 전, 장아찌 등으로 다양하게 요리해 먹는데, 싫어하는 사람이 없을 정도로 맛이 좋고, 봄철에 부족해지기 쉬운 비타민과 무기질을 공급하여 신체의 피로를 풀어 주므로 춘곤증 해소에 큰 도움이 된다.

두릅나무는 벌목한 숲 양지바른 곳에서 잘 자란다. 두릅이 나오기 시작하면서 날씨도 급격히 더워져 잎이 빨리 퍼지므로 다른 나물에 비해 채취 기간이 매우 짧은 편이다. 두릅을 채취할 때는 새순이 벌어지지 않고 통통하며 길이가 짧은 것을 고른다. 장비를 이용하여 나뭇가지를 당겨 손에 닿는 것만 채취하며, 두 번째 올라오는 움두릅을 채취하면 나무가 말라죽을 수 있으니 채취하지 않는다.

참고로 '두릅'이라는 이름은 『향약본초鄕藥本草』 1488년에 '지두을호읍地頭乙戶邑'이 '둘훕'으로 불리는 과정을 거쳐 '두릅'이 된 것으로 짐작한다. 한자명으로는 나무 꼭대기에서 자란다는 뜻으로 '목말채木末菜' 또는 '모두채木頭菜'라고 한다.

한방에서는 두릅나무 껍질을 '총목피摠木皮'라고 하여 햇볕에 말려 약으로 쓰는데, 주로 당뇨병을 다스리고 위장을 튼튼히 하며 신장병에도 좋다고 한다. 오갈피와 효능이 같은 것으로 여겨, 간장과 신장을 보하고, 근골을 튼튼하게 하며, 신경통, 고혈압 등에 두루 사용된다. 따라서 무릎이 시리고 근육에 힘이 빠진 노인이나 성장기 어린이에게 좋은 식품이자 약이 되

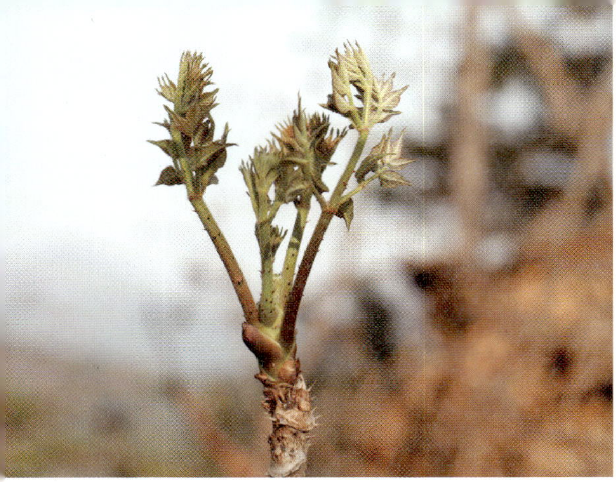

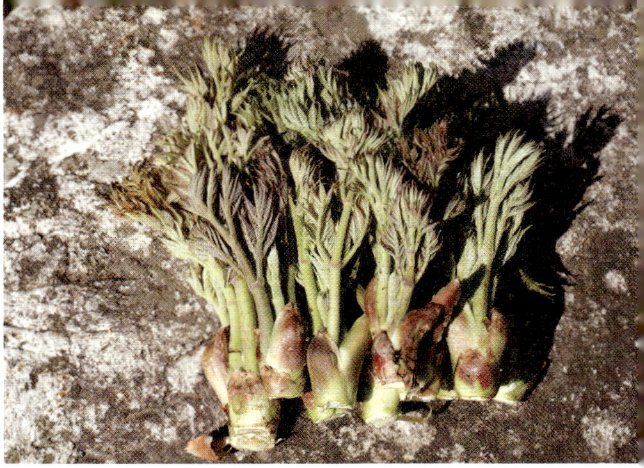

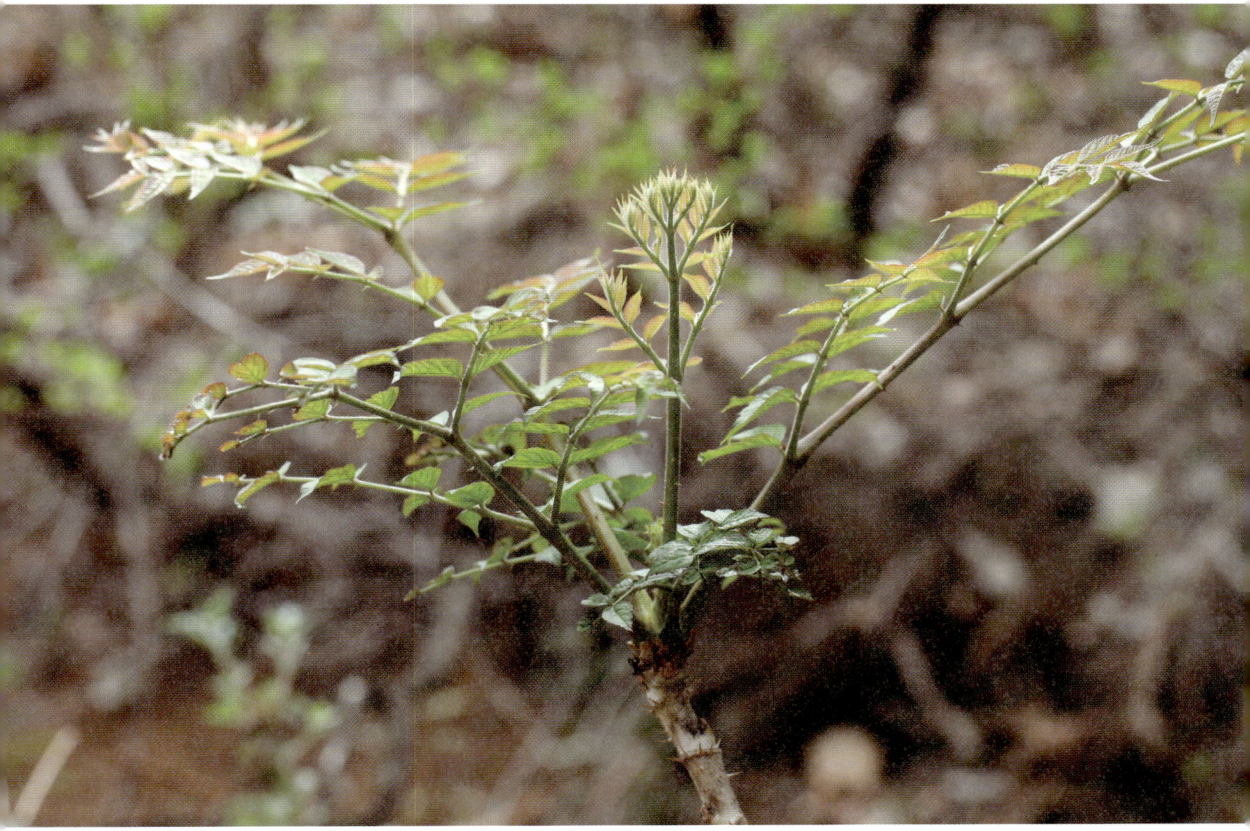

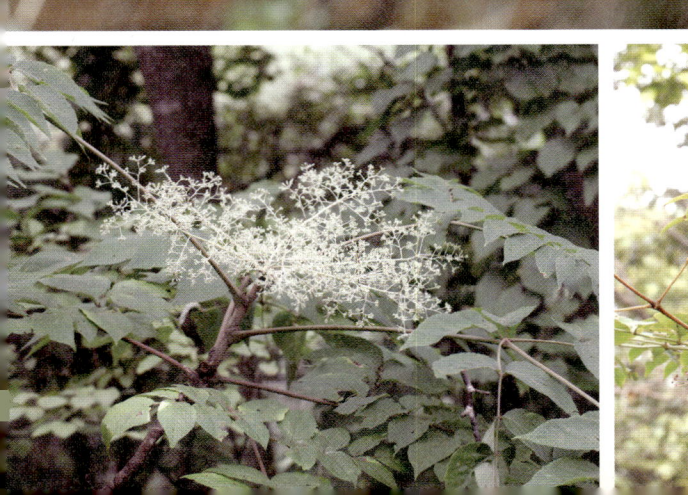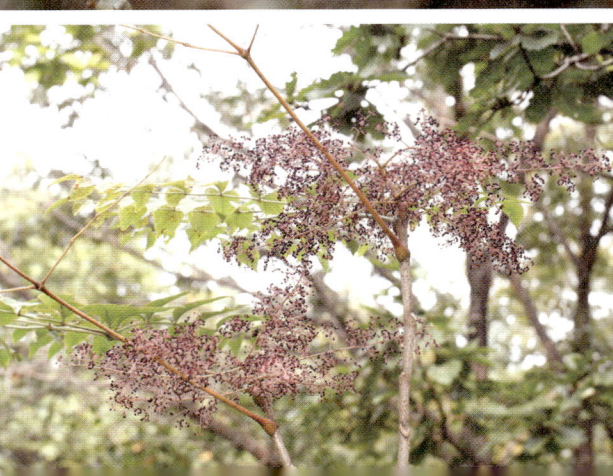

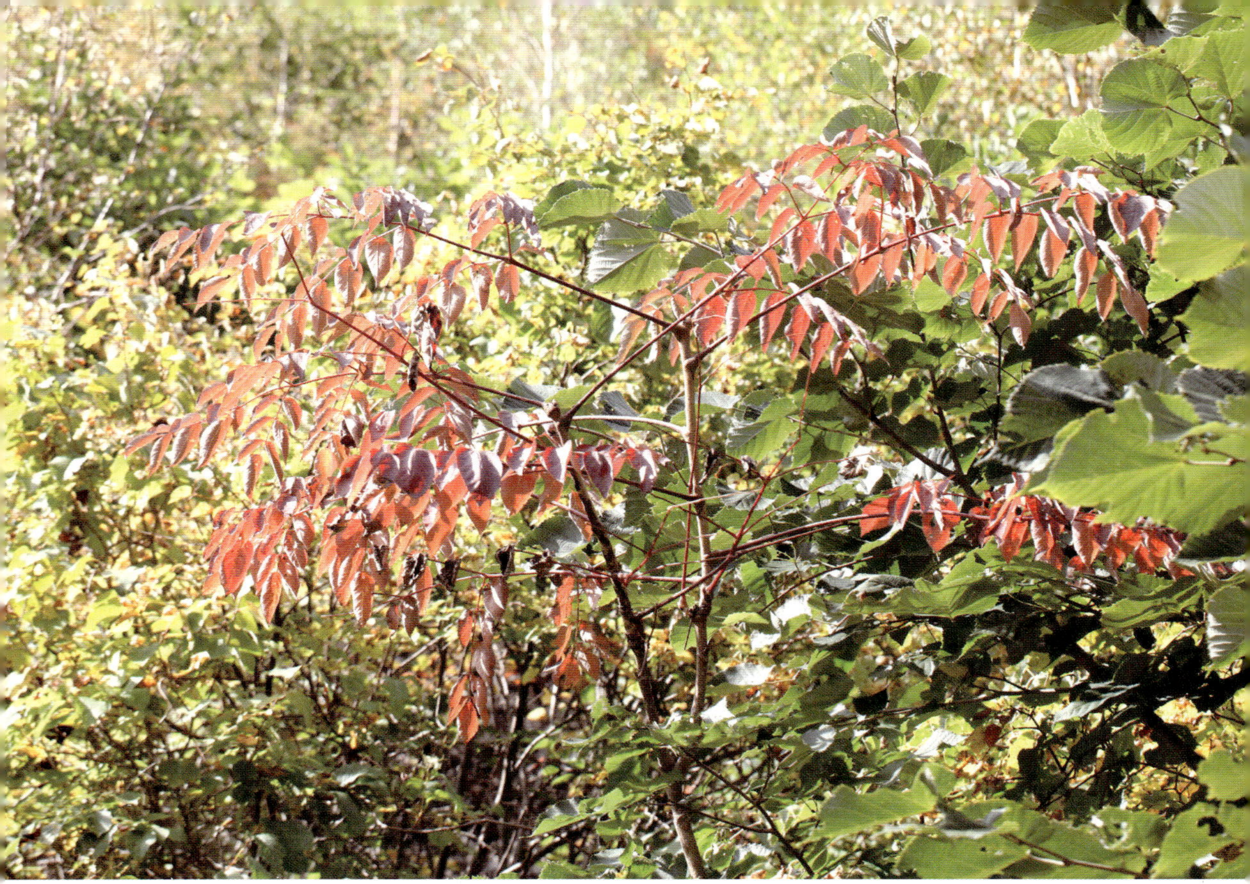

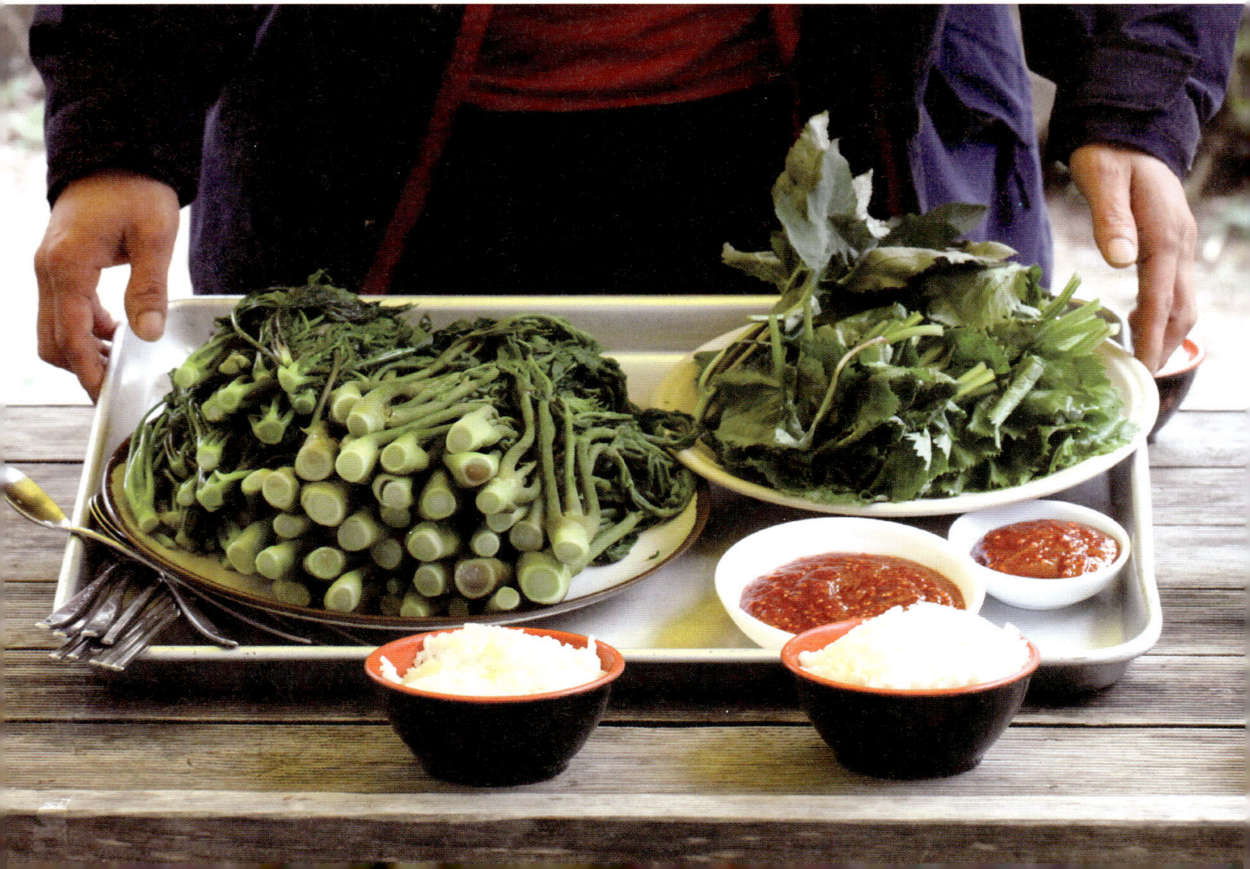

며, 혈관계 질환의 예방 및 치료와 혈당 강하 및 혈중콜레스테롤 저하 효과가 있으므로 제철에 꼭 챙겨 먹어야 할 나물이다.

두릅은 단백질을 구성하는 아미노산과 비타민 A·B_1·B_2·C, 섬유질, 칼슘이 많이 들어 있어 여성에게 효과적인 나물이며 면역에 중요한 사포닌 성분이 들어 있다.

두릅을 살짝 데쳐서 초고추장에 찍어 먹으면 비타민이 파괴되지 않아 혈관의 노폐물을 녹여 배출하여 주고, 베타카로틴 성분은 암세포의 증식을 억제하고 간세포 활동을 촉진하여 피로 회복을 원활하게 해 준다. 그러나 두릅은 성질이 차가운 식품이므로 설사나 배탈이 날 수 있으므로 한 번에 많이 먹지 않는다.

두릅나무 껍질을 생약명으로 '총목피摠木皮'라고 하는데 잎과 줄기, 열매, 뿌리에는 글루탐산glutamic acid, 류신leucine, 리놀산Linolic acid, 아스파라긴산Asparaginic acid, 사포닌 배당체인 타랄린Taralin, 스티그마스테롤Stigmasterol, 리놀레닉산Linolenic acid, 페트로셀리디닉산Petroselidinic acid 등이 들어 있다. 이 성분들은 강장强壯, 거풍祛風, 건위健胃, 이뇨利尿, 진통鎭痛, 소염消炎, 해열解熱 등의 효능과 항피로 작용, 면역 기능 항진, 중추신경 흥분, 혈압 강하, 이뇨 작용, 진통 억제 등의 작용이 있어 두통, 위경련, 위궤양, 신장염, 각기, 수종, 당뇨병, 대장염, 신경쇠약, 무기력증, 관절염, 저혈압 등을 치료한다.

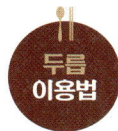

- 두릅나무 줄기와 뿌리를 채취하여 잘게 잘라 말려 1회에 5~10g씩 200cc의 물로 달여서 복용한다.
- 민간에서는 고혈압에는 두릅나무 가시를 달여 먹으면 효과가 있다고 알려져 있고 관절염에는 동쪽으로 뻗은 뿌리를 술에 담아 마신다고 한다.
  ※ 단 가시를 제외한 줄기, 열매, 뿌리는 혈압 강화 작용이 있으므로 고혈압 환자들은 쓰지 않는다.
- 두릅은 된장무침, 초무침, 물김치, 전, 튀김, 부각, 산적, 장아찌, 생선조림 밑나물 등 다양하게 요리할 수 있다. 가장 쉬운 것은 데쳐서 초장에 찍어 먹는 두릅숙회이다.

RECIPE

두릅 숙회

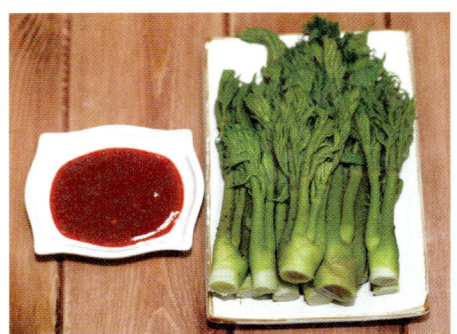

🍱 **재료**
두릅 200g
초고추장(고추장 1큰술, 식초·설탕 ½큰술씩)

🧤 **조리법**
1 두릅을 살짝 데쳐서 찬물에 헹구어 채반에 받쳐 놓는다.
2 분량의 재료를 한데 섞어 초고추장을 만든다.
3 두릅에 초고추장을 곁들인다.

두릅 양념 무침

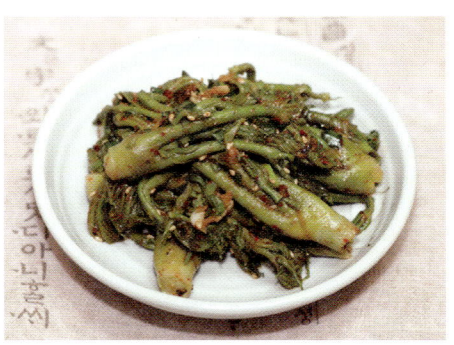

🍱 **재료**
두릅 300g
양념장(된장 3큰술, 고추장 2큰술, 양조간장 1큰술, 고춧가루 1큰술, 매실청 1큰술, 다진 파 1큰술, 다진 마늘 1작은술, 통깨 1작은술)
소금 약간

🧤 **조리법**
1 두릅을 살짝 데쳐서 찬물에 헹구어 물기를 뺀 뒤 먹기 좋은 크기로 자른다.
2 분량의 재료를 한데 섞어 양념장을 만든다.
3 두릅에 양념장을 넣고 무친 뒤 싱거우면 소금으로 간을 맞춘다.

두릅 초고추장 무침

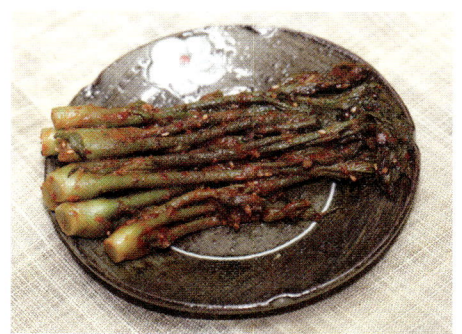

재료 / 4인분
두릅 500g
양념장(고추장 4큰술, 간장 2큰술, 식초 2큰술,
설탕 1큰술, 다진 마늘 2작은술, 다진 생강 1작은술,
통깨 2작은술, 물 2큰술)
소금 약간

조리법
1 두릅을 데쳐 찬물에 헹구어 물기를 뺀다. 밑동이 굵은 것은 십자로 칼집을 낸다.
2 두릅을 먹기 좋은 크기로 자른다.
3 분량의 재료를 한데 섞어 양념장을 만든다.
4 두릅에 양념을 넣고 무친다. 싱거우면 소금으로 간을 맞춘다.

두릅 물김치

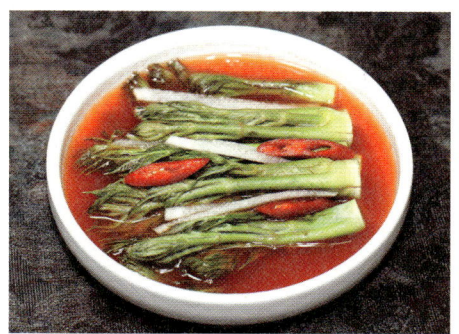

재료
두릅 200g, 무 80g, 실파 30g, 홍고추 1개, 마늘 2통,
두릅 데친 물 6컵 고운고춧가루 4큰술, 액젓 2큰술,
설탕 1큰술
찹쌀풀(밀가루풀) 2큰술, 소금 적당량

조리법
1 손질한 두릅을 데쳐서 찬물에 헹구어 채반에 건진다. 이때 두릅 데친 물은 물김치 국물로 사용해야 하므로 식혀서 둔다.
2 찹쌀풀을 쑤어 식혀 둔다.
3 무는 두릅 길이로 채 썰고, 실파도 무 길이로 썰어 놓는다.
4 홍고추는 어슷하게 썰고, 마늘은 편으로 썬다.
5 두릅 데친 물이 식으면 고운고춧가루, 액젓, 설탕, 찹쌀풀을 넣고 섞은 뒤 소금으로 간을 맞춘다.
6 5의 국물에 두릅, 무, 실파, 홍고추, 마늘을 넣어 국물에 잠기게 한다.

TIP 두릅 물김치는 다른 재료를 넣은 물김치에 비해 풍미가 독특하다. 그 풍미를 살리기 위해서는 간을 심심하게(약간 싱겁게) 맞춘 뒤 실온에서 하루정도 숙성시켜 냉장 보관하는 것이 좋다.

RECIPE

두릅 튀김

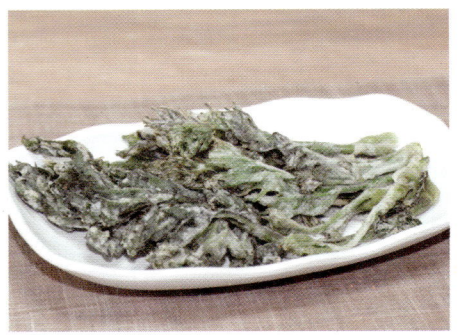

재료
두릅 100g, 식용유 적당량, 초간장 적당량
튀김옷(튀김가루 1컵, 얼음물 1컵, 소금 약간)
초간장 만들기(양조간장 2작은술,
식초·설탕 1작은술씩, 통깨 ½작은술)

조리법
1 두릅을 씻어 물기를 빼 놓는다.
2 튀김가루에 얼음물을 섞어 튀김옷을 만든다. 얼음물을 쓰면 바삭해진다.
3 두릅에 튀김옷을 입혀 바삭하게 튀겨낸다.
4 두릅 튀김에 초간장을 곁들여 먹는다.

두릅 장아찌

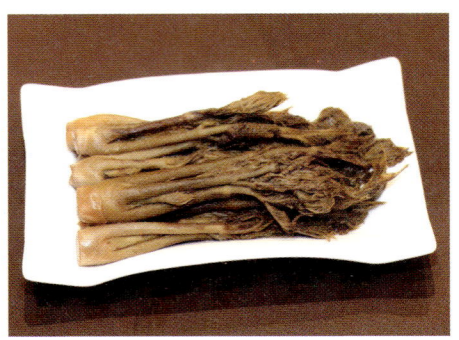

재료
두릅 500g
간장 달임장(채소 국물 2컵, 양조간장 1컵,
식초·설탕·매실청·소주 ½컵)
채소 국물(물 4컵, 대파 뿌리, 다시마 10cm,
양파 ½개, 청양고추 2개, 건표고 2개)

조리법
1 두릅을 씻어서 물기를 빼 놓는다.
2 준비한 채소 국물 재료를 냄비에 넣고 반으로 줄 때까지 은근히 끓여 걸러 놓는다.
3 채소 국물에 분량의 재료를 넣고 끓여 간장 달임장을 만든다.
4 보관 용기에 두릅을 담고, 달임장이 뜨거울 때 부어 준다.
5 재료가 뜨지 않도록 돌로 눌러 시원한 곳에 보관한다.
6 3~4일, 1주일, 10일 간격으로 총 3회 간장물만 따라 내어 끓여서 식혀 다시 부어 준다.

TIP 달임장을 따라 내어 달일 때 식초·설탕·간장의 양을 가감해서 입맛에 맞게 조절한다.

두릅 고등어 조림

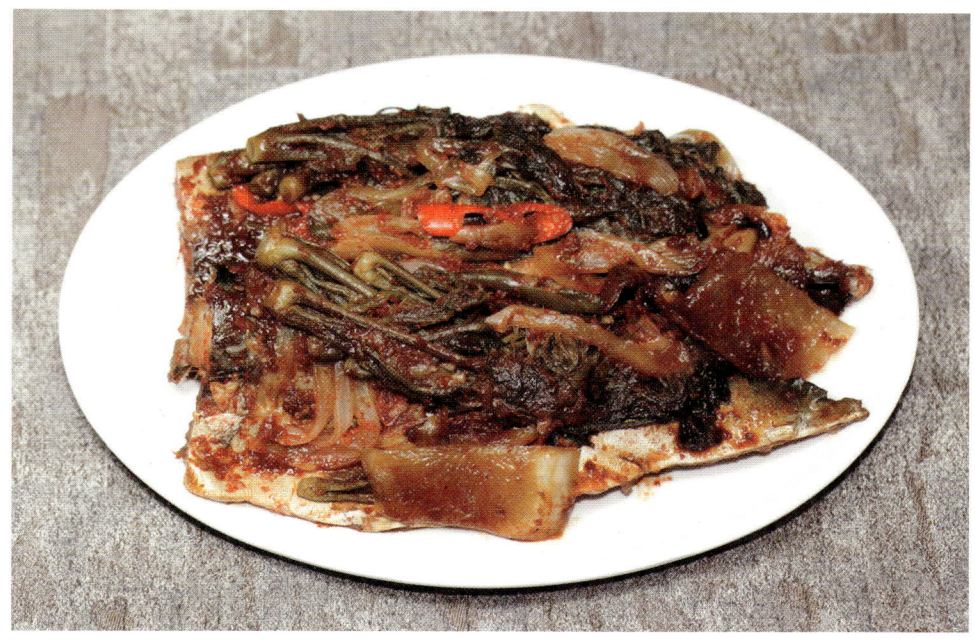

재료

고등어 1마리, 쌀뜨물 5컵,
두릅 100g, 무 50g, 양파 30g,
대파 20g, 청양고추·홍고추 1개씩,
양념장(고춧가루 2큰술,
된장 ½큰술, 소금 1작은술,
다진 마늘 1큰술,
다진 생강 1작은술,
후추 약간, 물 2컵)

조리법

1 고등어는 머리와 지느러미를 잘라 낸 뒤 잡내를 없애기 위해 쌀뜨물에 10분간 담가 둔다.
2 두릅을 씻어 채반에 밭쳐 놓는다.
3 무는 납작하게 썰고, 양파는 채 썰고, 고추와 대파는 어슷하게 썬다.
4 분량의 재료를 한데 섞어 양념장을 만든다.
5 쌀뜨물에 담가 놓았던 고등어를 물에 깨끗이 씻는다.
6 냄비 바닥에 무를 깔고 고등어를 넣은 뒤, 두릅, 양파, 고추, 대파를 얹고 양념장을 골고루 끼얹는다.
7 처음엔 센불로 끓이다가 불을 줄여 약불에서 간이 배도록 서서히 조린다.

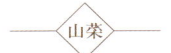

딱총나무

뼈에 도움이 되는 약나무

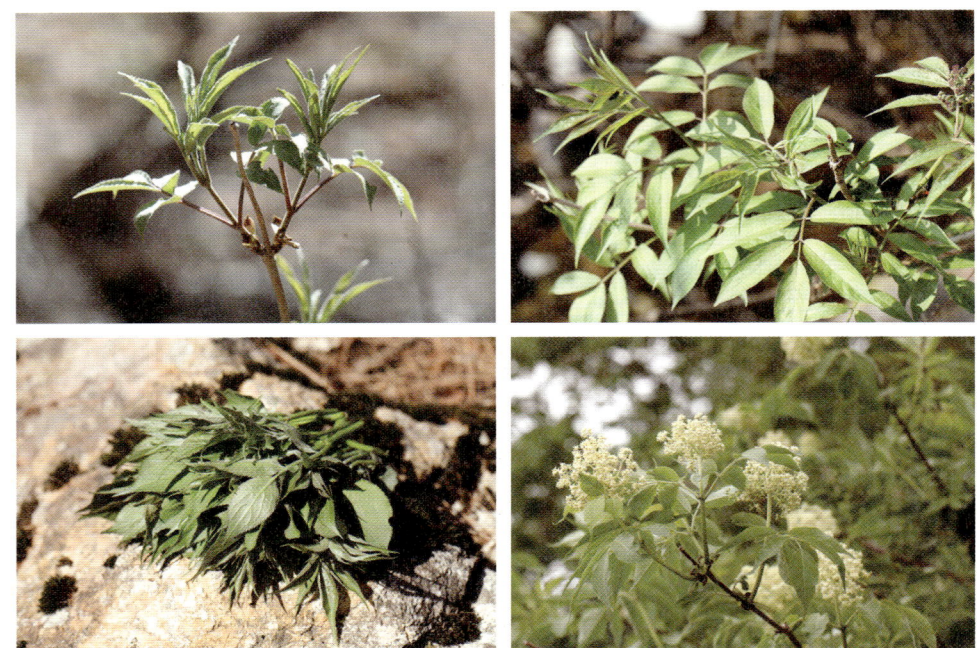

줄기를 자르면 애기 똥처럼 노란 유액이 나온다 하여 애기똥풀, 물을 맑게 정화해 주므로 고마워서 '고마리', 잎이 말 이빨처럼 튼튼하게 생겨서 '마가목', 가지를 꺾으면 생강 냄새가 나서 '생강나무' 등 오감五感을 동원하여 해학적인 이름을 붙인 식물이 꽤 많다.

  이 같은 관점에서, 딱총나무도 줄기를 꺾으면 '딱' 하고 총소리가 난다고 해서 붙여졌다고 하며, 딱총나무 줄기 한가운데 코르크 재질의 심을 빼내고 딱총을 만들기가 좋아 딱총나무라고도 한다는 설이 있다. 또한 딱총나무는 마을 근처 계곡에서 잘 자라 쉽게 구할 수 있고 가벼우면서 화력도 좋아 불쏘시개로 적당한데, 불에 탈 때 '딱 딱' 소리가 난다.

세계 각 나라에서 딱총나무를 이용하는 풍습이 있다.

서양 사람들은 딱총나무로 지팡이를 만들어 짚으면 악귀를 몰아내고 단단하고 부러지지 않는다 하여 지팡이 재료 중 제일 귀하게 여긴다고 한다. 우리나라에서는 음나무를 대문 위에 걸어 두어 악귀나 잡귀의 침범을 막았는데 유럽에서는 딱총나무가 대신한다고 한다. 사할린에서는 딱총나무로 인형 부적을 만들어 어린아이의 옷깃이나 허리띠에 달아 주어서 귀신의 접근을 물리쳤다고 하고, 나무를 꺾으면 독특한 냄새가 나는데 그 냄새가 마귀를 쫓는다고 믿었다.

딱총나무는 타박상이나 골절로 인한 통증을 멈추게 하는 데 효과가 뛰어나 일본에서는 가정상비약으로 한 그루씩 키울 만큼 귀하게 여겨지며, 나무 인형을 만들어 헝겊으로 감아서 주술로 귀신에게 빌 때나 악귀를 쫓는 도구로 사용했고 신당에 바치기도 하였다.

스코틀랜드의 술 제조업체 핀서Pincer 사에서는 딱총나무꽃 추출액과 엉겅퀴, 곡물, 스코틀랜드 산악수를 원료로 '핀서 상하이 스트렝스Pincer shanghai strength'라는 술을 제조한다. 이 술은 알코올 농도는 88.8% vol로 세계적으로 알코올 도수가 높은 술 11가지에 속한다.

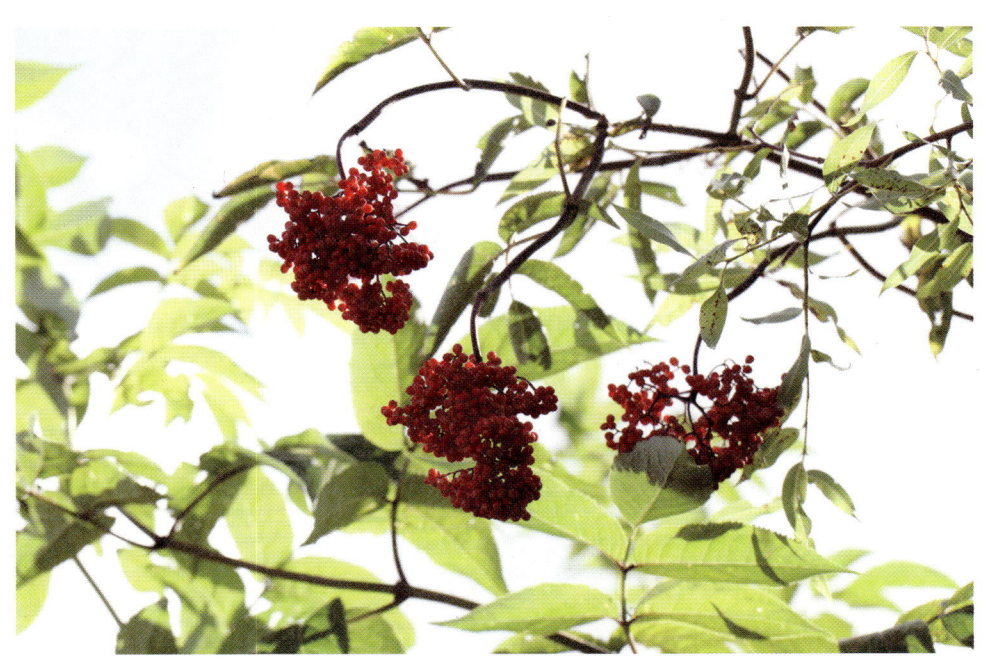

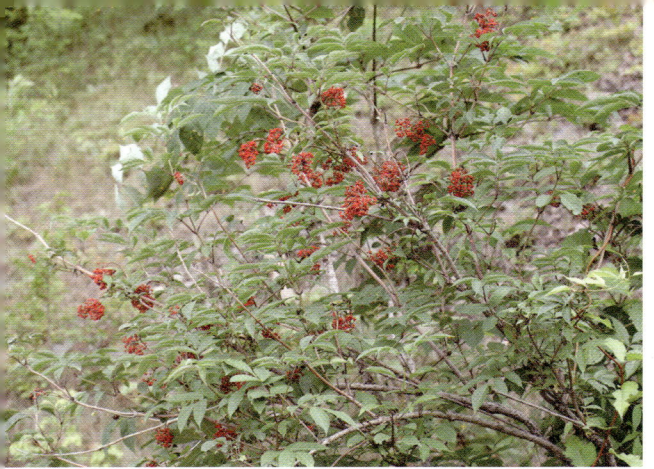
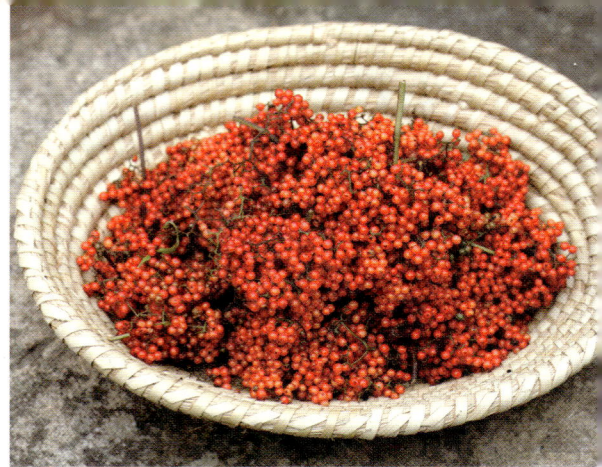

한방에서는 '접골목接骨木'이라는 약재로 쓰는데, 이름이 말해 주듯이 뼈가 부러졌거나 삐었을 때 잘 듣는 약나무라는 의미이다. 이뇨利尿, 거풍祛風, 진통鎭痛, 소염消炎의 효능이 있어 감기, 몸살, 손발이 삔 데, 타박상, 관절염, 골절, 부종, 소변불리, 신경통, 신장염, 통풍, 천식, 황달, 각종 출혈 등을 치료하고 통증을 없앤다. 『동의학사전』에는 접골목에 대해 '아픔을 멈추고 소변을 잘 나오게 하며 피 나는 것을 멈추고 염증을 잘 낫게 한다'라고 기록되어 있다.

딱총나무에는 루틴Rutin, 수지, 유기산, 유산鞣酸, 점액질, 휘발성 기름과 삼부니그린Sambunigrin, 임신한 말이나 임산부의 요에서 검출되는 소포 호르몬의 일종인 에스트론Estrone과 탄닌, 콜린Choline 등이 들어 있다.

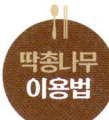

딱총나무 이용법

- 가을에서 이듬 해 봄에 가지를 채취하여 잘게 썰어 말린 뒤 10g~20g을 물 4L에 넣어 반을 줄 때까지 달여 하루 세 번 마신다.
  ※ 딱총나무는 설사를 일으킬 수 있기 때문에 설사를 하거나 구토를 하는 경우에는 먹지 말아야 하고 임산부는 먹어서는 안 된다.
- 타박상이나 골절로 인한 심한 통증엔 줄기껍질과 황벽나무 껍질을 가루 내어 계란 흰자위에 반죽하여 환부에 붙이고, 말린 줄기껍질을 진하게 달여 환부를 찜질한다. 가지를 까맣게 태워 가루를 내어 식초에 섞어 환부에 두껍게 붙이기도 한다.
- 딱총나무 어린순은 데쳐서 찬물에 담가 쓴맛을 우려낸 뒤 양념해 먹는다.
- 딱총나무의 어린순을 생것 그대로 튀김이나 전을 만들어 먹는다.

딱총나뭇순 나물

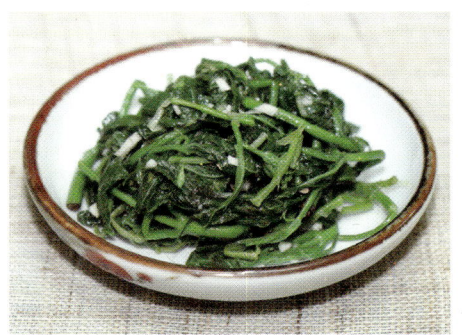

🍯 재료
딱총나뭇순 200g
양념장(국간장 1큰술, 다진 마늘 1큰술, 다진 파 1큰술)
참기름 1큰술, 통깨 1작은술, 소금 약간

🧤 조리법
1 딱총나뭇순을 데쳐서 찬물에 헹구어 물기를 짠다.
2 분량의 재료를 한데 섞어 양념장을 만든다.
3 딱총나뭇순에 양념장을 넣고 무친 뒤 싱거우면 소금으로 간을 맞춘다.
4 참기름과 통깨를 넣고 가볍게 버무려 마무리한다.

딱총나뭇잎 묵나물 볶음

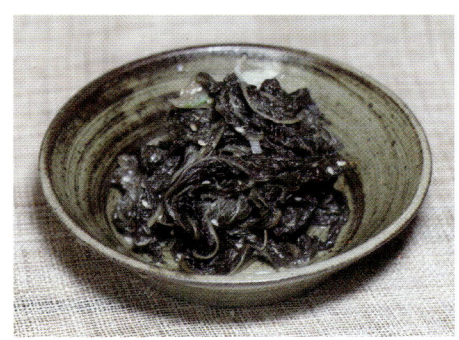

🍯 재료
딱총나뭇잎 묵나물 50g
양념(국간장 1큰술, 다진 마늘 ½큰술,
다진 파 ½큰술, 멸치 국물 1컵)
식용유 적당량, 들기름 1큰술, 통깨 1작은술, 소금 약간

🧤 조리법
1 딱총나뭇잎 묵나물을 찬물에 하루 동안 담가 불려서 삶아 놓는다.
2 물이 식으면 나물을 건져서 잘 헹구어 물기를 짠 뒤 양념(국간장, 마늘, 파)을 넣고 무친다.
3 멸치 국물을 미리 만들어 놓는다.
4 달군 팬에 식용유를 두르고 나물을 볶다가 멸치 국물을 넣고 은근하게 볶는다.
5 싱거우면 소금으로 간을 맞추고, 들기름과 통깨를 넣어 한 번 더 뒤적이며 볶는다.

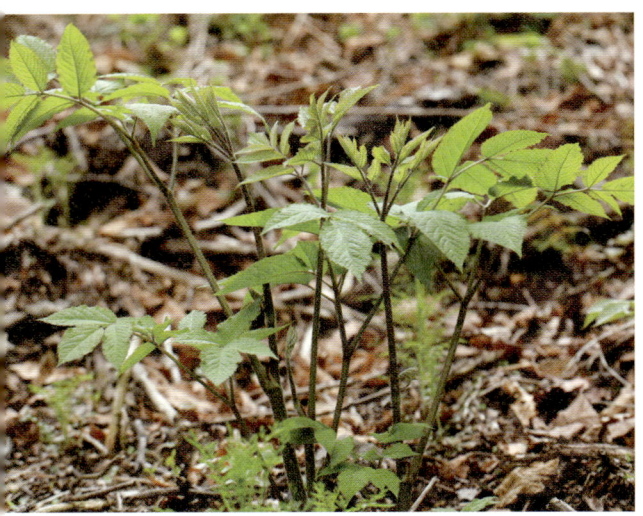
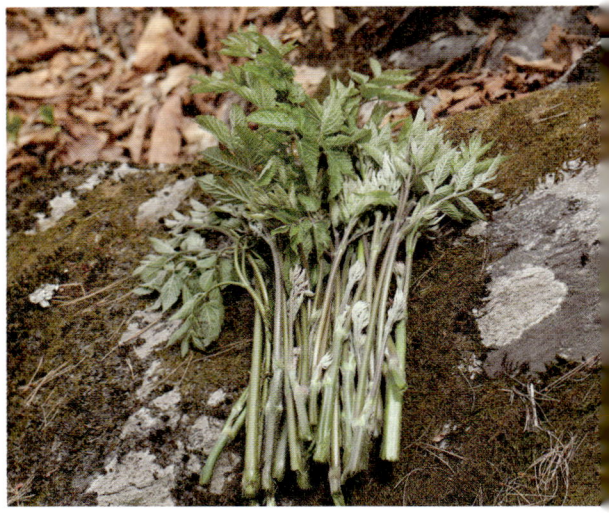

山菜

땅두릅(독활)

두릅보다 더 맛있는 고급 나물

봄나물 중에서 가장 호사스러운 나물은 4월에 만나는 '두릅'으로 알려져 있다. '봄에 나는 두릅은 금金'이라는 말처럼 향과 맛이 뛰어나다. 그런데 이 금두릅보다 더 입맛을 돋우는 나물이 있으니, 바로 '독활'이라는 한방 이름으로 더 잘 알려져 있고, '땃두릅'이라고도 불리는 '땅두릅'이다.

  땅두릅은 나무에서 따는 게 아니라, 흙을 걷어 내고 움을 칼로 잘라 채취하는데, 참두릅이나 개두릅음나무순에 비해 쌉싸래한 맛은 적고 식감은 훨씬 아삭하여 고급 나물로 대접받는

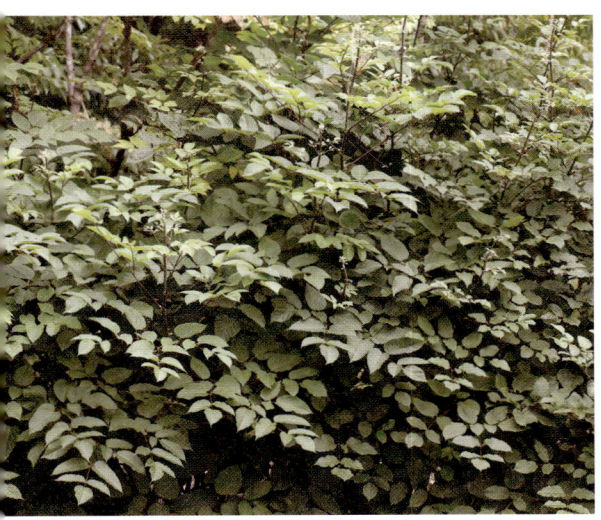
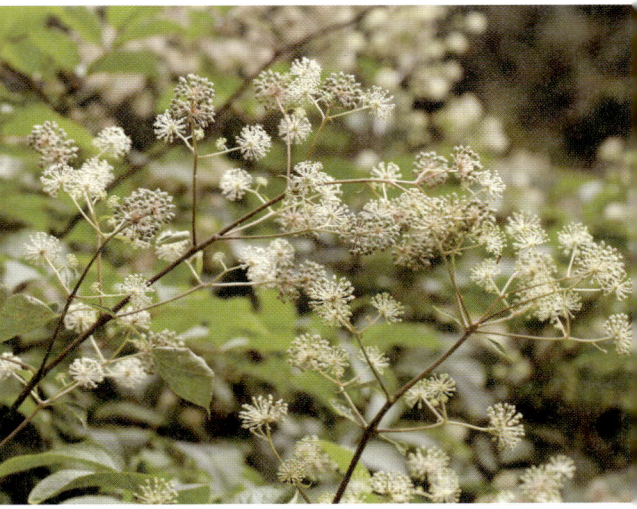

다. 어린순과 연한 잎 생것을 쌈·겉절이·김치 등으로 먹고, 두릅처럼 데쳐서 숙회나 나물로 먹는다. 전이나 튀김 요리도 맛이 좋다.

땅두릅에는 단백질, 당질, 사포닌, 섬유질, 철분 등이 들어 있어 춘곤증을 풀어 준다. 칼륨이 풍부하여 나트륨의 과다 섭취로 인한 피해를 예방하고, 간을 보호하는 효과가 있다. 베타카로틴비타민 A와 비타민 C가 많아 항산화 효과를 내므로 피부 미용과 노화 예방에 도움이 된다.

땅두릅은 우리나라 전역의 비교적 높은 산지에 드물게 자라는 여러해살이풀로, 뛰어난 맛과 건강 효과가 알려지면서 시골 농가에서 심어 가꾸고, 전문적으로 시설 재배하는 곳도 있다. 꽃을 제외한 식물 전체에 털이 나 있는 것이 특징이다. 잎은 어긋나고 어릴 때에는 연한 갈색 털이 있고 잎자루 밑 부분 양쪽에 작은 떡잎이 있다. 작은 잎은 달걀 모양의 타원형이고 가장자리에 톱니가 있으며 잎 표면은 녹색이고 뒷면은 흰빛이 돈다. 7~8월에 연한 녹색으로 피는 꽃은 향기가 좋으며, 가을에 둥근 열매가 검게 익는다.

'독활獨活'이라는 이름은 나무처럼 강건하게 자라며 바람에 잘 흔들리지 않기 때문에 붙여졌다고 한다. 한방에서는 뿌리를 '독활'이라는 약재로 쓰는데 강장強壯, 거담祛痰, 진정鎭靜, 진통鎭痛, 해열解熱의 효능이 있어 감기, 두통, 고혈압, 당뇨병, 관절염, 관절통, 요통, 신경통, 중

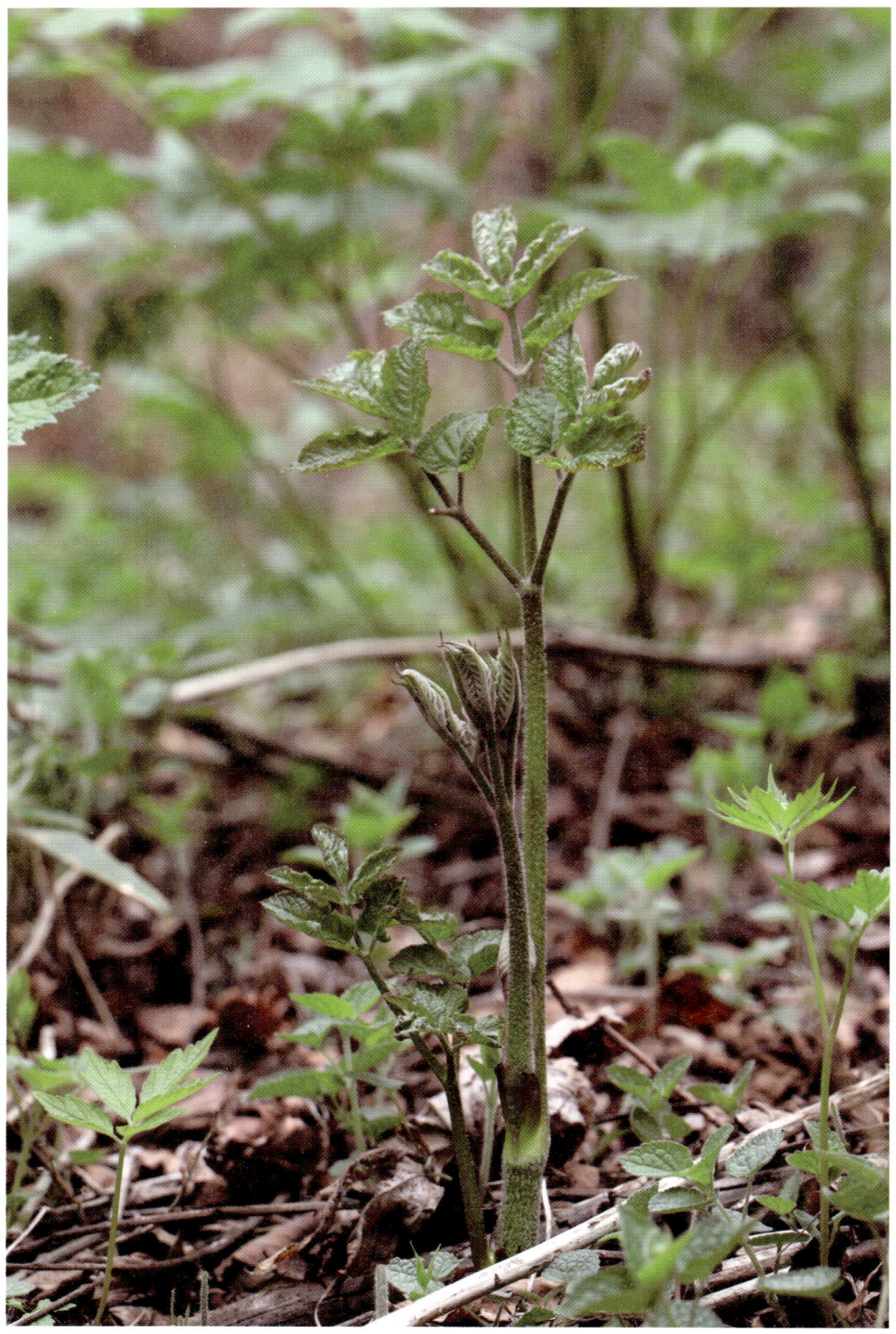

풍, 산후풍기, 안면신경마비 등을 치료한다. 『동의보감』에는 독활에 대해 '성질은 평하고 맛은 달고 쓰며 독이 없다. 온갖 적풍賊風과 모든 뼈마디가 아픈 풍증風證을 치료한다. 중풍으로 목이 쉬며 입과 눈이 비뚤어지고 팔다리를 쓰지 못하는 병과 온몸에 전혀 감각이 없고 힘줄과 뼈가 저리면서 아픈 것을 치료한다'라고 기록되어 있다.

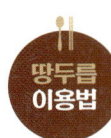

땅두릅 이용법

- 가을~이듬 해 봄에 캔 뿌리는 술에 담아 마신다.
- 가을에 뿌리를 캐서 말려 10~20g을 물 2L에 넣고 달여 하루 세 번 마신다. 몸이 차고 기운이 없거나 맥이 약한 사람과 식욕이 없는 사람은 먹지 않는다.
- 말린 열매와 뿌리는 차로 달여 마신다.
- 연한순과 잎을 생으로 먹거나 데쳐서 나물 반찬을 하고, 튀김, 김치, 간장 장아찌 등으로 다양하게 요리한다.
- 생선조림을 할 때 시래기 대신 넣으면 생선 비린내를 잡아 준다.
- 꽃이 피었을 때 잎과 줄기를 채취하여 동량의 설탕을 넣어 발효액을 만든다.

RECIPE

땅두릅 숙회

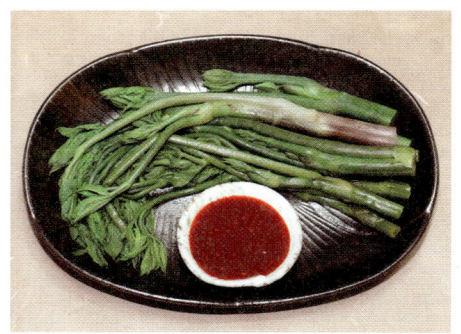

재료
땅두릅 200g
초고추장(고추장 1큰술, 식초·설탕 ½큰술씩)

조리법
1 땅두릅을 잘 다듬어 씻어서 끓는 물에 소금 넣고 살짝 데쳐 찬물에 헹구어 놓는다.
2 고추장·식초·설탕을 넣어 초고추장을 만든다.
3 접시에 땅두릅과 초고추장을 담아 상에 낸다.

땅두릅 나물 무침

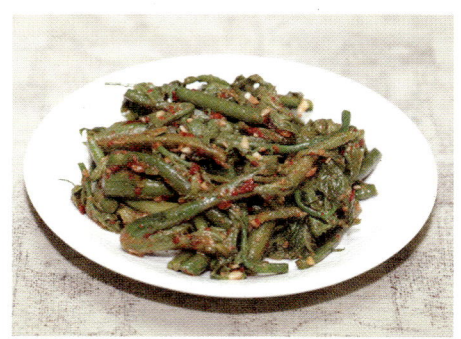

재료
땅두릅 200g
양념장(된장 1큰술, 국간장 1큰술, 고춧가루 1큰술, 매실청 1큰술, 다진 마늘 1작은술, 다진 파 ½큰술)
통깨 1작은술, 소금 약간

조리법
1 땅두릅을 살짝 데쳐서 찬물에 헹구어 물기를 짠 뒤 먹기 좋은 크기로 잘라 놓는다.
2 분량의 재료를 한데 섞어 양념장을 만든다.
3 땅두릅에 양념을 넣어 무친 뒤 싱거우면 소금으로 간을 맞추고 통깨를 뿌려 가볍게 섞어 마무리한다.

땅두릅전

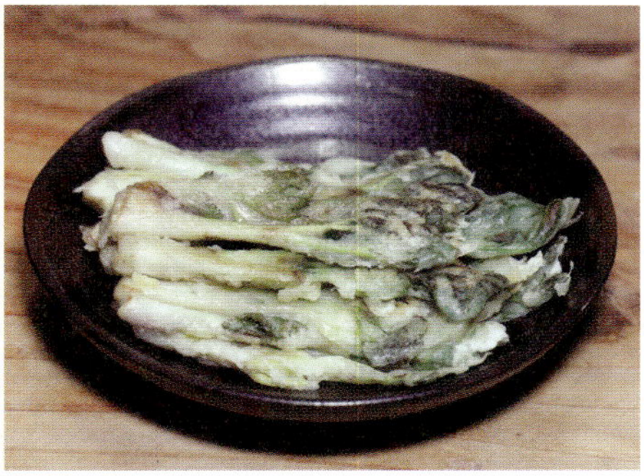

재료

땅두릅 200g
반죽(찹쌀가루·튀김가루 ½컵씩, 물 3컵)
식용유 적당량, 양념간장 적당량
양념간장(양조간장 2큰술, 다진 마늘 1작은술, 다진 실파 1큰술, 청양고추 1개, 통깨 1작은술)

조리법

1 땅두릅을 씻어서 살짝 데쳐 찬물에 헹구어 놓는다.
2 분량의 물에 찹쌀가루와 튀김가루를 섞어서 반죽을 만든다.
3 땅두릅에 반죽을 묻혀서 노릇노릇하게 굽는다. 바삭한 식감과 색감을 살리기 위해서 날 밀가루를 입히지 않는다.
4 땅두릅전에 양념간장을 곁들여 낸다.

땅두릅 초절임

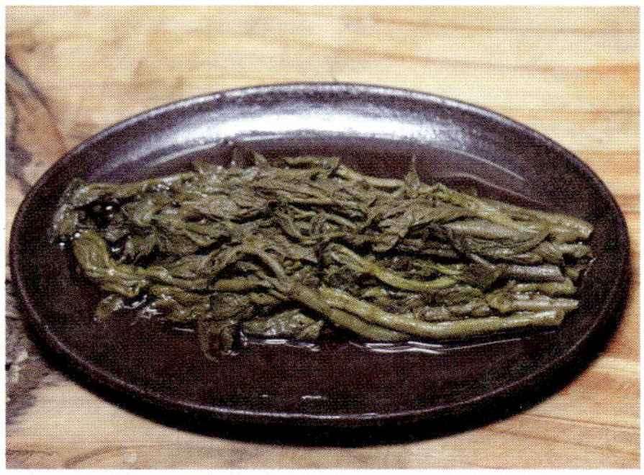

재료

땅두릅 500g
단촛물(물 4컵, 설탕·식초 2컵씩)
레몬 ½개
레몬 씻기(베이킹소다 ½큰술+굵은소금 2큰술)

조리법

1 땅두릅을 살짝 데쳐서 찬물에 헹구어 놓는다.
2 레몬은 베이킹 소다와 굵은 소금으로 깨끗이 씻어 썰어 놓는다.
3 물에 설탕과 소금을 넣고 끓으면 불을 끈 뒤 식초를 넣어 단촛물을 만든다.
4 보관 용기에 땅두릅을 담고 단촛물을 부은 뒤 레몬을 넣는다.
5 냉장 보관하되, 3~4일 뒤에 단촛물을 따라 내어 끓여서 식혀 다시 부어 준다.

TIP 땅두릅 초절임에는 간장을 넣지 않는다.

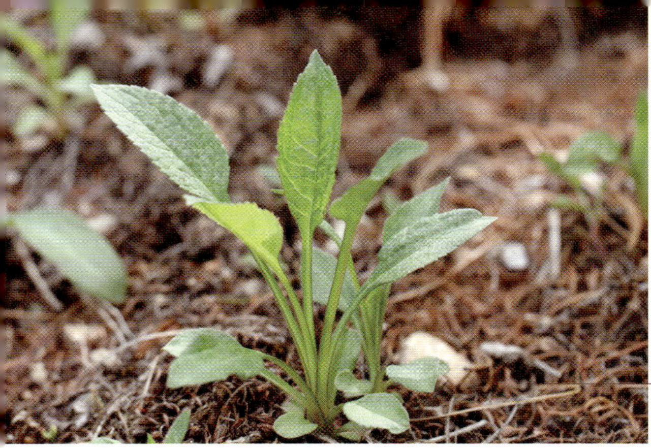

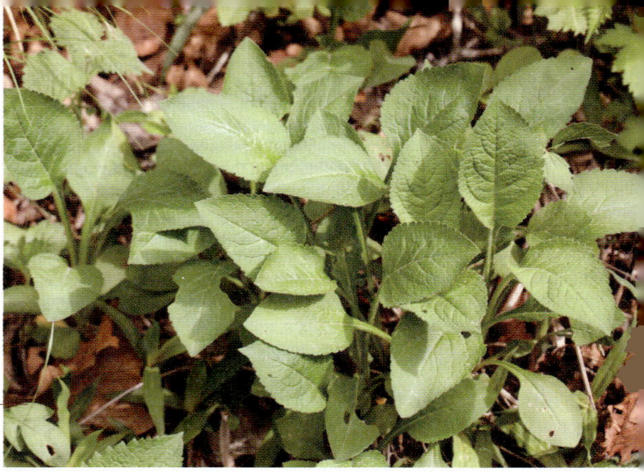

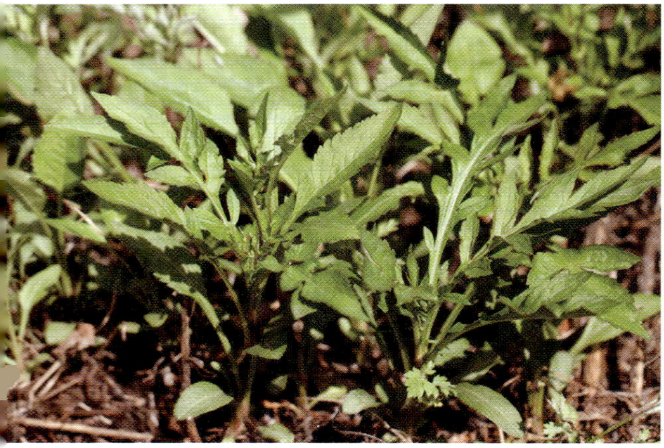

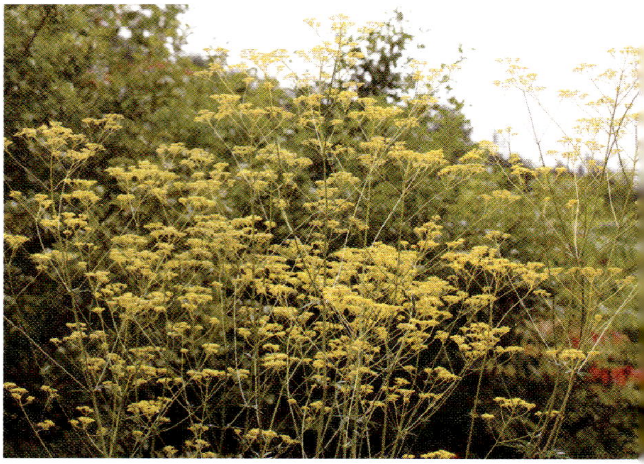

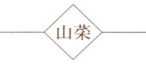

마타리

도시 소녀와 시골 소년의 애잔한 첫사랑

무더운 여름의 끝에서 찬바람이 불기 시작할 때 산과 들에는 멀쑥한 키에 가는 줄기, 황색의 좁쌀을 모아 펼친 듯한 마타리꽃이 무리 지어 피어난다. 자연의 한적함과 가녀린 여성스러움을 느끼게 하는 마타리꽃. 바람이 불어 이리저리 흔들릴 때면 황순원의 단편『소나기』의 주인공이 떠오른다. 마타리의 꽃말은 '미인', '무한한 사랑'이다.

마타리는 물 빠짐이 좋은 양지나 반그늘에서 군락을 이루어 자란다. 봄철 어린잎과 순을 나물로 먹으며, 뿌리를 약재로 쓴다. 마타리와 비슷한 식물로 흰꽃이 피는 뚝갈이 있는데, 생육 환경이 거의 같아 어릴 때는 구분하기 쉽지 않다. 뚝갈도 좋은 나물이므로 함께 나물을 해 먹는다.

조선 순조 때의 한글학자 유희柳僖가 지은 어휘사전 『물명고物名考』에는 마타리를 '패장敗醬'이라는 한자명으로 기록했다. 뿌리에서 콩으로 만든 장醬이 오래되어 썩은 냄새가 난다고 하여 붙여진 이름이다.

한방에서는 꽃과 줄기를 '황굴화黃屈和', 뿌리를 '패장근敗醬根'이라는 약재로 쓰는데 배농排膿, 소종消種, 진통鎭痛, 청열淸熱, 해독解毒 등의 효능이 있다. 간염, 장염, 설사, 위장병, 산후복통, 자궁내막염, 대하증, 고혈압, 안질, 화상, 종기, 옴 등의 치료에 쓰인다. 『동의보감』에는 패장에 대해 '성질은 평平하고 약간 차며 맛은 쓰고 짜며 독이 없다. 어혈이 여러 해 된 것을 헤치고 고름을 삭히며 또 해산한 뒤 산모의 여러 가지 병을 낫게 하고 쉽게 출산하게 하며 유산하게 한다. 뜨거운 열과 물에 덴 것을 창양瘡瘍, 옴과 버짐, 눈에 군살이 돋아난 것을 치료한다'라고 기록되어 있다. 『본초강목』에는 '패장은 배농파혈排膿破血을 잘한다'라고 하며 부인병에 좋은 치료약이라고 밝히고 있다. 민간에서는 피부질환, 타박상과 치질 치료에 쓰였는데 피부질환, 타박상에는 생풀을 짓찧어 환부에 붙였고 치질에는 전초를 말려 가루를 내어 막걸리에 타서 마셨다.

마타리의 전초에는 단백질, 나트륨, 비타민 A · B, 사포닌, 시니그린, 식이섬유, 철분, 칼륨, 칼슘 등과 암을 예방하는 베타-시스테롤이 들어 있고, 특히 베타카로틴이 풍부하다.

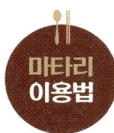

마타리 이용법

- 말린 전초를 10g~20g을 물 4L에 넣어 반으로 줄 때까지 달여 하루 3회 마신다.
  ※ 소화기관이 약한 사람과 설사를 자주하는 사람이나 맥이 약하거나 몸이 찬 사람은 약으로 쓰지 않고 파와 마늘은 상극이므로 함께 먹지 않는다.
- 어린순과 연한 잎을 데쳐서 나물로 무쳐 먹거나 말려서 묵나물로 이용한다.
- 꽃이 피었을 때 전초를 채취하여 발효액을 담근다.

RECIPE

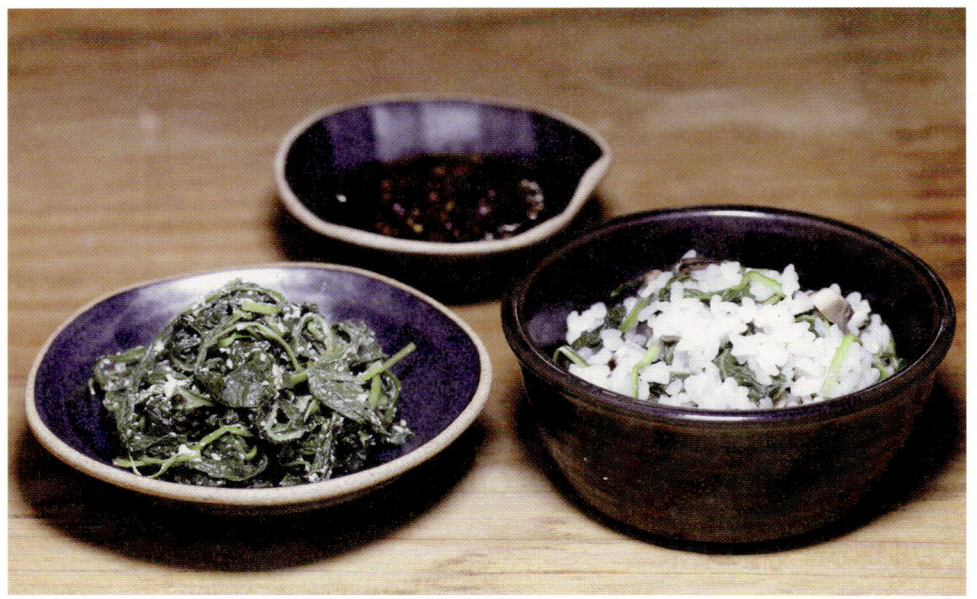

마타리 나물 들깨 소스 무침

재료
마타리 200g
들깨 소스(들깨가루 1큰술,
된장 ½큰술, 미림 1작은술,
국간장 1작은술, 설탕 1작은술)
통깨 1작은술

조리법
1 마타리를 살짝 데쳐서 찬물에 담가 1~2시간 우려낸 뒤 헹구어 물기를 짠다.
2 들깨 소스를 만들어 놓는다.
3 마타리에 들깨 소스를 넣고 무친 뒤 싱거우면 소금으로 간을 맞춘다.
4 들기름과 통깨를 넣고 가볍게 버무려 마무리한다.

마타리 표고밥

재료
쌀 250g, 다시마 국물 250ml, 마타리순 200g
밑간(국간장 1작은술, 들기름 1큰술)
생표고 100g **밑간**(간장 ½큰술, 들기름 1작은술)
양념간장(양조간장 2큰술, 국간장 ½큰술, 고춧가루 ½큰술,
달래 다진 것 20g, 들기름 1큰술, 통깨 1작은술, 소금 1작은술)
다시마 국물(물 250ml, 다시마 10cm)

조리법
1 쌀을 씻어 1시간 불린다.
2 물에 다시마를 넣어 다시마 국물을 만들어 놓는다.
3 마타리순은 살짝 데쳐서 찬물에 담가 쓴맛을 뺀다.
4 마타리순을 건져 물기를 짜고 5cm 길이로 썰어 밑간한다.
5 표고도 데쳐서 채 썰어 국간장과 들기름으로 밑간한다.
6 냄비에 불린 쌀과 다시마 국물을 넣고 밥을 짓는다.
7 밥물이 끓어오르면 마타리순과 표고를 올리고 한 번 더 끓인 뒤 약불로 뜸을 들인다. 밥이 다 되면 양념간장을 곁들인다.

마타리 나물 된장 무침

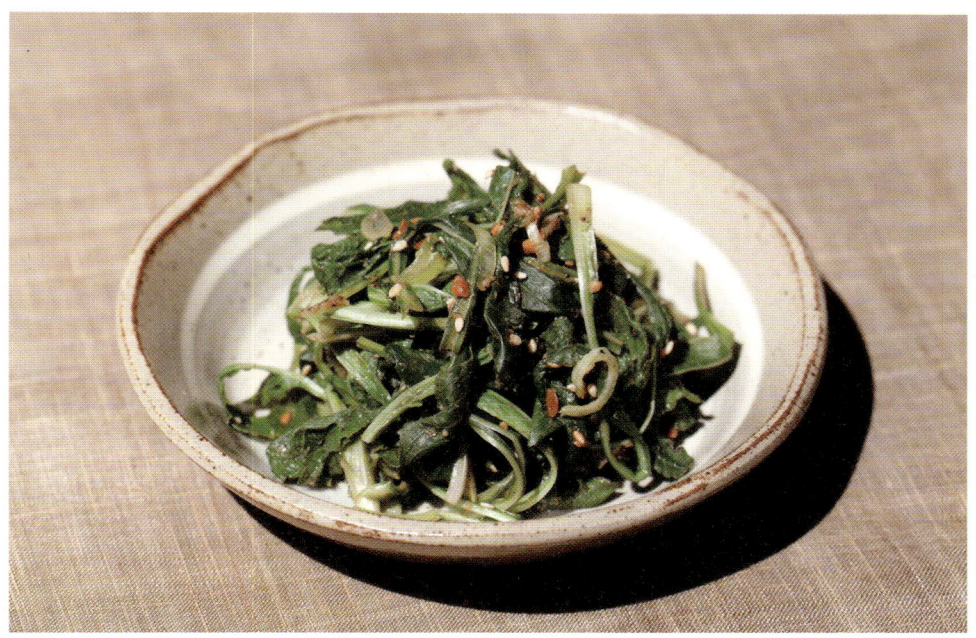

재료
마타리 200g,
양념(국간장 ½작은술,
된장 ½작은술, 들기름 ½큰술,
통깨 1작은술, 소금 약간)

조리법
1 마타리를 살짝 데쳐서 찬물에 담가 1~2시간 우려낸 뒤 헹구어 물기를 짠다.
2 마타리에 국간장과 된장을 넣어 무친 뒤, 싱거우면 소금으로 간을 맞춘다.
3 들기름과 통깨를 넣고 가볍게 버무려 마무리한다.

TIP 마타리 말린 것을 달여 마실 때는 파와 마늘은 상극이므로 굳이 요리에도 사용하지 않아도 된다.

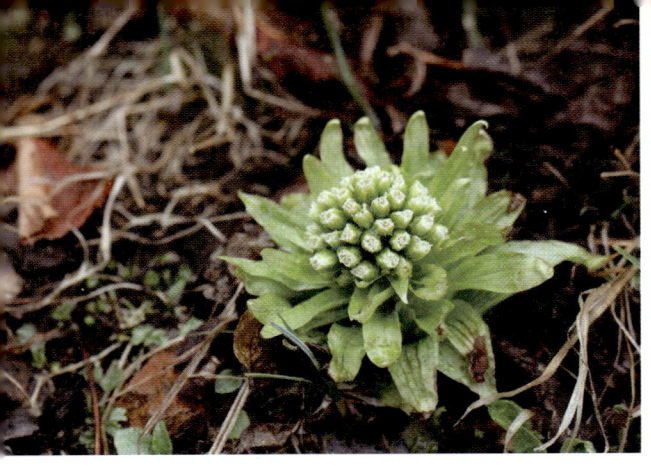
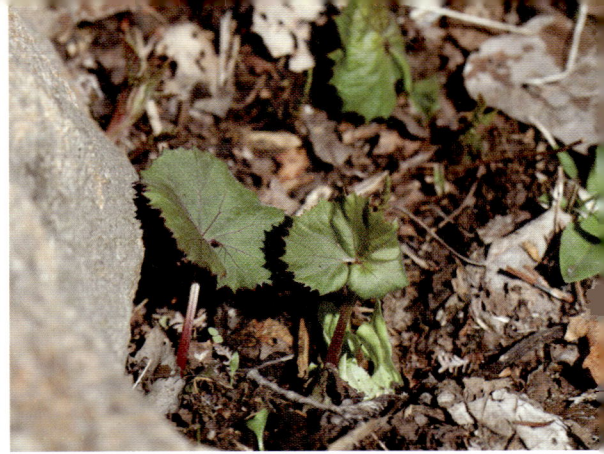

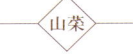

머위

온몸을 뒤흔들어 요동치게 하는 봄의 왈츠 같은 나물

3월, 따사로운 햇살이 대지에 내려앉고 일렁이듯 불어오는 봄바람은 갓 돋아난 잎들을 파르르 떨게 한다. 겨우내 움츠렸던 몸도 묵은 때를 벗으려는지 온몸이 찌뿌듯하고 나른함이 정신까지 육신의 노예로 만들어 버리는 것 같다. 이럴 때 입맛을 확 살려 주는 봄의 왈츠 같은 나물이 있으니 머위 나물이다. 입 안 가득 퍼지는 쌉싸래한 맛에 굳어 있던 몸이 풀리고 정신이 맑아지면서 '약식동원藥食同源'의 이치를 깨닫게 된다.

머위는 국화과의 여러해살이풀로, 우리나라 전역의 산지나 들판 습기 있는 곳에서 무리지어 자라며, 지역에 따라 '머구', '머우', '머굿대'라고 부른다. 2월 말~3월 초에 땅속에서 줄기가 뻗어 오르면서 꽃이 잎보다 먼저 나오고, 잎은 옆으로 뻗는 땅속줄기 끝에서 나오는데 키는 60cm 정도까지 자란다. 암수딴그루로, 숫그루의 뿌리 잎은 잎자루가 길고 둥글며 가장자리에 톱니가 있고 꼬부라진 털이 있다. 머위의 학명은 페타시테스 자포니쿠스 *Petasites japonicus*이며, 속명 페타시테스 *petasites*는 '차양이 넓은 모자'라는 뜻이다.

한방에서는 꽃봉오리를 '봉두채蜂斗菜'라는 한약재로 사용하는데 해열解熱, 해독解毒, 소염消炎, 청열淸熱, 진통鎭痛, 항암抗癌의 효능이 있으며 호흡기와 순환기계통에 작용한다. 『동의

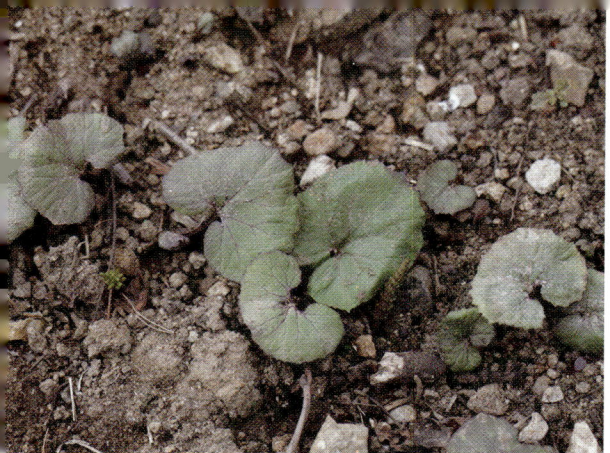
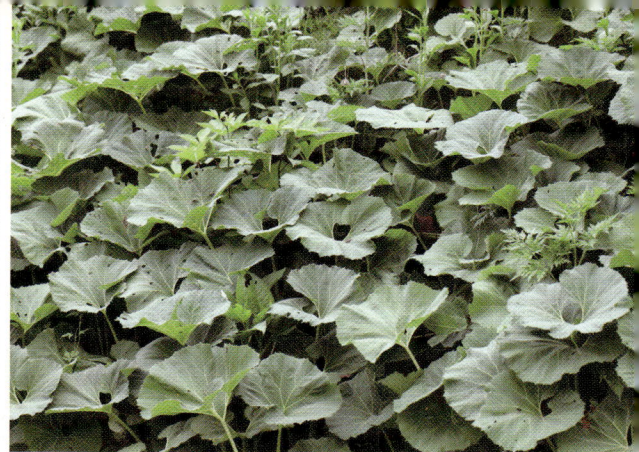

보감』에 '머위는 성질은 따뜻하고 성질은 맵고 달며 독이 없다. 기침을 멎게 하고 폐결핵으로 피고름을 뱉는 것을 낫게 하며 몸에 열이 나거나 답답한 증상을 없애고 허한 몸을 보해 준다'라고 기록되어 있다. 기침, 가래, 천식, 기관지염, 인후염, 폐렴, 현기증, 타박상, 변비, 식중독, 간암, 당뇨병, 자궁근종, 자궁암, 난소암, 방광암 등의 치료에 쓰인다.

머위 잎과 꽃봉오리에는 단백질, 베타카로틴, 비타민 A·C, 사포닌, 식이섬유, 알칼로이드, 페놀Polyphenol, 플라보노이드 등이 들어 있다. 스위스의 알프레드 포겔 박사는 '머위는 독성이 없고 가장 강력한 항암 효과가 있는 식물'이라고 극찬하였고, 유럽에서도 머위를 이용해 항암 식물로 암 특효약을 만든다고 한다.

머위 잎과 잎자루의 쌉싸래한 맛과 맵고 따뜻한 성질은 간의 기능을 도와준다. 잎자루 껍질은 방부 효과가 있어 산나물 등을 염장할 때 이것을 함께 넣고 절이면 곰팡이가 생기지 않으며 염장한 물을 정화하여 맑게 하는 특성이 있다. 꽃자루 속에 있는 피롤리지딘 알칼로이드Pyrrolizidine alkaloids 성분이 간 손상을 일으킬 수 있으므로 먹지 않는다.

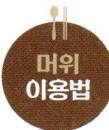

머위 이용법

- 이른 봄에 채취한 꽃을 그늘에 말려 차로 우려 마시며, 술은 담가 100일 뒤에 마시고, 여름에 채취한 전초로 발효액을 담는다.
- 민간에서 타박상, 종기, 벌레 물린 곳 치료에 생잎과 줄기를 짓찧어 환부에 붙인다.
- 생선으로 인한 식중독에는 머위 잎과 줄기를 갈아 즙을 마시면 낫는다.
- 봄에 연한 잎을 살짝 데쳐 쌈으로 먹으며, 고추장으로 양념하여 비빔밥에 넣어 먹는다.
- 어린순과 잎은 장아찌를 만들어 먹는다.

머윗잎 양념찜

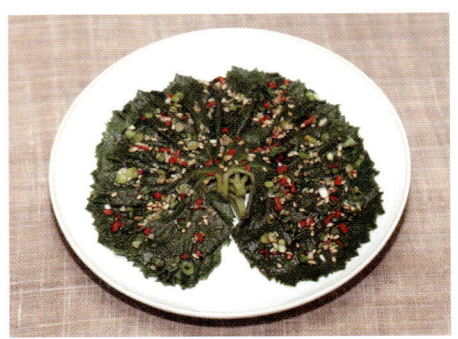

🍱 재료
머윗잎 200g, 홍고추 2개, 실파 20g
양념장(국간장 1큰술, 액젓 ½큰술, 설탕 ½큰술, 다진 마늘 1큰술, 참기름 1큰술, 통깨 1작은술)

🧤 조리법
1. 머윗잎을 씻어서 물기를 빼 놓는다.
2. 홍고추와 실파를 곱게 다져 놓는다.
3. 분량의 재료를 한데 섞은 뒤 2의 다진 고추와 실파를 넣어 양념장을 만든다.
4. 1의 머윗잎을 한 장씩 펴서 양념장을 바르며 쌓아 올린다. 양념을 다 바르면 살짝 쪄 낸다.

머위 줄기 볶음

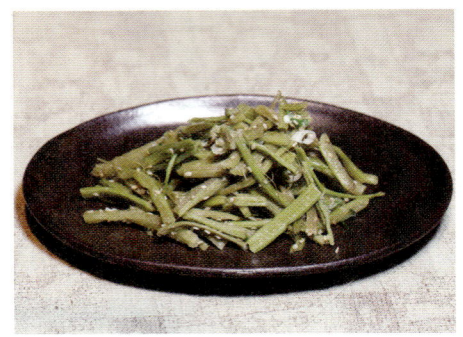

🍱 재료
머위 줄기 200g
양념장(국간장 1큰술, 들깨가루 1큰술, 다진 마늘 1작은술, 다진 파 1큰술)
식용유 1큰술, 들기름 1큰술, 통깨 1작은술, 소금 약간

🧤 조리법
1. 머위 줄기를 데쳐서 찬물에 헹군 뒤 껍질을 벗기고 물기를 꼭 짜 놓는다.
2. 분량의 재료를 한데 섞어 양념장을 만든다.
3. 머위 줄기에 양념장을 넣고 무친다.
4. 달군 팬에 식용유를 두르고 머위 줄기를 볶다가 소금으로 간을 맞추고 들기름과 통깨를 넣고 가볍게 섞어 마무리한다.

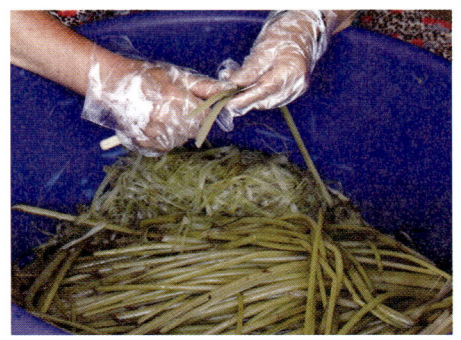

머위줄기껍질 고추장장아찌

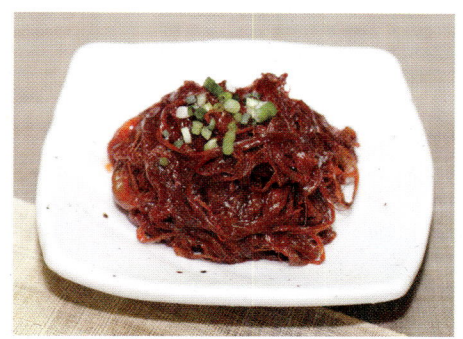

재료
머위껍질 200g, 매실청 2큰술, 소주 2큰술, 고추장 4큰술

조리법
1 머위줄기를 삶아 껍질을 벗긴 뒤 껍질만 다시 한 번 데친다.
2 머위줄기 껍질을 바람이 잘 통하는 그늘에서 살짝 말린다.
3 2에 매실청과 소주를 넣고 무친다.
4 3에 고추장을 넣고 짧게는 일주일, 길게는 한 달 정도 숙성시킨다.
5 그냥 먹어도 좋고, 다진 마늘 파, 참기름, 참깨를 넣고 양념해 먹어도 좋다.

머위줄기 닭개장

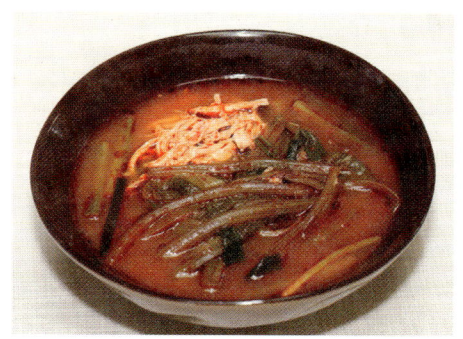

재료
닭(반 마리) 300g **닭 삶기**(미림 2큰술),
머위 줄기 100g, 숙주 30g, 대파 80g, 양파 50g,
닭육수 2L, 고춧가루 4큰술, 다진 마늘 2큰술,
국간장 2큰술, 참기름 1큰술, 후추·소금 약간

조리법
1 닭은 깨끗이 씻어서 대파 뿌리와 양파 껍질, 미림을 넣고 푹 삶아 건진다.
2 삶은 닭의 살을 발라 알맞은 크기로 찢어 놓고, 국물은 체에 걸러 육수로 쓴다.
3 2의 살에 고춧가루, 참기름을 넣고 무친다.
4 머위줄기를 데쳐서 겉껍질을 벗겨 내고 5cm 길이로 자른다.
5 숙주는 씻어서 물기를 빼 놓고, 양파는 적당히 채 썰고, 대파는 5cm 길이로 썬다.
6 닭 육수에 머위줄기, 숙주, 양파를 넣고 끓어오르면 양념한 닭살을 넣는다.
7 6이 충분히 끓으면 대파, 국간장, 마늘, 후추를 넣고 소금으로 간을 맞춘다.

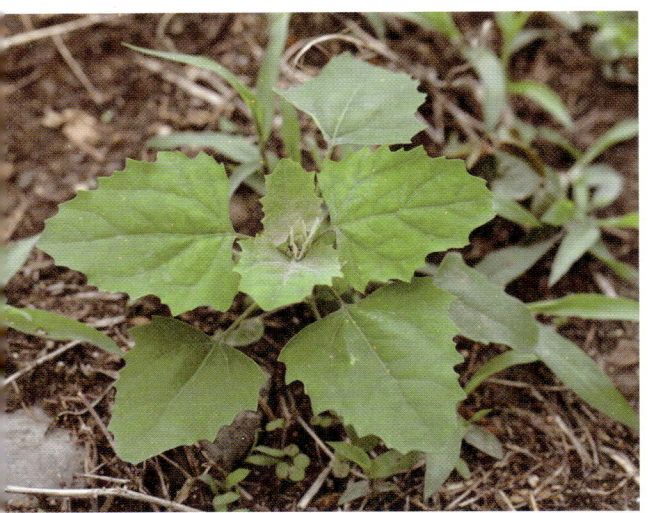
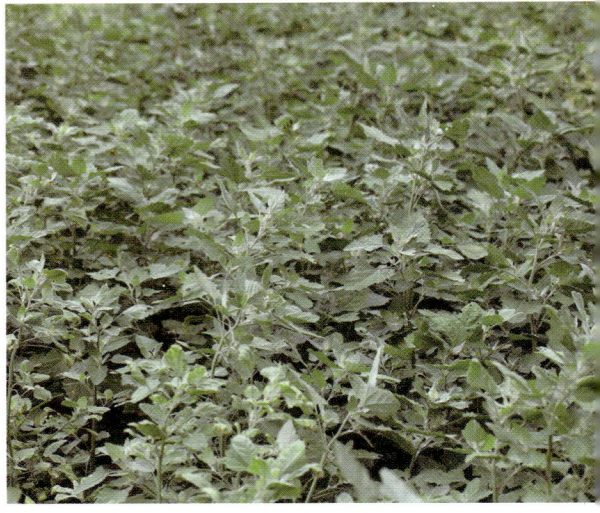

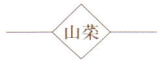

명아주

1,700년 동안의 잠에서 깨어나 싹을 틔운 명아주

명아주는 길가나 밭, 들녘, 집 주변 등 어디에서든 잘 자란다. 명아쥬, 눙장이, 룽장이, 명아줏대, 능쟁이, 는쟁이, 는장이 등 지방마다 다양한 이름으로 불린다. 서식 환경이 좋을 때는 1m 이상 자라지만, 장소가 척박하거나 밀도가 높아서 이용할 영양분이 충분치 않을 때에는 키가 5cm 정도밖에 되지 않는다. 신기한 점은, 그렇게 작은 크기에서도 꽃을 피우고 종자를 맺어 번식한다는 점이다. 청동기 시대의 흙에서 발굴된 명아주 씨앗이 1,700년 만에 싹을 틔운 사례도 있다. 이것으로 보아 명아주는 생태 변이성이 매우 유연한 식물로 볼 수 있다.

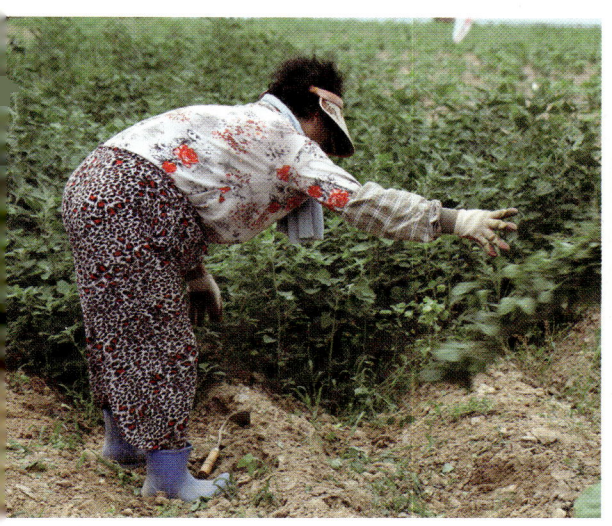 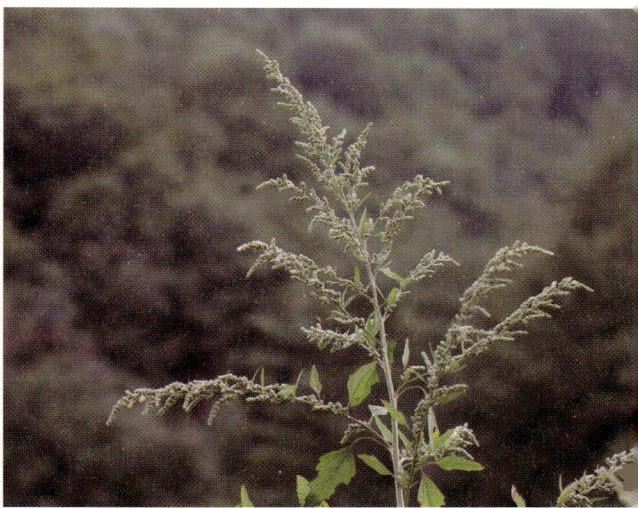

    농부들이 한낮에 뙤약볕 아래에서 막걸리 한 잔을 들이켜고 명아주 잎을 뜯어 먹는 것을 볼 수 있다. 명아주가 일사병을 예방하고 치료해 준다는 것을 은연중에 체득하고 있는 것이다. 모기나 벌레에 물렸을 때도 명아주 잎을 뜯어 흰 가루를 제거하고 비벼서 물린 곳에 바르면 가려움과 붓기가 금세 사라진다. 이 또한 자연에서 치료약을 찾아 사용했던 지혜로 볼 수 있다.

    명아주 잎을 먹을 때는 흰 가루가 피부병의 원인이 될 수 있으므로 반드시 털어 내고 먹어야 한다. 햇빛 알레르기 또는 알레르기성 질환이 있는 사람은 많이 먹지 않는다.

    명아주는 줄기를 말린 것은 가볍지만 단단하여 발을 만들어 나물이나 고추 등을 말리는 데 쓴다. 명아주 줄기로 만든 지팡이를 '청려장靑藜杖'이라 하는데 중국 후한 때 유향이란 선비가 어두운 밤에 지팡이로 땅을 내려치자 불빛이 환하게 일어났다 하여 붙여진 이름이다. 명아주 큰 것을 가을에 뿌리째 뽑아 완전히 말려 잔가지와 뿌리를 제거하고 열 번을 쪄서 말려서 가공하여 옻칠을 하여 만들었는데 재질이 가볍고 단단하여 널리 사용되어 왔다.

    『본초강목』에는 '청려장을 짚고 다니면 중풍에 걸리지 않는다'라는 기록이 있고 민간에서는 신경통에 좋다고 하여 귀한 지팡이로 여겨졌다. 통일신라 때에는 장수한 노인에게 왕이 직접 청려장을 하사하였다고 전해지는데, 예로부터 환갑을 맞은 노인의 선물로 널리 이용되었다. 조선시대에는 나이 50세가 되었을 때 자식이 아버지에게 바치는 것을 가장家杖, 60세가 되면 마을에서 주는 것이 향장鄕杖, 70세가 되면 나라에서 주는 것이 국장國杖, 80세 때 임금이 하사하는 것을 조장朝杖이라 하였다. 오늘날 해마다 노인의 날에 100세를 맞은 노인들에게 대통령 명의로 청려장을 선물한다고 한다.

한방에서 명아주 전초를 '려藜'라는 약재로 쓴다. 명아주의 성질 평平하고 맛은 달며[甘] 독이 약간 있다고 한다.

명아주 잎에는 비타민 A, B ,C, 로이신Leucin, 리놀렌산, 베타인Betain, 시토스테롤 등과, 뿌리에는 베타인, 아미노산, 스테롤Sterol 등의 성분이 들어 있다. 이들 성분은 강장强壯, 건위健胃, 소종消腫, 이뇨利尿, 이습利濕, 지사止瀉, 살충殺蟲, 청열淸熱, 해독解毒, 해열解熱 등의 효능이 있어 몸에 열을 내려주고 소변을 잘 나가게 하며 설사를 그치게 하고 이질을 치료하며 피부에 생긴 염증을 가라앉히며 가려움증을 치료한다. 또한 백전풍百癜風을 치료하고 위통, 치통, 대장염, 이질, 옴, 치질, 일사병 등을 치료한다.

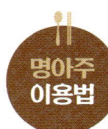
명아주 이용법

- 명아주를 태운 재灰를 동회冬灰, 려회藜灰라 하여 피부에 생긴 병을 고치기 위해 바르는 데 사용했다.
- 말린 약재 15~30g을 물 4L에 넣어 반으로 줄 때까지 달여 복용한다.
- 민간에서는 양진痒疹: 작은 두드러기가 돋고 몹시 가려운 신경성 피부병과 독충毒蟲에 물렸을 때 생잎을 짓찧어 즙을 내어 먹거나 환부에 발랐다.
- 명아주 잎 뒷면의 흰 가루를 털어 내고 고추장에 찍어 먹거나 쌈으로 먹기도 하며 자란 명아주를 채취하여 잎 뒷면의 흰 가루를 털어 내고 설탕에 섞어 발효액을 만드는 데도 활용할 수 있다.
- 말린 묵나물은 물에 불려 국간장, 마늘, 들기름, 실파, 들깨가루, 통깨를 넣어 묵나물 볶음을 한다.

명아주 손질법

1 명아주가 자랐을 때 잎자루를 뜯는다.
2 손으로 비벼 잎 뒷면의 흰 가루를 말끔히 털어 낸다.
3 털어 낸 잎자루를 햇빛에 말려 비닐이나 지퍼 팩에 보관한다.
4 묵나물은 삶은 뒤 물에 담아 손으로 비벼 잎 뒷면의 흰 가루를 말끔히 털어낸 뒤 햇빛에 말려 지퍼 팩에 넣어 보관한다.

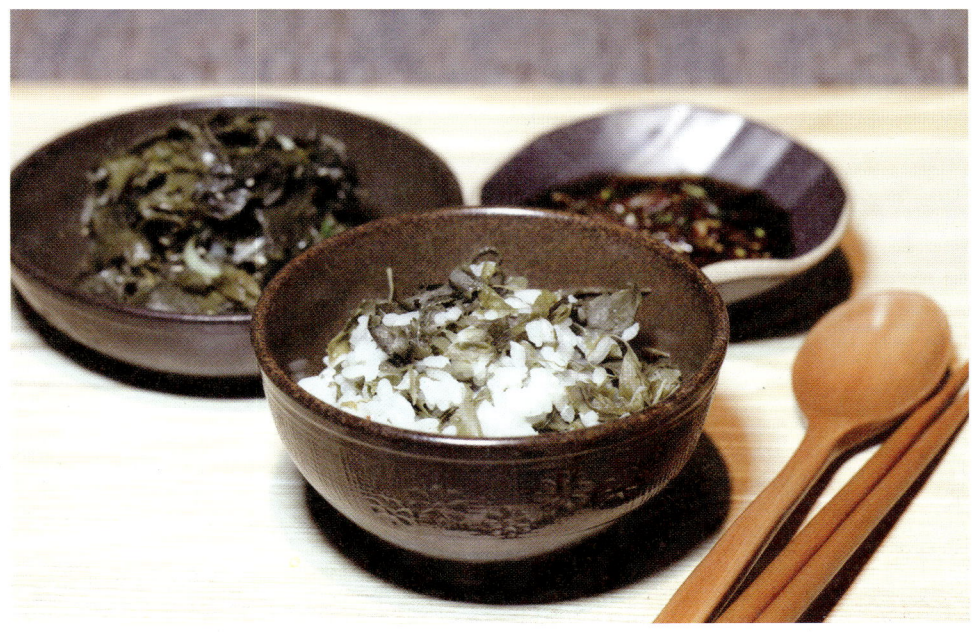

명아주 밥

재료
쌀 250g, 다시마 국물 250ml, 명아주 묵나물 20g
명아주 양념(들기름 1큰술, 소금 1작은술), 양념간장
다시마 국물(물 1.5컵, 다시마 10cm, 무 100g, 건표고 2개)
양념간장(다시마 국물 3큰술, 국간장 3큰술,
고춧가루 2큰술, 다진 마늘 1작은술, 다진 파(달래) 1큰술,
들기름 2큰술, 통깨 1큰술)

조리법
1 쌀을 씻어 1시간 정도 불려 둔다.
2 하루 전에 물에 담가 불린 명아주 묵나물을 삶아서 헹구어 물기를 짜고 들기름과 소금으로 무친다.
3 다시마 국물을 만들어 둔다.
4 1의 쌀에 다시마 국물을 넣고, 명아주 묵나물을 얹어 밥을 짓는다.
5 양념간장을 만들어 밥에 곁들인다.

명아주 반건조 묵나물 무침

재료
명아주 200g
양념(액젓 1큰술, 참기름 1큰술, 다진 마늘 ½큰술,
다진 실파 1큰술, 통깨 1작은술)

조리법
1 명아주 부드러운 잎줄기를 채취하여 흰 가루를 털어 내고 씻어서 소금 넣은 끓는 물에 데쳐 낸다.
2 1의 명아주를 채반에 널어 그늘에 반나절 정도 말리면 반건조 상태가 된다.
3 2의 명아주에 액젓과 참기름, 마늘, 실파, 통깨를 넣어 무친다.

TIP 완전히 말린 묵나물이나 생으로 데쳐 무친 나물과는 맛과 식감이 많이 다르다.

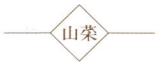

미나리

"봄 미나리 살진 맛을 임에게 드리고 싶네"

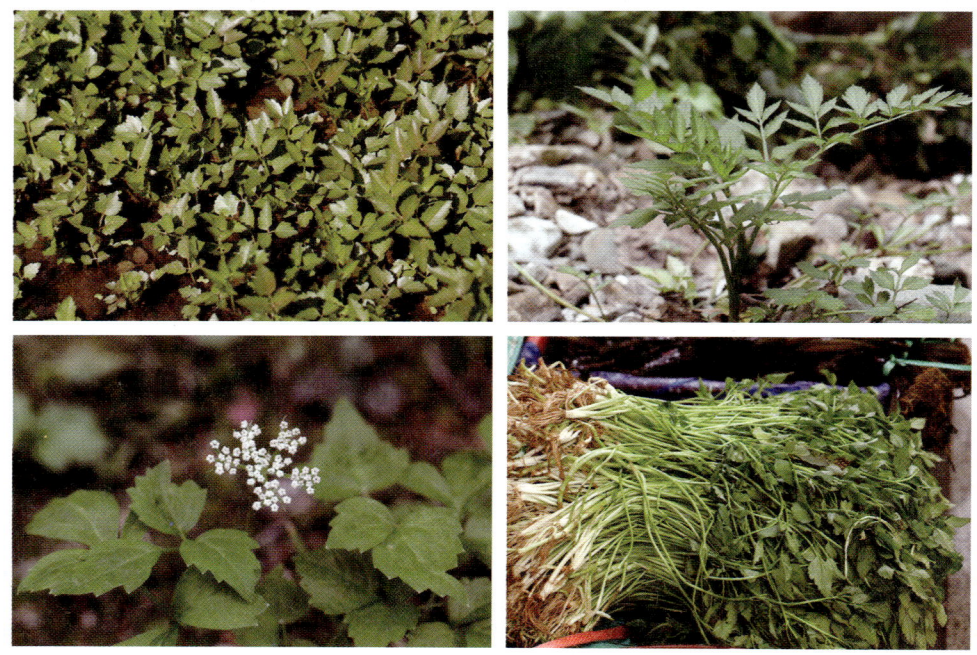

만물이 생동하는 봄, 우리 몸이 입맛을 잃고 춘곤증에 무기력해졌을 때, 미나리의 아삭한 식감과 독특한 향기가 기운을 돋워 준다. 미나리는 우리나라 사람들이 좋아하는 대표적인 향채로, 겨우내 몸에 쌓인 독소를 빼내는 음식으로 첫손에 꼽힌다. 미나리는 강회로 즐겨 먹고 김치를 담아 먹으며, 나물 무침, 겉절이, 전 등으로 다양하게 요리해 먹는다.

1728년(영조 4년) 김천택金天澤이 편찬한 가집歌集 『청구영언靑丘永言』에는 미나리를 소재로 한 시조가 있다. 이 시조를 보아도 미나리는 조상 대대로 귀하게 여겼음을 알 수 있다.

겨울날 따스한 볕을 임 계신 데 비추고자 / 봄 미나리 살진 맛을 임에게 드리고자 / 임이야 무엇이 없을까마는 내 못 잊어 하노라.

조선시대『세종실록世宗實錄』에는 제사상에 미나리김치를 두 번째로 놓아야 한다는 기록이 있고, 고려시대에는 '근저芹菹'라 하여 미나리김치를 종묘 제상에도 올렸다고 한다.

한방에서는 미나리를 '수근水芹' 또는 '수영水英'이라는 약재로 사용한다.『동의보감』에는 '미나리는 맛이 달고 매우며 성질은 차고 독이 없고, 갈증을 풀어 주고 머리를 맑게 해 주며 주독을 제거한다. 대소장大小腸을 잘 통하게 하고, 황달, 부인병, 음주 후의 두통이나 구토에 효과적이고 김치를 담아 먹거나 삶아서 혹은 날로 먹으면 좋다'라고 기록되어 있다.

미나리는 단백질, 비타민 A, 비타민 $B_1 \cdot B_2$, 비타민 C, 무기질, 섬유질이 풍부한 알칼리성 식품으로, 혈액을 정화하고 혈액의 산성화를 막아 주는 효과가 있다. 미나리의 이소-람네틴Iso-ramnetin, 페르시카린Persicarin이라는 정유는 강장強壯, 이뇨利尿, 해독解毒, 해열解熱 등의 효능이 있어서 급성간염, 간경화, 황달, 고혈압, 대하증, 급성위장병, 변비, 신장염, 방광염 등에 치료 효과가 있다.

미나리는 성질이 차서 맥이 강하고 몸에 열이 있는 사람에게 좋지만 설사를 자주 하고 몸이 찬 사람은 데쳐 먹는 것이 좋다.

미나리와 복어鰒漁는 궁합이 잘 맞아 복어매운탕을 끓일 때에는 반드시 미나리를 넣는다. 복어는 저칼로리 고단백질의 다이어트 식품으로, 숙취를 없애고 갱년기 폐경을 늦춰 주고, 노화 방지, 각종 암과 궤양 효과가 있지만 복어의 알, 내장, 피에는 테트로도톡신Tetrodotoxin이라는 맹독이 들어 있어서 매우 조심해야 한다. 복어 요리에 미나리를 넣으면 해독 및 식중독 예방 효과가 있으며, 서로의 효능이 배가 된다.

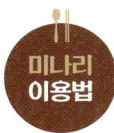
미나리 이용법

- 민간에서는 식중독 치료에 미나리를 즙을 내어 마신다. 미나리 생즙을 내어 한 번에 80~150g을 마시고, 말린 미나리는 30~60g을 물 3L에 넣어 달여 하루 세 번 복용한다.
- 미나리는 데쳐서 초장에 찍어 먹거나, 고기와 함께 쌈으로도 활용해도 좋다.

RECIPE

미나리전

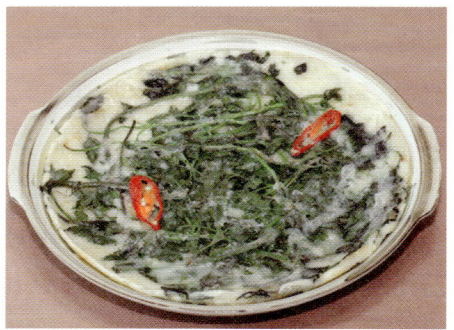

재료
미나리 200g, 홍고추 1개
전 반죽(찹쌀가루·튀김가루 ½컵씩, 물 3컵)
식용유 적당량, 초간장 적당량

조리법
1. 미나리는 씻어서 물기를 빼 놓는다.
2. 홍고추는 어슷하게 썬다.
3. 물 3컵에 찹쌀가루와 튀김가루를 섞어 반죽을 만든다.
4. 팬에 기름을 두르고 반죽을 편 다음 미나리와 홍고추를 보기 좋게 올리고 노릇노릇하게 굽는다.
5. 미나리전에 초간장을 곁들여 먹는다.

TIP 미나리 요리를 할 때 이물질이나 거머리가 염려된다면 마지막 헹굼물에 식초를 넣고 10분간 두었다가 건져서 다시 한 번만 헹구어 쓴다.

미나리 도토리전

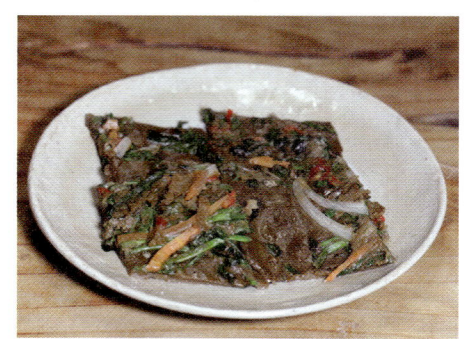

재료
미나리 200g, 쪽파 50g, 양파 30g, 당근 30g, 홍고추 1개, 청양고추 1개
전 반죽(밀가루·부침가루 ½컵씩, 도토리가루 1큰술, 물 3컵)
식용유 적당량, 초간장 적당량
초간장(양조간장 1큰술, 식초 2작은술, 고춧가루 1작은술, 다진 마늘 1작은술, 통깨 1작은술)

조리법
1. 미나리를 씻어서 물기를 털고 5cm 길이로 썰어 놓는다.
2. 쪽파는 5cm 길이로 자르고, 양파와 당근은 채 썰고, 고추는 둥글게 썬다.
3. 물 3컵에 밀가루, 부침가루, 도토리가루를 섞어 반죽을 만든다.
4. 반죽에 2채소를 모두 섞은 뒤 팬에 식용유를 두르고 노릇노릇하게 굽는다.
5. 전에 초간장을 곁들여 먹는다.

TIP 도토리가루를 넣으면 반죽이 쫄깃해지고 맛이 구수해진다.

미나리강회

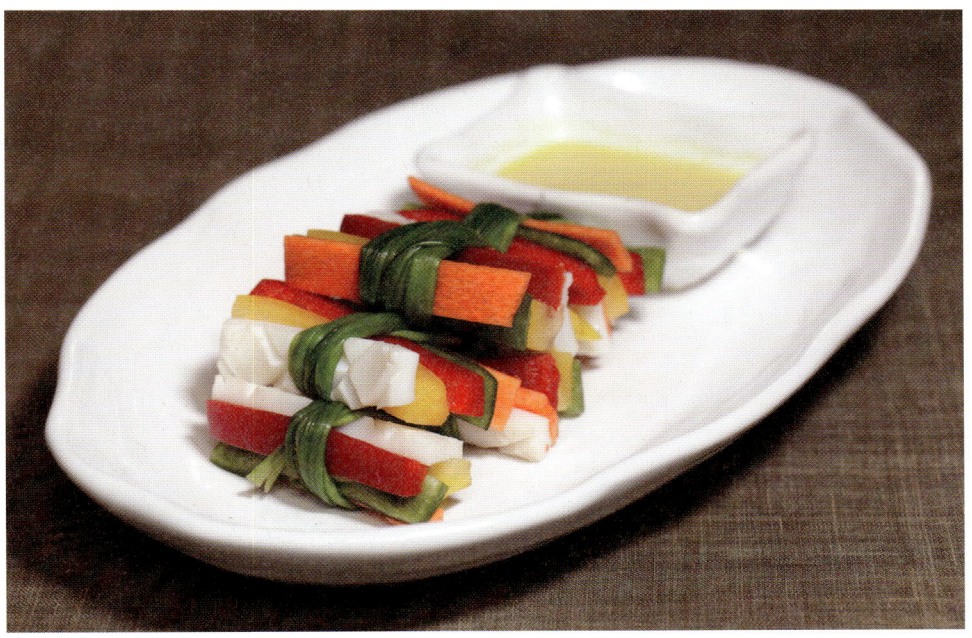

재료

미나리 200g,
물오징어 몸통 1마리분,
파프리카 녹색·빨강·노랑 50g씩,
당근 80g, 겨자 소스 적당량
겨자 소스 (연겨자 1큰술,
식초·설탕 2큰술씩,
다진 마늘 1작은술, 소금 약간)

조리법

1 손질한 미나리 줄기를 살짝 데쳐 찬물에 헹구어 물기를 뺀다.
2 오징어는 몸통만 선택하여 껍질을 벗긴 뒤 살짝 데쳐서 찬물에 헹구어 길이 5cm, 폭 1cm 크기로 썬다.
3 당근과 파프리카도 오징어와 같은 크기로 잘라 놓는다.
4 분량의 재료를 한데 섞어 연겨자 소스를 만든다.
5 오징어, 파프리카, 당근을 미나리로 돌돌 말아 풀어지지 않게 묶는다.
6 미나리강회에 연겨자 소스를 곁들여 낸다.

TIP 1 초고추장 소스도 미나리강회와 잘 어울린다.
TIP 2 미나리강회 재료들은 기호에 따라서 새우나 소고기를 넣어도 좋다.

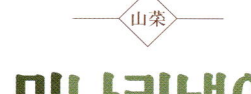

미나리냉이

높은 산에 눈이 쌓인 듯 하얗게 핀 꽃

미나리냉이는 잎이 미나리와 비슷하고 꽃은 냉이를 닮아 '미나리냉이'라는 이름이 붙었다고 한다. 삼베 짜는 삼 잎을 닮았다고 해서 '삼나물'이라고 불리기도 하며, '승마냉이', '미나리황새냉이'라고도 불린다.

미나리냉이는 우리나라 전역의 그늘진 골짜기 물기 많은 곳에서 자라는 여러해살이풀로, 땅속 뿌리줄기로도 번식하고 씨앗으로도 번식하므로 쉽게 군락을 이루는 특성이 있다. 키는 약 50~70㎝ 내외로 자라며, 식물 전체에 부드러운 털이 있고, 잎 가장자리에는 불규칙한 톱니가 있다. 다른 봄나물에 비해 빨리 자라는데, 키가 큰 편이고, 잎사귀는 단정하며, 가지를 많이 치지 않으므로 전체적으로 날렵하고 반듯해 보인다. 무리 지어 꽃이 필 때는 웬만한 원예 식물보다 아름답다. 새하얗게 핀 꽃이 마치 높은 산에 눈이 쌓인 듯한데, 일본에서는 그 모습이 곤륜산에 눈이 쌓인 것 같다 하여 '곤륜초崑崙草'라고 부른다고 한다.

미나리냉이는 어린순을 나물로 먹고, 뿌리를 약재로 이용한다. 꽃은 밀원식물로서도 가치가 있다. 미나리냉이는 비교적 일찍 싹이 트므로, 산나물이 나기 전에 몇 번 채취해 먹을 수 있으며, 꽃을 말려 차를 끓여 마시기도 한다.

한방에서 뿌리 또는 뿌리를 포함한 전초를 '채자칠菜子七'이라는 약재로 사용하는데 성질은 평平하고 맛은 맵고 달다고 한다. 주로 백일해百日咳와 겨울과 봄에 유행하는 전염병에 쓰며, 제습除濕, 건위健胃의 효능이 있어 몸 안에 습열濕熱을 없애는 데 효과적이다. 참고로, 습열이

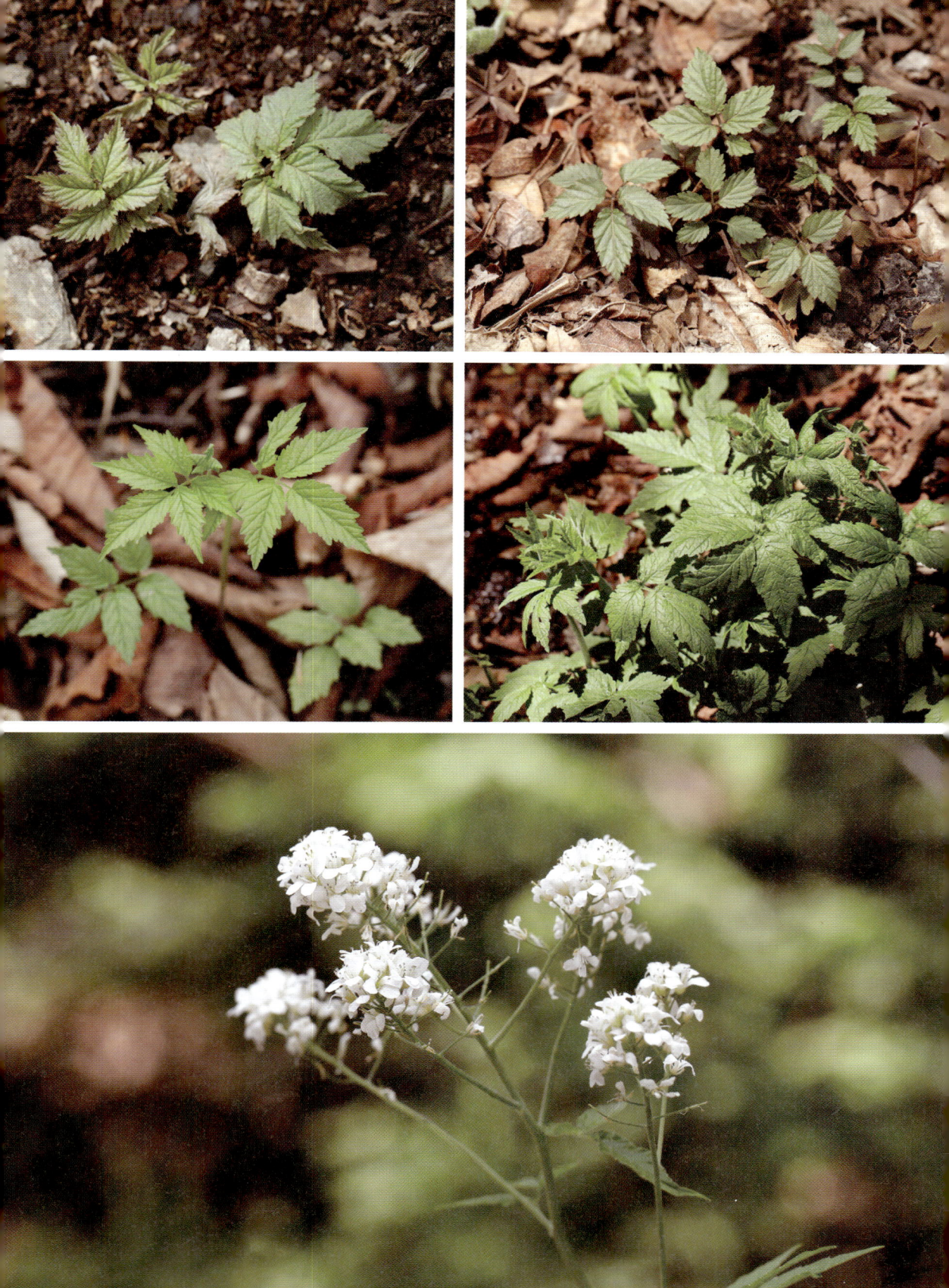

많으면 체중이 늘고, 음부나 아랫배에 염증이 생기며, 잘 곪고 허는 증상이 나타난다고 한다. 술을 자주 마시고 음식을 지나치게 많이 먹는 사람, 얼굴이 푸석푸석하고 붉은색을 띠는 사람은 습열이 많은 것으로 짐작할 수 있다.

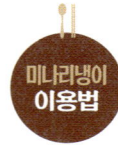
미나리냉이 이용법

- 민간에서는 타박상 치료에 미나리냉이 뿌리 말린 것 1g~20g을 물 4L에 넣어 반으로 줄 때까지 달여 복용하거나 생으로 짓찧어 환부에 붙였다.
  ※ 출혈성 질환과 어혈 성분의 약을 복용하는 사람과 치질이 있는 사람은 복용하지 않는다.
- 어린순을 쌈으로 먹고 데쳐 찬물에서 우린 뒤 무쳐 나물로 먹거나 국에 끓여 먹기도 한다.

미나리냉이 된장무침

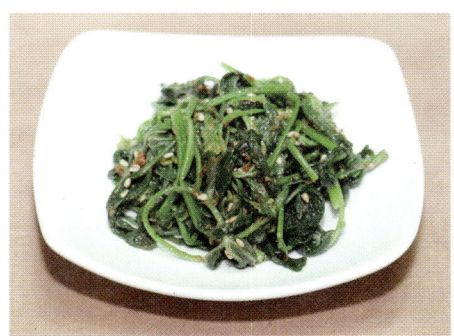

재료
미나리냉이 200g
양념장(된장 2큰술, 매실청 ½큰술,
다진 마늘 ½큰술, 다진 파 1큰술)
참기름 ½큰술, 통깨 1작은술

조리법
1 미나리냉이를 데쳐서 찬물에 담가 1~2시간 쓴맛을 우려낸 뒤 헹구어 물기를 꼭 짜 놓는다.
2 분량의 재료를 섞어 양념장을 만든다.
3 미나리냉이에 양념장을 넣어 무친 뒤 참기름과 통깨를 넣고 가볍게 섞어 완성한다.

미나리냉이 초고추장무침

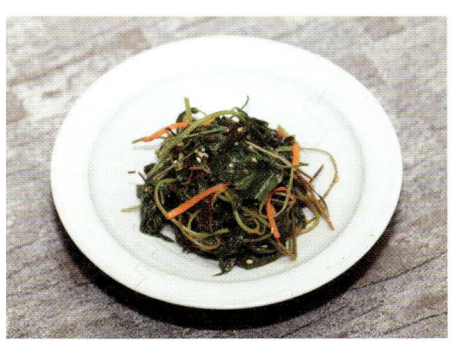

재료
미나리냉이 200g, 양파 ½개, 당근 약간
양념장(고추장·고춧가루·양조간장 1큰술씩,
식초·설탕·매실청 ½큰술씩, 다진 마늘 1작은술)
참기름 ½큰술, 통깨 1작은술, 소금 약간

조리법
1 미나리냉이를 데쳐서 찬물에 담가 쓴맛을 우려낸 뒤 물기를 짠다.
2 양파는 식감을 살리고, 매운맛을 제거하기 위해 채 썬 뒤 찬물에 한 번 헹구어 놓는다.
3 당근도 채 썰어 놓는다.
4 분량의 재료를 한데 섞어 양념장을 만들어 실온에서 10분간 숙성시킨다.
5 1의 미나리냉이에 양념장을 넣고 무친 뒤 싱거우면 소금으로 간을 맞춘다.
6 참기름과 통깨를 넣고 가볍게 섞어 마무리한다.

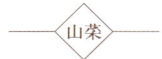

미역취

키 작은 개별꽃과 제비꽃도, 잎이 축 늘어진 미역취도 아름답게 보이는 5월

미역취는 국화과의 여러해살이풀로 우리나라 전역의 산과 들판의 햇볕이 잘 드는 풀밭이나 반그늘에서 군락을 이루어 자란다. 미역취 묵나물을 물에 불리면 미역이 불어나듯 10배 정도로 잎이 퍼지고, 헹굴 때 비벼 대면 거품이 나며, 국을 끓이면 미역 냄새가 나서 '미역취'라는 이름이 붙었다고 한다. '돼지나물'이라고 부르는 곳도 있다.

우리나라에는 60여 종이 자생하며, 그중 먹을 수 있는 것은 25여 종으로 알려져 있다. 어린순을 데쳐서 나물로 먹고 쌈으로도 이용하며, 말려서 묵나물을 만들기도 하는데, 쓴맛과 아린 맛이 있으므로 주로 데쳐서 물에 우려내어 묵나물로 이용한다. 가지를 거의 치지 않고 키 큰 꽃대에 피어나는 노란 꽃이 아름다워 관상용으로 심어 가꾸기도 한다. 미역취 중에서는 잎이 넓어 '큰미역취'로 불리며 섬에서 자라 '섬미역취'라고도 하는 '울릉미역취'가 유명하다. 중남부 지방의 도시 근교에서 흔히 볼 수 있는 '미국미역취'는 북아메리카 원산의 귀화식물이다.

미역취는 옛날 춘궁기에 구황식물로 요긴하게 쓰였으며, 재배 채소가 많지 않았던 시절에 채소로서의 역할도 충분히 했을 만큼 영양가가 많다. 미역취 전초에는 나이아신Niacin, 단백질아미노산, 탄수화물, 무기질, 비타민 B_1·B_2, 사포닌, 식이섬유 등이 들어 있다. 또 베타카로틴, 카페인산Caffeic acid, 루틴 등의 폴리페놀Polyphenol 성분이 풍부하여 우리 몸에 있는 유해 산소활성산소를 막아 주는 항산화 기능을 한다. 미역취에 들어 있는 이러한 성분들은 지방을

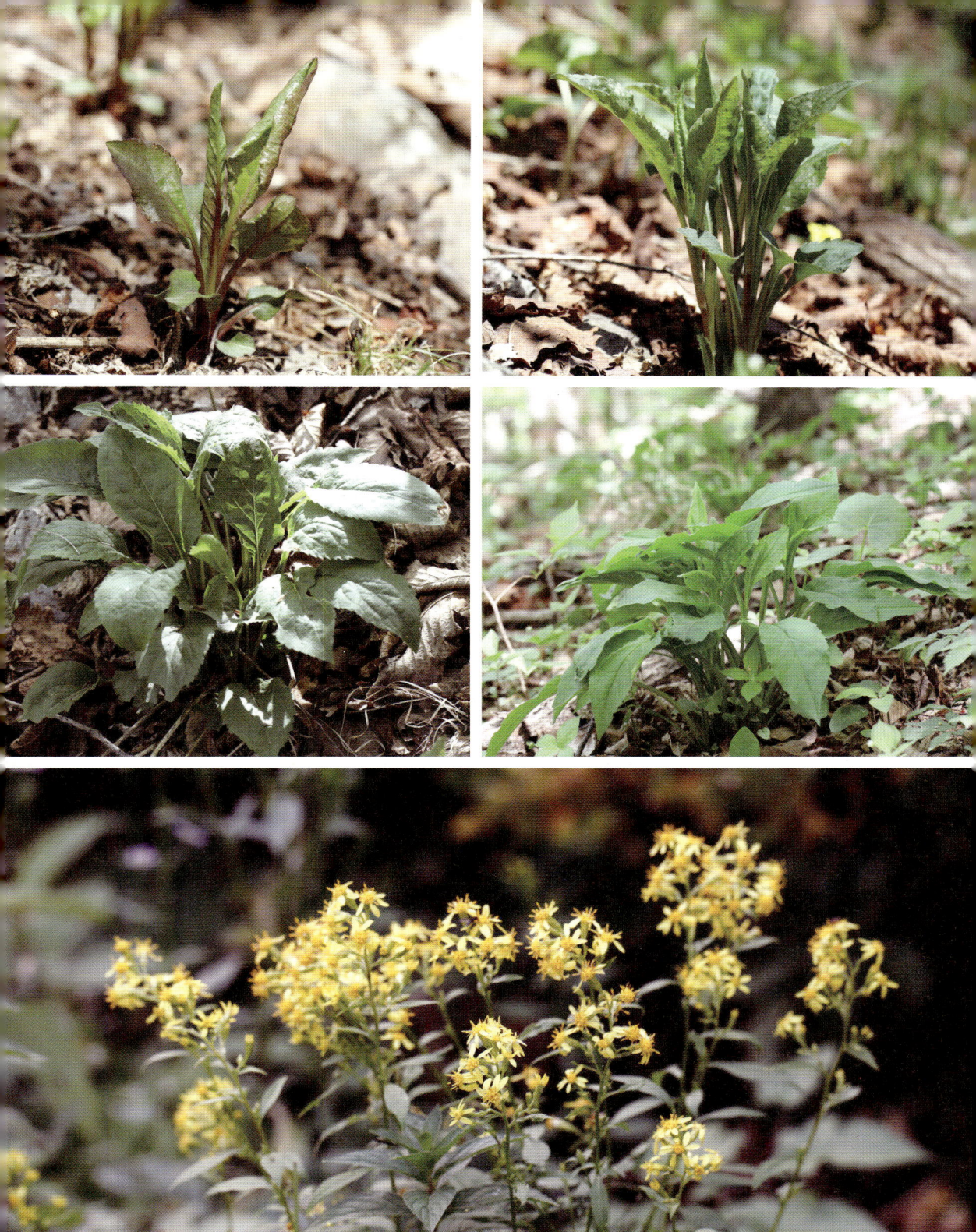

분해하고 피를 맑게 해 주어 다이어트 식품으로 좋으며, 혈전증 예방 효과가 있고, 눈 건강에도 효과가 있다.

한방에서는 꽃을 포함한 전초를 '일지황화—枝黃花'라고 부르며, 말려서 약재로 쓴다. 강장強壯, 건위健胃, 소종消腫, 이뇨利尿, 진통鎭痛, 진해鎭咳, 청열淸熱, 항균抗菌, 항암抗癌, 해독解毒 등의 효능이 있어 감기, 두통, 백일해, 인후염, 편도선염, 유선염, 장염, 신장염, 방광염, 피부염, 폐렴, 황달, 타박상 등을 치료하는 데 좋다.

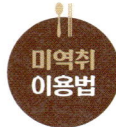
미역취 이용법

- 미역취는 예로부터 민간에서도 피부염이나 타박상, 골절 치료에 많이 쓰였다.
- 피부염과 타박상에는 잎과 줄기를 생으로 짓찧어 환부에 붙였고 골절에는 전초를 달여 마셨다고 한다. 꽃이 피었을 때 전초를 채취하여 잘게 잘라 말린 뒤 15g~30g을 물 4L에 넣어 반으로 줄 때까지 달여 하루 세 번 복용한다.

※ 미역취를 생으로 먹으면 수산이 많아 칼슘과 결합해서 결석이 생길 수 있으므로 과식하지 말고, 데쳐서 먹는 것이 좋다.

미역취 묵나물 볶음

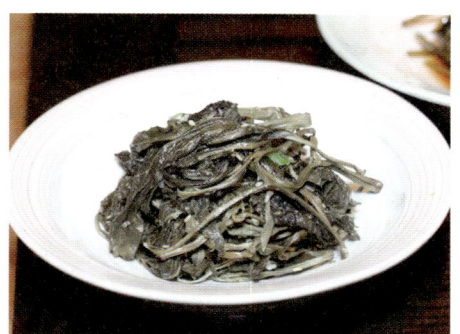

🍲 재료
미역취 묵나물(말린 것) 50g
양념(국간장 1큰술, 다진 마늘·다진 파 ½큰술씩)
멸치 국물 1컵, 들기름 1큰술, 통깨 1작은술, 소금 약간
멸치 국물(물 2컵, 국물 멸치 20g, 다시마 10cm,
건표고 2개)

🧤 조리법
1 미역취 묵나물을 찬물에 하루 정도 담가 불린 뒤 삶아 놓는다.
2 물이 식으면 건져서 헹구어 물기를 짜고 국간장과 다진 마늘, 다진 파를 넣고 무친다.
3 멸치 국물을 만든다.
4 팬에 식용유를 약간 두르고 묵나물을 넣고 볶다가 멸치 국물을 넣고 한번 더 볶는다.
5 간은 소금으로 맞추고 들기름과 통깨를 섞어서 마무리한다.

미역취 간장 장아찌

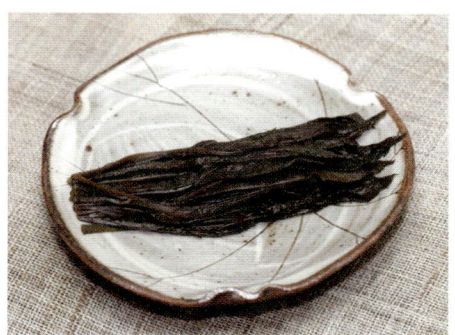

🍲 재료
미역취 500g
간장 달임장(채소 국물 2컵, 양조간장 1컵,
식초·설탕·매실청주 ½컵
채소 국물(물 4컵, 대파 뿌리, 다시마 10cm, 당근 약간,
양파 ½개, 청양고추 2개, 건표고 2개)

🧤 조리법
1 미역취는 깨끗이 씻어서 물기를 빼 놓는다.
2 준비한 채소 국물 재료를 냄비에 넣고 반으로 줄 때까지 은근히 끓여 걸러 놓는다.
3 채소 국물 2컵에 간장 달임장을 분량대로 넣고 끓인다.
4 용기에 미역취를 담고, 달임장이 뜨거울 때 부어준다.
5 재료가 뜨지 않도록 돌로 눌러 시원한 곳에 보관한다.
6 3~4일, 1주일, 10일 간격으로 간장물만 따라 내어 끓여서 식혀 다시 부어 준다.
7 위와 같이 3회 정도 끓여서 식혀 부어 주면 변질될 위험성이 적고, 오래 두고 먹을 수 있다.

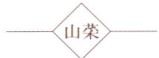

민들레

민들레를 먹는다는 것은 최고의 명약을 먹는 것

25년 전 깊고 높은 산 외떨어진 암자에서 30년이 넘도록 수도하시던 스님과 인연이 닿으면서 시간이 날 때마다 찾아뵙곤 했다. 늘 처소를 정갈히 하시는 분이었는데 어느 해 봄날부터 마당의 풀을 매지 않으셨다.

"스님 마당의 풀을 매야 되지 않을까요?"

내가 풀을 뽑자 스님은 손사래를 치며 말리셨다. 마당에 몇 안 되는 민들레꽃이 함께 뽑힐 수 있다는 것이었다. 흔하디 흔한 민들레인데 왜 그러시나 했더니 30년 세월 동안 산에서만 사느라 민들레꽃을 보지 못했는데 언제부턴가 싹을 틔우고 꽃을 피우기 시작했다는 것이다.

"민들레란 녀석 참 신기하기도 하지. 내가 모르고 밟아도 싫은 내색 않고, 뒤돌아보면 아무 일도 없었다는 방긋 웃어 주잖아. 형설이 처사, 우리네 인생도 민들레 같아야 해. 누가 나를 때리면 그를 원망 말고 때린 손은 아프지 않느냐고 도리어 위할 줄 아는 마음을 가져야 해. 그런 마음을 갖고 살아가기가 쉽지는 않겠지만 이기는 것보다는 지는 것이 훨씬 지혜로운 것이야. 이기고 나면 그 지위를 지키기 위해 마음이 피폐해지고 주변에 사람이 없어지지. 반면에 진다는 것은 손해를 보는 것인데, 손해 보는 사람은 누구도 싫어하지 않을 뿐더러 오히려 주변에 사람들이 많아지지. 훗날 인생을 잘 살았다고 할 수 있을 것이야."

그 깊은 산 암자 마당의 민들레꽃은 어떻게 피었을까?

민들레 홀씨는 바람을 잘 만나면 200km까지 날아간다고 한다. 서울에서 대전 거리가

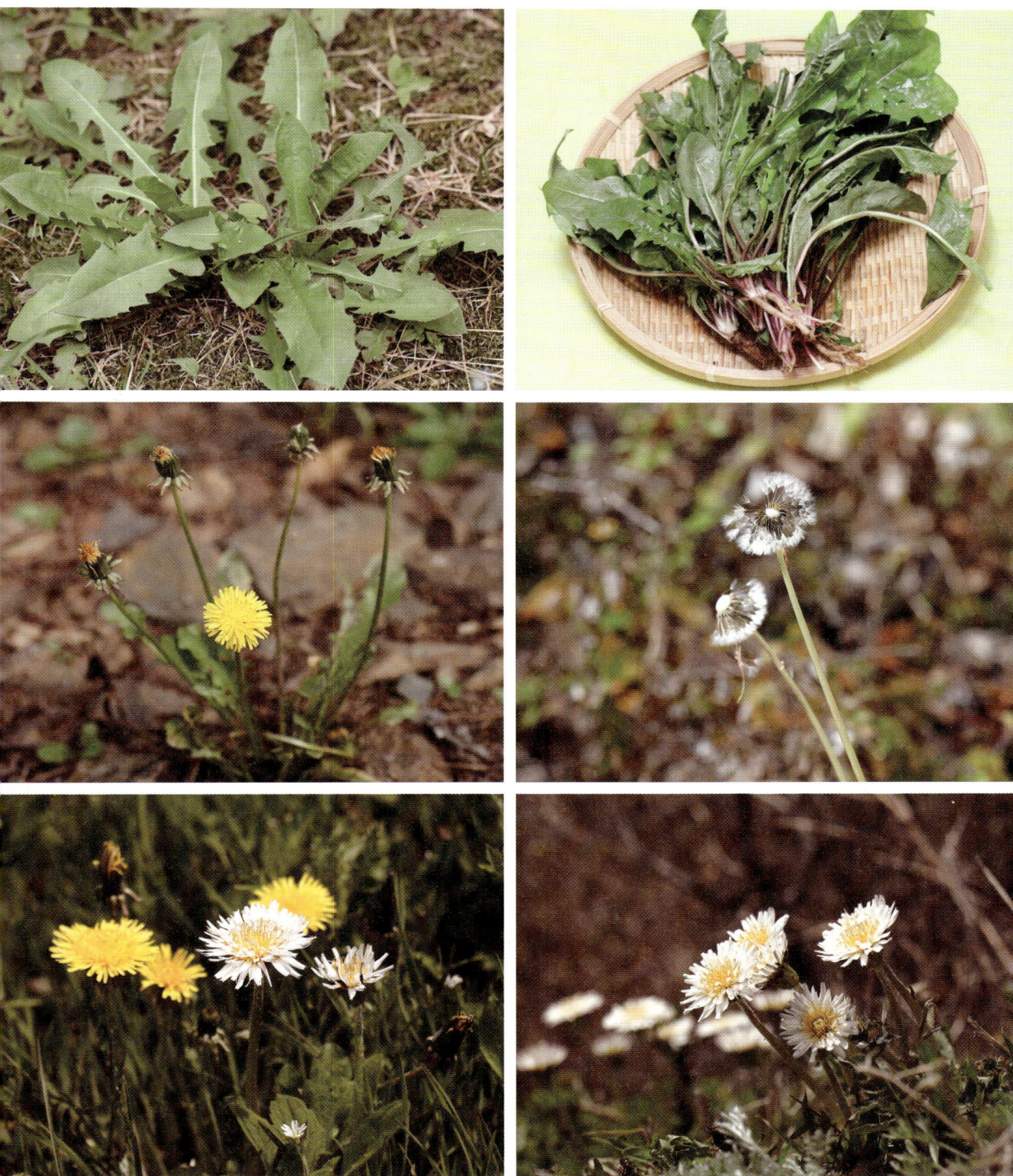

200km이다. 그 민들레 홀씨는 높은 산봉우리를 몇 개 넘어 그 작은 암자 마당에 내려앉았으리라. 척박한 땅에서도 꽃을 피우는 민들레는 그 어느 식물보다 강인한 생명력을 지닌 식물로, 아홉 가지 인생덕목人生德目을 갖춘 풀로 알려져 있다. 아홉 가지 인생덕목은 인忍, 강剛, 예禮, 용用, 정情, 애愛, 효孝, 인仁, 자自로, 강함과 부드러움의 조화라는 공통점을 가지고 있다.

민들레는 우리나라 각지 어디에서나 쉽게 볼 수 있어 잡초 취급을 받지만 미국의 영양학자 로이 바타베디안이 3천 종류의 식물 중에서 가장 우수한 5가지 식물 중 하나로 선정할 정도로 유익한 식물이다. 따라서 민들레를 먹는다는 것은 최고의 명약을 먹는 것과도 같다고 주장할 수 있다.

미국 콜로라도대학교 연구팀의 연구 결과에 따르면, 민들레에 풍부한 실리마린Silymarin 성분이 간암세포의 성장을 억제하고 이미 생성된 암세포들을 제거하는 것으로 나타났다. 민들레 뿌리에는 콜린 성분이 있는데 간 기능 개선 효과가 뛰어나고 위장 질환 회복을 도우며, 몸의 열을 내리는 데 효과가 있는 것으로 알려졌다.

한방에서는 '포공영布公令'이라는 약재로 쓰는데, 『동의보감』에는 '민들레의 성질은 차고 맛은 조금 쓰고 독이 없으며 열독을 풀어 주고 악창惡瘡을 삭이며 멍울을 헤치고 식독食毒을 풀며 체기를 내리고 여성의 유방 질환에 뛰어난 효능이 있다'고 기록되어 있다. 해열解熱, 강장强壯, 정혈精血, 건위健胃, 발한發汗, 이뇨利尿, 소염消炎, 해독解毒 등의 효능이 있어 감기로 인한 열, 기관지염, 늑막염, 간염, 담낭염, 소화불량, 변비, 유방염, 유선염, 악창, 야맹증 등을 치료한다. 하지만 손발이 차고 설사를 자주하는 사람이 오히려 몸을 더 차게 만들 수 있기 때문에 오랫동안 먹는 것은 피해야 한다. 민들레 전초에는 각종 아미노산과 지방산 등의 이로운 성분이 다량 들어 있다. 특히 잎에는 수분, 단백질, 지질, 당질, 식이섬유를 비롯하여 칼슘, 인 등의 미네랄과 비타민 B_1·C가 많다.

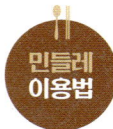
민들레 이용법

- 민들레 전초를 캐서 술을 담거나, 다른 채소와 섞어 즙을 내어 마시거나, 잘 말려서 차를 끓여 마시거나 환을 지어 먹는다.
  ※ 꽃이 피었을 때 뿌리째 채취하여 햇볕에 말려 15~20g을 물 2L에 넣어 달여 하루 세 번 마신다.
- 민간에서는 유방염 치료에 생잎을 짓찧어 환부에 붙였다.
- 민들레 잎은 쌈으로 먹고, 이른 봄에 어린 것을 뿌리째 캐서 생으로 겉절이를 해 먹거나 장아찌를 만들고, 데쳐서 나물 요리나 국거리로 쓴다.
- 민들레꽃을 생으로 튀겨 먹으며, 말려서 꽃차를 우려낸다.

민들레 김치

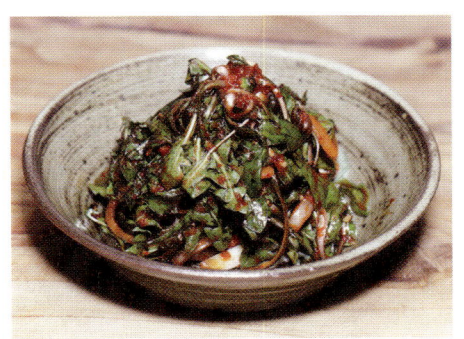

재료
민들레 500g, 부추 50g, 양파 ½개, 당근 약간
민들레 절임(물 3컵, 소금 4큰술)
김치 양념(고춧가루 2컵, 채소 국물 1컵, 멸치액젓 ½컵, 다진 새우젓 1.5큰술, 설탕 1큰술, 매실청 ½컵, 다진 마늘 2큰술, 생강 1작은술, 찹쌀풀 5큰술)

조리법
1 손질한 민들레를 절임물에 20분간 담갔다가 흐르는 물에 씻어 건진다.
2 부추는 4cm 길이로 썰고, 양파와 당근은 채 썬다.
3 찹쌀풀을 쑤어 식혀 두고, 다시마나 자투리 채소로 국물을 내어 둔다. 김치를 오래 두고 먹을 경우엔 찹쌀풀을 넣지 않는다.
4 고춧가루에 채소 국물과 멸치액젓을 부어 10분간 두어 불린 뒤 나머지 재료를 한데 섞는다.
5 민들레와 부추에 양념장을 넣어 무친다.

민들레 된장 무침

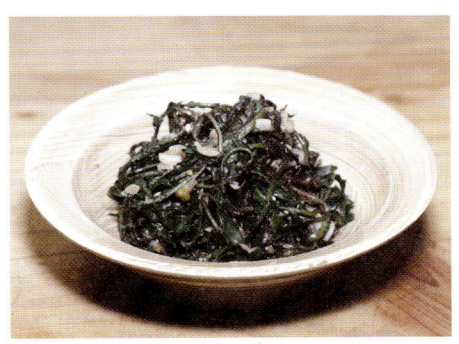

재료
민들레 200g
양념장(된장 1큰술, 다진 마늘 ½큰술, 다진 파 1큰술, 매실청 1큰술)
국간장 약간, 들기름 1큰술, 통깨 1작은술

조리법
1 민들레는 잘 다듬은 뒤 깨끗이 씻어 끓는 물에 굵은 소금을 넣고 살짝 데쳐 찬물에 헹구어서 물기를 짜 놓는다. 이때 쓴맛이 싫다면 물에 20~30분 담갔다가 쓴다.
2 분량의 재료를 잘 섞어서 양념장을 만든다.
3 1의 민들레에 양념장을 넣어 무친다.
4 간이 싱거우면 국간장으로 간을 맞추고, 들기름과 통깨를 넣어 가볍게 무친다.

TIP 초고추장으로 새콤달콤하게 무쳐도 맛있다.

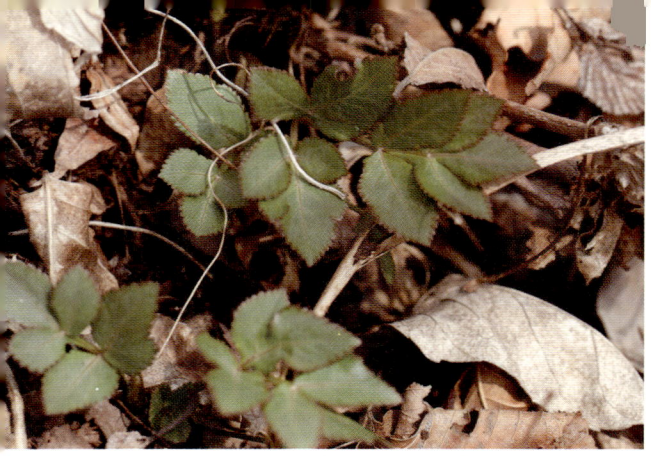
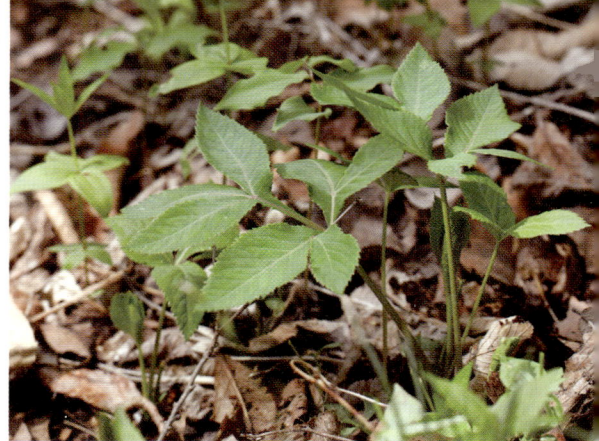

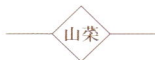

바디나물

산과 들의 습지에서 볼 수 있는 나물이자 약초

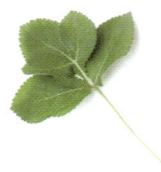

　바디나물은 우리나라 전역의 산과 들판 습기 있는 곳에서 자라는 여러해살이풀이다. 키는 80~150㎝ 정도로 자라며 8~9월에 자주색 꽃이 핀다. '바디나물'이라는 이름이 붙었지만 주로 약재로 사용되며, 어린순과 부드러운 잎은 쌈, 겉절이, 김치, 나물로 먹는다.
　바디나물과 비슷한 식물로 '참당귀'와 '지리강활'이 있다. 예전에 함께 산행하던 친구가 어눌한 목소리로 급하게 부르기에 달려갔더니 혀끝이 입 속으로 말려 들어가면서 말을 제대로 하지 못했다. 물로 입 안을 여러 번 헹구고 시간이 조금 지나자 상태가 좋아졌다. 바디나물 잎을 뜯어 먹었다며 손가락으로 가리키는 곳을 보니 바디나물이 아니라 지리강활이었다. 그 뒤로 그 친구는 바디나물과 비슷한 식물은 아예 거들떠보지도 않는다.
　한방에서는 바디나물의 말린 뿌리를 '전호前胡' 또는 '일전호日前胡'라는 약재로 사용한다.

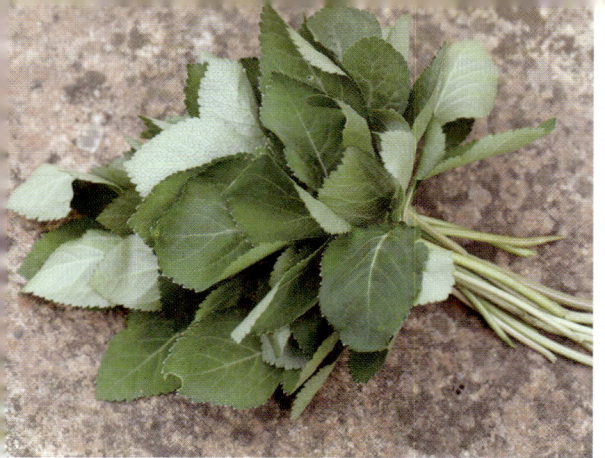
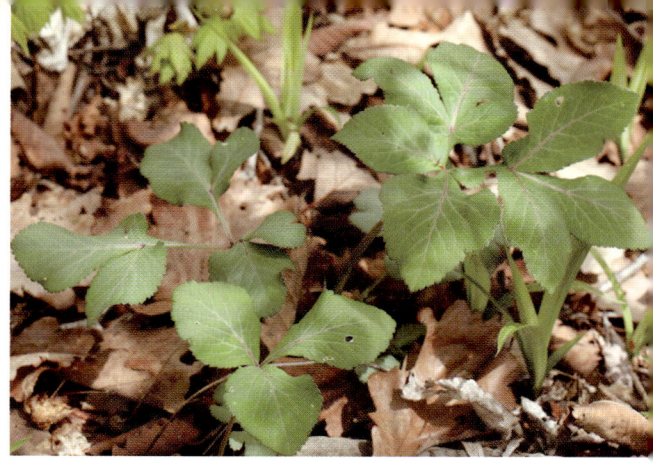

『동의보감』에서는 전호에 대해 '성질은 약간 차고 맛은 달고 매우며 독이 없다고 기록되어 있다. 여러 가지 허로虛勞로 오는 설사를 멎게 하며 모든 기병氣病을 치료하고, 가슴과 옆구리에 담이 있어 그득한 것과 속이 트직한 것과 명치 밑에 기가 몰린 것을 낫게 한다. 또한 담이 실한 것을 없애고 기를 내리며 기침을 멈추고 음식 맛을 나게 하며 소화를 잘 시킨다'라고 기록하고 있다.

전호에는 스테린Sterin, 탄닌, 사포닌, 플라보노이드와 정유 노다케닌Nodakenin이 들어 있는데, 바로 이 성분들이 해열解熱, 진해鎭咳, 거담祛痰, 진통鎭痛 등의 효능을 발휘하여, 몸속의 열을 흩어 주고 기운을 내려 가래를 제거하며 감기로 인한 두통과 기침을 멎게 한다. 또한 각종 기관지염, 관절염, 빈혈, 당뇨병, 치통, 생리불순, 각종 부인병, 신경쇠약 등을 치료한다.

민간에서는 감기, 소화불량, 구안와사, 빈혈, 폐렴, 부인병 치료에 쓰였는데 말린 전호 6~10g을 물 2L에 넣어 반으로 줄 때까지 달여 하루 3회 복용한다. 다만 기가 허하거나 음기가 약하여 생긴 가래가 많은 기침이나 천식, 진기가 약하여 가슴과 옆구리가 답답한 사람과 음기가 부족하여 생긴 두통 증상이 있는 사람은 복용하지 않아야 한다.

전호에 대한 그간의 연구 정보를 보면, 골육종骨肉腫에 뛰어난 항암 효과가 있다고 한다. 골육종은 뼈에 발생하는 원발성 악성종양으로, 팔, 다리, 골반 등 인체 뼈의 어느 곳에서나 발생할 수 있으며, 흔히 발생하는 부위는 무릎 주변의 뼈이다. 암이 있는 부위에 통증이 있거나 붓는 것이 흔한 증상이다. 또한 백혈병, 구강암, 대장암, 위암, 간암에도 그 효과가 있음을 확인하였고 정상세포에는 거의 영향을 주지 않는 것으로 판명되었다.

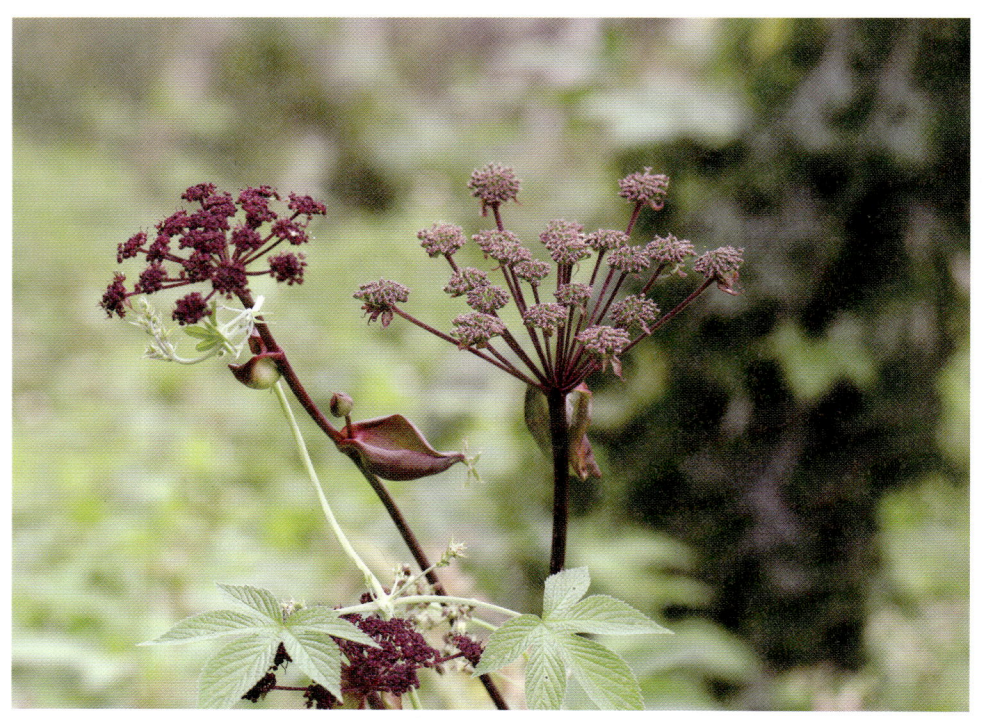

약리 작용으로는 기관지 점액 분비 촉진, 관상 동맥 혈류량 증가, 항궤양, 항경련, 항알레르기, 항암, 항균, 항유행성감기 바이러스 작용이 보고되었다고 한다.

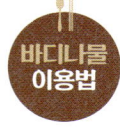

- 바디나물의 어린잎과 순을 쌈으로 먹고, 끓는 물에 데쳐서 나물로 먹는다.
- 간장, 식초, 물, 청주를 동량의 비율로 함께 끓여 식힌 뒤 장아찌를 담는다.
- 가을에서 이듬 해 봄에 캔 뿌리를 잘게 썰어 말려 끓여 차로도 활용한다.

바디나물 무침

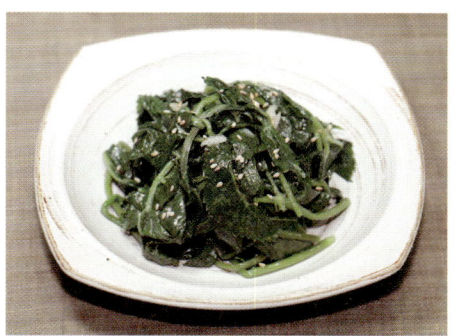

재료
바디나물 200g
양념장(국간장 1큰술, 다진 마늘 ½큰술, 다진 파 1큰술)
들기름 1큰술, 통깨 1작은술, 소금 약간

조리법
1 바디나물을 손질하여 끓는 물에 소금을 넣고 데쳐 찬물에 헹구어 물기를 짜 놓는다.
2 분량의 재료를 한데 섞어 양념장을 만든다.
3 1의 바디나물에 양념장을 넣고 무친 뒤 싱거우면 소금으로 간을 맞춘다.
4 들기름과 통깨를 넣고 가볍게 버무려 마무리한다.

바디나물 물김치

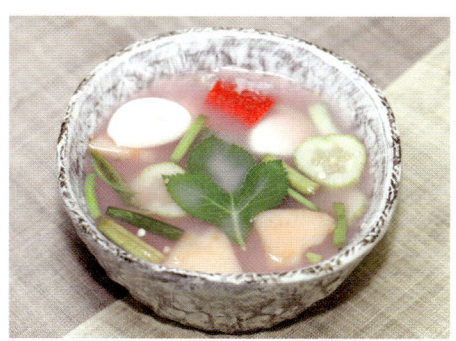

재료
바디나물 100g
밀가루풀(생수 5컵, 밀가루 2큰술)
양파·오이 30g씩, 미나리·비트·실파 각 20g,
홍고추 1개, 통마늘 3쪽, 생강 5g,
소금·액젓 각 1큰술, 뉴슈가 약간

조리법
1 바디나물은 깨끗이 씻어서 3cm 길이로 썰어 놓는다.
2 생수 1L에 밀가루 2큰술을 섞어서 밀가루풀을 쑤어 식혀 둔다.
3 양파, 오이, 미나리, 비트, 실파, 홍고추는 깨끗이 씻어서 먹기 좋은 크기로 썬다. 이때 비트는 얇게 썰어 물김치의 색을 내는 데 쓴다.
4 마늘과 생강은 편으로 얇게 썬다.
5 2의 밀가루풀에 3의 채소를 넣고 뉴슈가로 단맛을 낸 뒤 소금과 액젓으로 간한다.
6 김치통에 담아 실온에서 하루를 보관한 뒤 냉장 보관해 두고 먹는다.

RECIPE

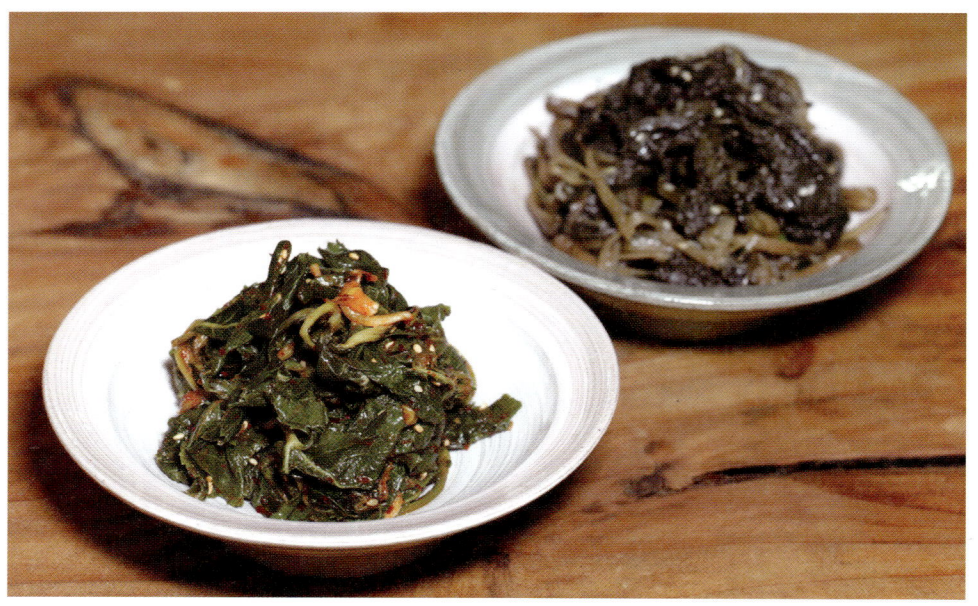

바디나물 고추장 무침

재료
바디나물 어린순 200g
양념장(고추장 2큰술, 고춧가루 2큰술,
간장 1큰술, 설탕 1작은술)
참기름 ½큰술, 통깨 1작은술, 소금 약간

조리법
1 바디나물 어린순을 데쳐서 찬물에 헹구어 물기를 짠다.
2 분량의 재료를 한데 섞어 양념장을 만든다.
3 바디나물에 양념장을 넣고 무친 뒤 참기름과 통깨를 넣고 가볍게 섞어 마무리한다.

TIP 바디나물 고유의 맛을 느끼기 위해서는 실파나 마늘은 넣지 않는 것이 좋다.

바디나물 묵나물 볶음

재료
바디나물 묵나물 말린 것 30g
양념(국간장 1큰술, 다진 마늘 1큰술, 다진 파 1큰술)
식용유 적당량, 들기름 1큰술, 통깨 1작은술, 소금 약간

조리법
1 바디나물 묵나물을 찬물에 하루 정도 담가 불려서 삶아 식을 때까지 그대로 둔다.
2 삶은 물이 식으면 나물을 여러 번 헹구어 물기를 적당하게 짜고 양념한다.
3 팬을 달구어 식용유를 약간 두르고 **2**의 나물을 어느 정도 볶다가 들기름을 넣고 한 번 더 볶는다.
4 싱거우면 소금으로 간을 맞추고 통깨를 뿌려 마무리한다.

바디나물 꽁치 조림

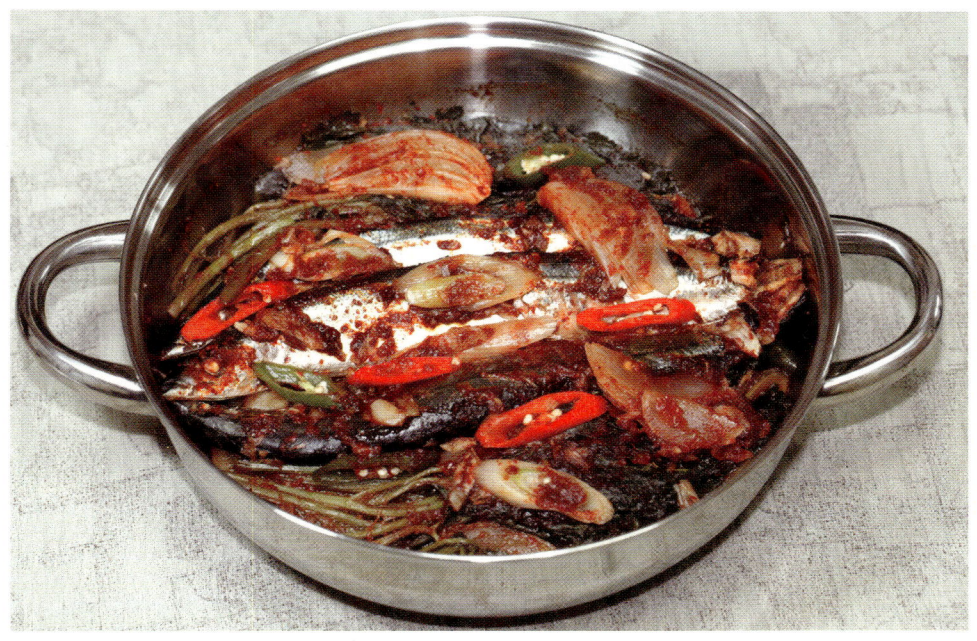

재료

꽁치 3마리, 쌀뜨물 적당량,
바디나물 150g, 양파 30g,
대파 30g, 청양고추 2개,
홍고추 2개
양념장(고춧가루 4큰술,
고추장 1큰술, 된장 ½큰술,
양조간장 2큰술, 다진 마늘 2큰술,
다진 생강 1작은술,
후추·소금 약간, 물 3컵)

조리법

1 꽁치는 잡내 제거를 위해 쌀뜨물에 10분 정도 담가 두었다가 씻어서 채반에 밭쳐 둔다.
2 바디나물은 씻어 물기를 빼 놓는다.
3 양파, 대파, 청양고추, 홍고추는 어슷하게 썬다.
4 분량의 재료를 한데 섞어 양념장을 만든다.
5 바디나물을 냄비 바닥에 깔고 꽁치를 담고 3의 채소를 얹은 뒤 양념장을 끼얹는다.
6 센 불에서 끓이다가 불을 줄여서 서서히 조린다.

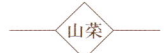

배암차즈기 (곰보배추)

겨울 밭에 파란 풀이 온전히 남아 있구나

배암차즈기는 잎사귀가 전체적으로 배춧잎과 비슷한데 표면이 올록볼록한 것이 마치 '천연두天然痘'를 앓고 난 뒤 후유증으로 생긴 마마 자국과 같다고 해서 '곰보배추'·'마마초麻麻草'·'문둥이배추', 울퉁불퉁한 모양이 두꺼비를 닮아서 '두꺼비풀', 겨우내 내리는 눈을 보면서 자란다 해서 '설견초雪見草'라고도 부른다. '배암차즈기'라는 이름은 꽃 모양이 입을 벌린 뱀처럼 보여서 붙인 이름으로, '뱀배추'라고 부르기도 한다. 일본에서는 '도랑溝 주변에서 자라는, 향유香薷만큼 향기가 강한 풀'이라는 뜻의 '미조고우쥬溝香薷, 구향유'라고 부른다고 한다.

배암차즈기는 습기가 있는 도랑 근처 양지바른 곳에서 잘 자라고 맛은 약간 맵고 특유의 향이 나며 성질은 서늘하다.

한방에서는 '여지초荔枝草'라 하여 기침, 가래, 천식, 이뇨, 기관지 계통의 질병에 약으로 쓴다. 『동의보감』에는 '맛은 맵고 쓰며 성질은 서늘하며 독이 없다'라고 기록하고 있다. 예부터 민간에서는 코와 목의 비염이나 알레르기 천식 등에 널리 약으로 쓰여 왔다.

경북 예천에 권씨 성을 가진 할아버지가 계셨는데 약초를 써서 각가지 질병을 치료하였다고 한다. 할아버지는 어렵고 복잡한 처방보다는 단방한 가지 약초을 쓰셨는데 모든 병이 물에 씻은 듯 뚝 떨어지게 한다고 입소문이 퍼져 많은 사람들이 찾았다고 한다. 겨울에도 파랗게 살아 있는 풀로 1만 가지의 병을 고쳤다고 해서 '만병초萬病草'라 불렀는데 이 풀이 바로 배암

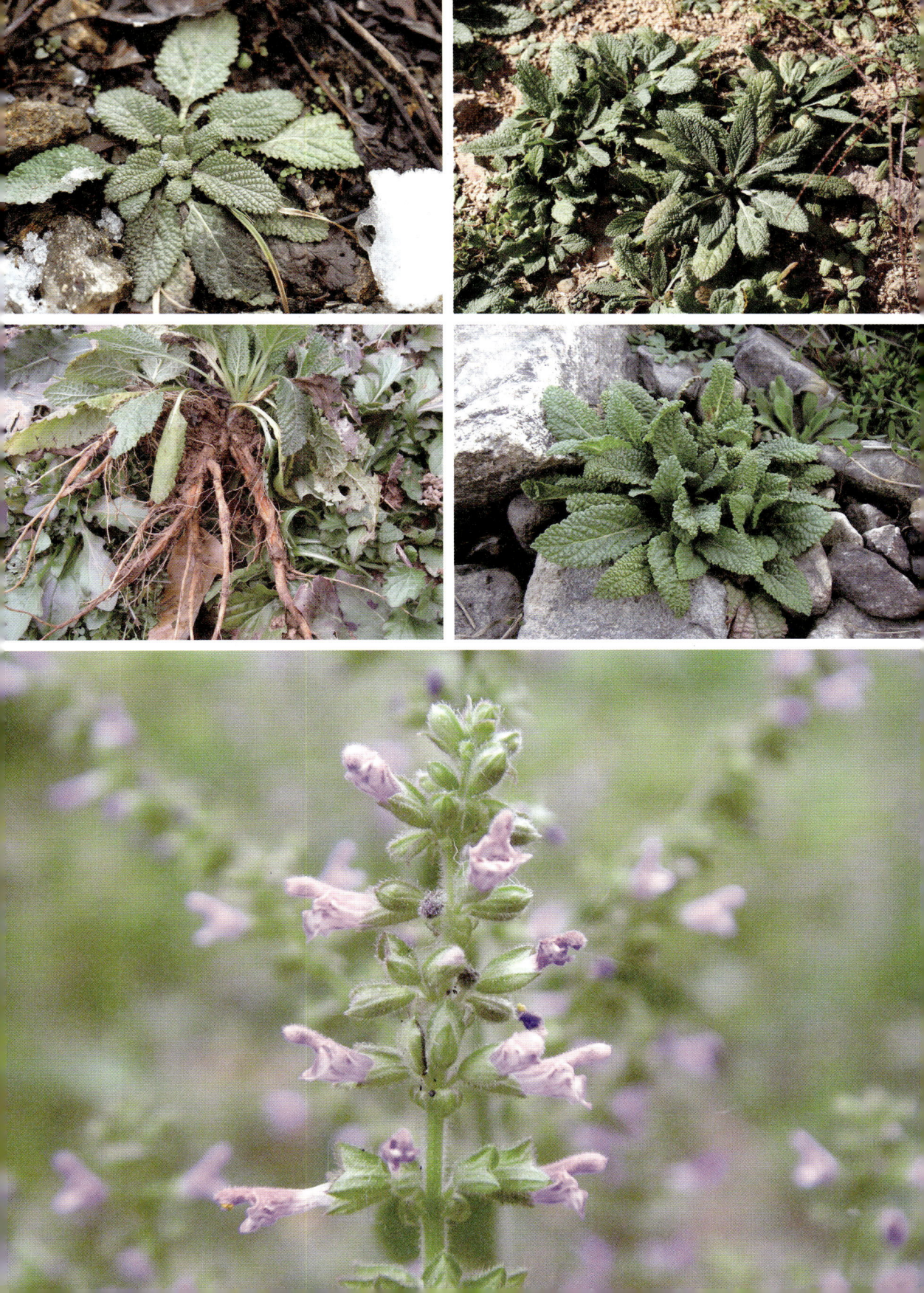

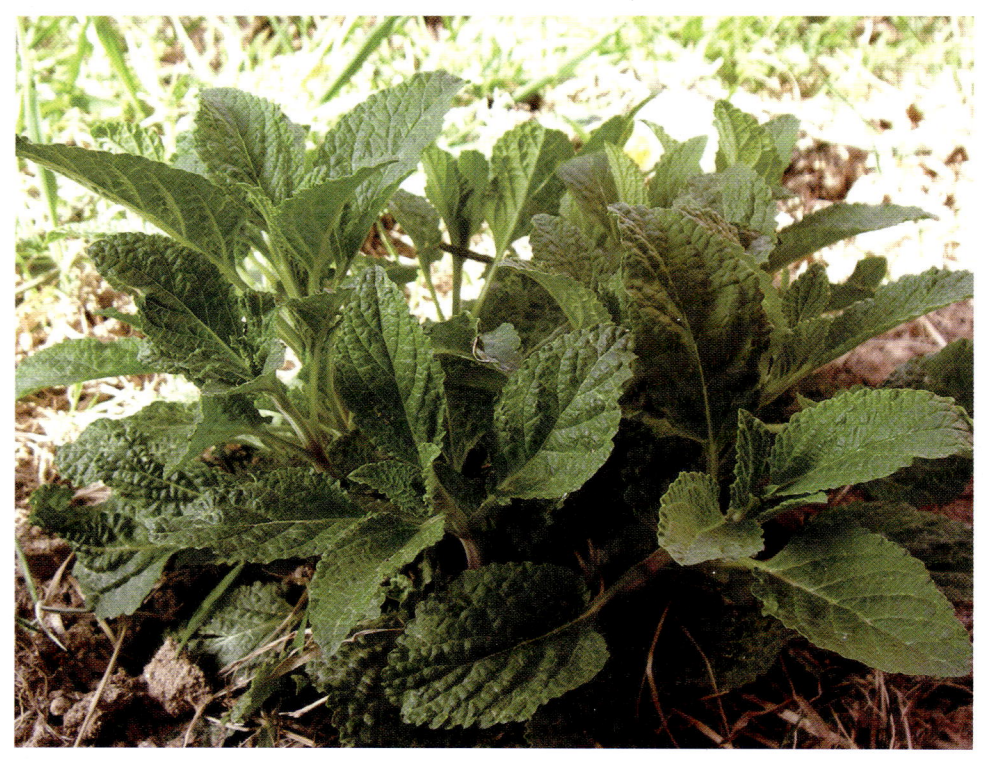

차즈기였다고 한다. 지방에 따라 진하게 달인 물로 식혜나 막걸리를 만들어 마시는 곳도 있다.

배암차즈기에 들어 있는 플라보노이드 성분은 항산화 물질로, 소염消炎·항균抗菌 작용이 매우 탁월하여 비강鼻腔, 코의 등 쪽에 있는 코 안이 빈 곳이나 기관지에 생긴 염증을 없애는 작용이 뛰어나 만성비염 증상 완화에 효과적이다. 또한 사포닌 성분은 기침, 가래, 염증을 삭혀 주는 효능이 있어 기관지를 보호하고, 전반적인 호흡기 질환 및 면역력 증진에 효과적으로 작용을 하여 심혈관 질환에도 좋은 약초이다.

배암차즈기의 쓴맛과 찬 성질은 심장의 열을 내려 주며 과도한 열을 내려 주는 작용이 있어 심장의 과부하를 완화해 주어 심장병 치료에 도움이 된다. 또한 십자화가 채소에 들어 있는 시니그린 성분은 우리 몸에 있는 발암물질을 없애는 데 좋은 효능을 가지고 있어 대장의 염증을 완화시킨다는 연구 결과도 있다. 그리고 강심배당체, 불포화지방산 등이 들어 있어 각종 독소를 제거하고 피를 맑게 하며 살균殺菌 및 지혈止血 작용을 한다.

민간에서는 피부 질환과 인후 질환, 치질 치료에 쓰였는데 피부 질환과 치질에는 생잎을 짓찧어 환부에 붙이고, 인후 질환에는 즙을 내어 마셨다.

배암차즈기는 성질이 서늘해서 소음인 체질을 가진 사람과 체기가 있거나 아랫배가 차가운 사람, 맥이 약한 사람은 한 번에 많이 먹지 않는다. 위장관이 좋지 않거나 냉증이 있는 사람은 위장 장애가 일어날 수 있으므로 주의한다.

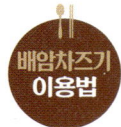
배암차즈기 이용법

- 이른 봄에 부드럽고 연한 잎을 뜯거나 뿌리째 캐어 연한 잎을 쌈으로 먹고 잎과 뿌리는 겉절이를 만들어 먹으며 생잎을 즙 내어 마신다.
- 끓는 물에 소금을 조금 넣어 데쳐서 무침을 하여도 좋다.
- 꽃이 피었을 때 전초를 채취하여 설탕과 동량으로 섞어 발효액을 만들며, 말려서 차를 우려내어 마신다.

RECIPE

배암차즈기 나물 무침

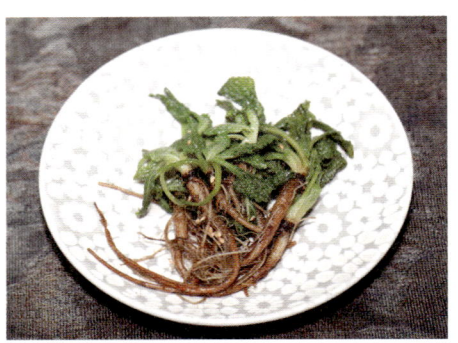

🍳 **재료**

배암차즈기 200g
양념장(국간장 ½큰술, 다진 마늘 1작은술,
다진 실파 1작은술)
들기름 1큰술, 통깨 1작은술, 소금 약간

🥄 **조리법**

1 배암차즈기를 살짝 데쳐 찬물에 헹구어 물기를 짜 놓는다.
2 분량의 재료를 한데 섞어 양념장을 만든다.
3 1의 배암차즈기에 양념장을 넣고 무친 뒤 싱거우면 소금으로 간을 맞춘다.
4 들기름과 통깨를 넣고 가볍게 버무려 마무리한다.

TIP 1 배암차즈기의 특유의 맛과 향을 싫어하면 데쳐서 물에 우려내어 냄새를 제거하고 조리한다.
TIP 2 몸이 차거나 체기가 있을 때는 나물을 먹지 않는다.

배암차즈기 김치

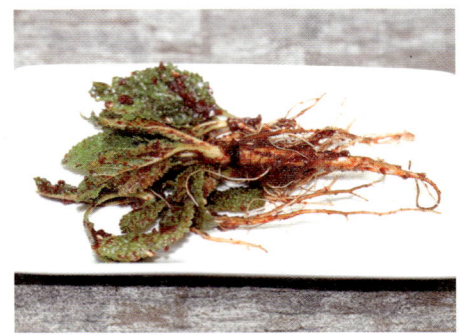

🍳 **재료**

배암차즈기 500g, 쪽파 100g, 양파 ½개, 당근 약간
절임물(물 3컵, 굵은소금 4큰술)
양념(고춧가루 2컵, 멸치액젓 ½컵,
다진 새우젓 1.5큰술, 매실청 ½컵, 설탕 1큰술,
다진 마늘 2큰술, 다진 생강 1작은술, 찹쌀풀 5큰술)
찹쌀풀(물 1컵, 찹쌀가루 ½큰술)

🥄 **조리법**

1 배암차즈기를 씻어서 절임물에 30분간 절인 뒤 흐르는 물에 헹구어 물기를 뺀다.
2 쪽파는 4cm 길이로 썰어 놓는다. 씹히는 식감을 주기 위해서 다른 김치에 비해 쪽파가 많이 들어가는 것이 특징이다.
3 양파와 당근을 채 썰어 놓는다.
4 찹쌀풀을 끓여 식혀 놓는다.
5 고춧가루에 멸치액젓을 넣어 10분간 불린 뒤 나머지 재료를 넣어 양념을 만든다.
6 절여 준비해 놓은 배암차즈기, 쪽파, 양파, 당근에 양념을 넣어 무친다.

배암차즈기 장아찌

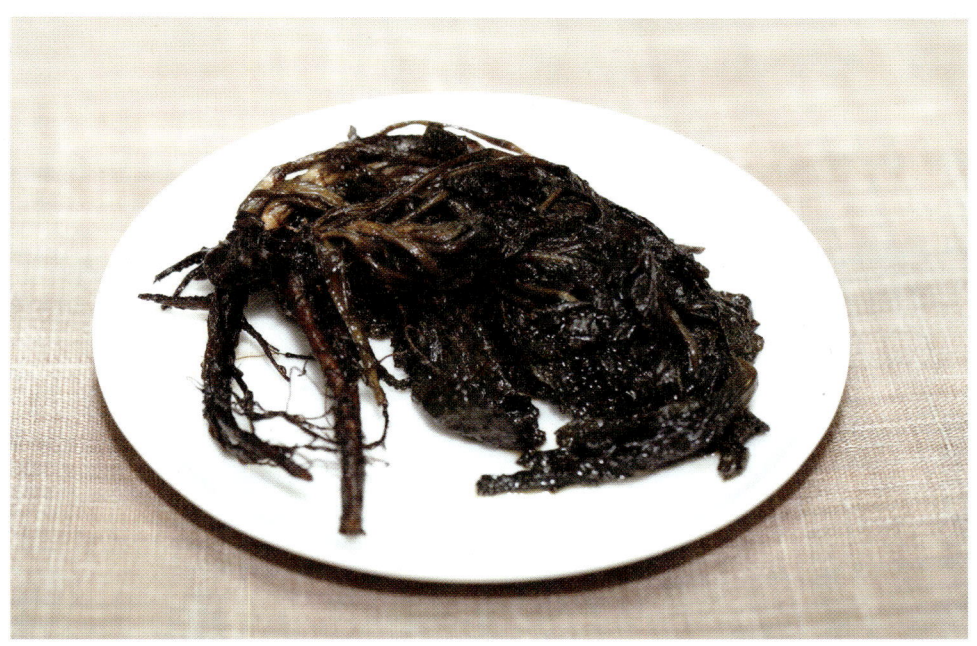

재료

배암차즈기 500g,
간장 달임장(채소 국물 1컵,
양조간장 2컵, 식초 1컵,
설탕·매실청 ½컵씩, 소주 1컵)
채소 국물(물 2컵, 대파 뿌리,
다시마 10cm, 양파 ½개,
청양고추 2개, 건표고 2개)

조리법

1 배암차즈기 전초를 뜯어 깨끗이 씻어서 물기를 뺀 뒤 그늘에서 물기를 말린다.
2 준비한 채소 국물 재료를 냄비에 넣고 반으로 줄 때까지 은근히 끓여 걸러 놓는다.
3 채소 국물 1컵에 간장 달임장을 분량대로 넣고 끓인다.
4 용기에 배암차즈기를 담고, 달임장이 뜨거울 때 부어 준다.
5 재료가 뜨지 않도록 돌로 눌러 시원한 곳에 보관한다.
6 3~4일, 1주일, 10일 뒤에 간장물만 따라 내어 끓여 식힌 뒤 부어 준다. 간격을 두고 3회 정도 끓여서 식혀 부어 주면 변질될 위험성이 적고, 오래두고 먹을 수 있다.

TIP 1 달임장 달일 때 식초, 설탕, 간장의 양을 가감해서 입맛에 맞게 조절한 뒤 냉장 보관한다.

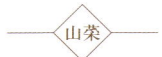

뽕나무

널리 인간을 이롭게 하는 나무

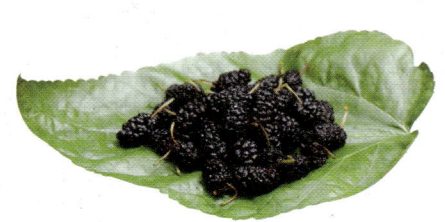

　조선 시대 법전인 『경국대전』의 『공전工典』 '재식조'에는, 각 고을에서는 뽕나무·과일나무·옻나무의 수효와, 닥나무·대나무밭·왕골밭의 생산지에 관한 대장을 만들어 비치하고, 뽕나무·과일나무·옻나무는 3년마다 대장을 정비한다고 하였다. 조선시대에는 산에서 자라 소유주가 분명하지 않은 뽕나무도 엄중히 보호했고, 대농은 300그루, 중농은 200그루, 소농은 100그루를 심게 하였다는 기록이 있다. 『조선왕조실록』에는 궁궐 후원에 뽕나무를 식재하여 왕비가 친히 뽕잎을 따는 친잠례親蠶禮를 거행하였다는 기록이 있다.

　뽕나무 잎, 가지, 열매, 뿌리껍질은 한약재로 사용되고, 뽕나무 잎을 먹고 자라는 누에고치는 비단의 원료가 되므로 인간을 이롭게 하는 나무로 인정받았다. 옛 사람들은 뽕나무로 지팡이나 식기, 젓가락을 만들어 쓰면 중풍을 예방한다고 한다고 믿었다.

　뽕나무 잎은 한방에서 '상엽桑葉'이라고 하여 10~11월 서리가 내린 뒤에 채취하여 말려 약재로 쓰는데 해열解熱, 진해鎭咳, 이뇨利尿, 소종消腫 등의 효능이 있다. 『동의보감』에는 '성질은 차고 맛은 달며 독이 없다. 갈증을 해소하고 당뇨를 주치하고 삼장三藏을 이롭게 하며 오래 복용하면 배가 고프지 않고 속이 든든하다'라고 기록되어 있다.

　뽕나무의 뿌리껍질은 '상백피桑橁皮'라는 약재로 쓰이는데 해열解熱, 이뇨利尿, 진해鎭咳, 소종消腫 등의 효능이 있어 각기脚氣, 기관지염, 소변불리·수종水腫, 폐결핵, 고혈압, 당뇨병, 만성해수, 토혈吐血, 황달, 관절염, 관절통 등을 치료한다.

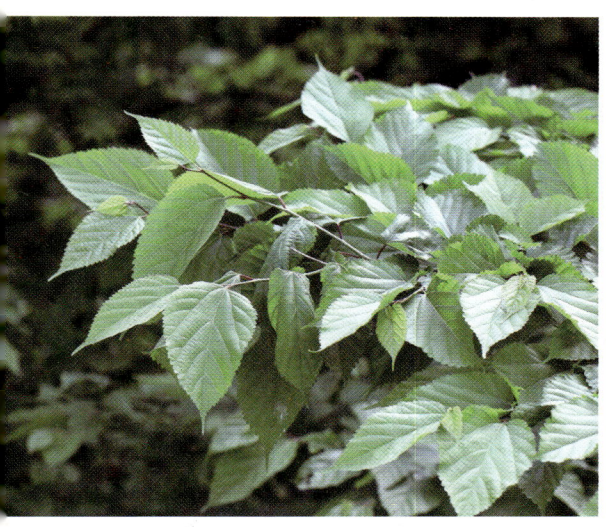 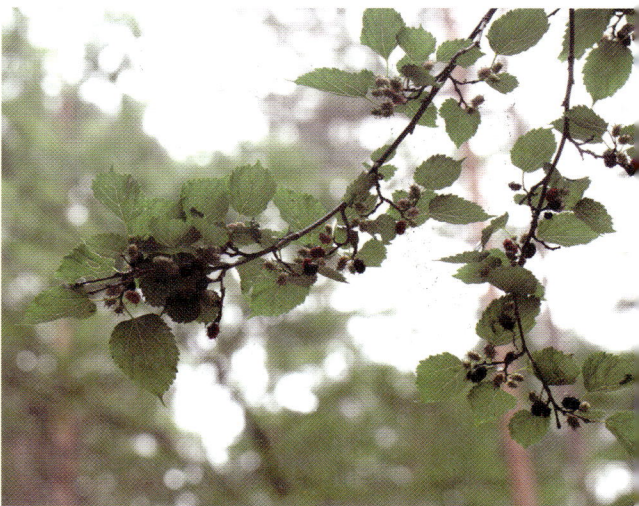

　열매인 오디는 '상실桑實'이라 하는데 갈증을 해소하고 관절을 부드럽게 하며 간장과 신장 기능을 좋게 한다. 불면증, 건망증, 류머티즘 등을 치료하고 혈당과 콜레스테롤 수치를 낮추는 효능이 있다. 오디술은 혈관을 강화하여 주고 모세혈관을 튼튼하게 해 주며 고지혈증과 혈전을 용해시켜 혈압을 안정시키고 동맥경화를 예방하는 효능도 있다.

　뽕나무에는 글루코사이드Glucoside, 당류, 루틴, 모루신Morusin, 비타민 A·B·C. 식이섬유, 안토시아닌Anthocyanin, 유기산, 칼륨, 칼슘, 철분 등이 들어 있다.

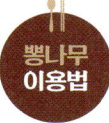

뽕나무 이용법

- 가을에서 이듬 해 봄 뿌리를 채취하여 껍질을 벗긴 뒤 깨끗이 손질하여 잘게 썰어 말린다. 말린 뿌리껍질을 20~40g을 물 4L에 넣어 반으로 줄 때까지 달여 하루 세 번 마신다.
- 민간에서는 당뇨병과 고혈압 치료에 쓰였는데 당뇨병에는 말린 잎을 가루를 내어 먹고 고혈압에는 뽕잎과 누에똥을 달여 마셨다.
- 몸이 차고 설사를 자주하며 소화기관이 약한 사람은 한 번에 많이 먹지 않고 기침할 때 힘이 없어 잘 뱉지 못하는 사람과 소변 양이 많은 사람은 먹지 않는다.
- 어리고 연한 뽕잎을 쌈으로 먹거나 생이나 데쳐서 무침을 하고, 고추장이나 된장을 넣어 장아찌를 한다. 자란 잎은 간장 장아찌를 담는다.
- 뽕잎을 데쳐 말려서 묵나물 만들어 볶아 먹거나 비빔밥을 만들어 먹어도 맛이 매우 좋다.
- 잎을 녹차 덖듯이 여러 번 덖어 차로 우려 마신다.
- 익은 열매(오디)는 날것으로 먹거나 잼과 발효액을 만들며 술에 담아 먹는다.

RECIPE

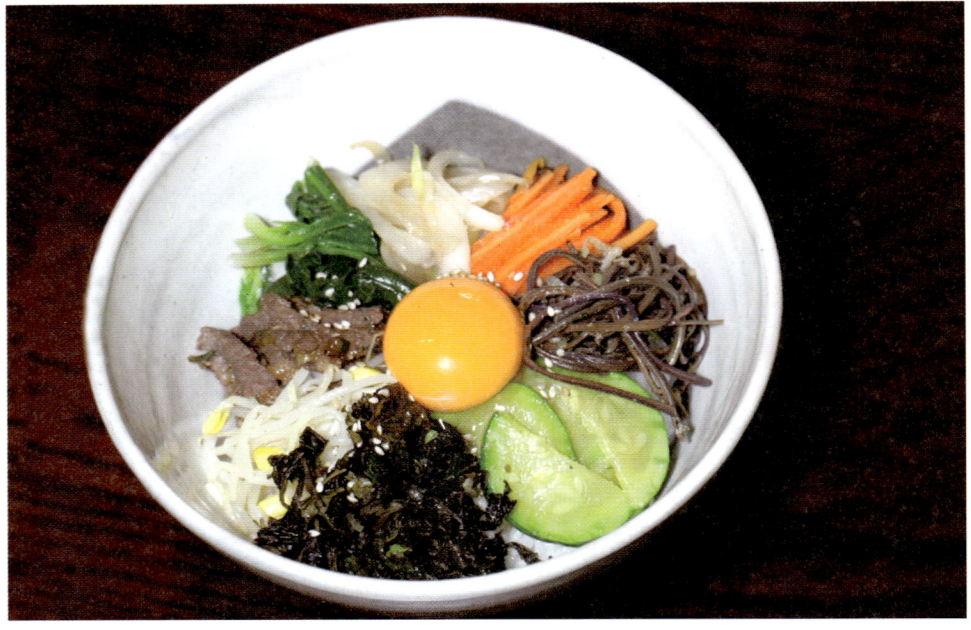

뽕잎 비빔밥

🍚 재료 / 2인분

쌀 2컵, 뽕잎 200g, 콩나물 50g, 호박 50g, 당근 40g, 양파 40g, 고사리 60g, 쇠고기 60g, 계란 2개, 고추장 2큰술, 참기름 ½큰술, 통깨 ½큰술

각 재료별 양념

- 뽕잎밥 : 쌀 2컵, 다시마 우린 물 4컵, 뽕잎 가루 ½큰술
- 뽕잎 무침 : 소금 1작은술, 마늘 ½작은술, 들기름 1큰술
- 콩나물 무침 : 소금 ⅓작은술, 들기름 1작은술
- 양파 볶음 : 소금 ⅓작은술, 식용유 1작은술
- 호박 볶음 : 소금 ⅓작은술, 식용유 1작은술
- 당근 볶음 : 소금 ⅓작은술, 식용유 1작은술
- 고사리 볶음 : 국간장·다진 마늘·다진 파 ½작은술씩, 들기름 1큰술
- 쇠고기 볶음 : 양조간장 1큰술, 다진 마늘·다진 파·설탕·맛술 ½큰술씩, 후추 약간

👩‍🍳 조리법

1 쌀을 씻어서 다시마 국물과 뽕잎 가루를 넣고 밥을 짓는다.
2 뽕잎을 데쳐서 물기를 꼭 짜서 양념하여 무친다.
3 콩나물은 데쳐서 양념하여 무친다.
4 양파는 채 썰어서 소금을 넣고 볶는다.
5 호박은 채 썰어 소금에 살짝 절였다가 볶는다.
6 당근은 소금을 넣고 볶는다.
7 고사리는 질긴 부분은 잘라 내고 3cm 길이로 썰어 양념하여 볶는다.
8 쇠고기는 채 썰어 양념하여 볶는다.
9 그릇에 색을 맞추어 비빔밥 재료를 담은 뒤, 고추장, 참기름, 깨소금을 넣고, 계란을 얹는다.
10 밥은 따로 담아 낸다.

뽕잎 수제비

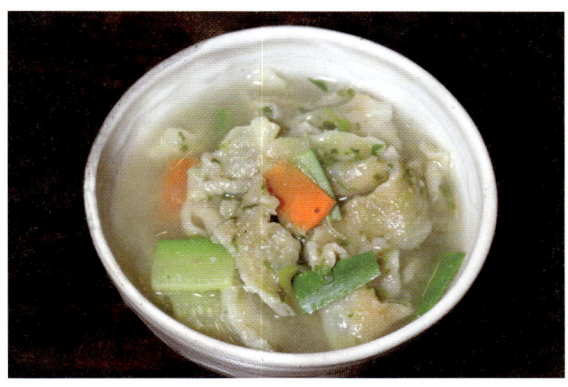

재료 / 2인분

뽕잎 100g
수제비 반죽(밀가루 300g, 물 ½컵, 들기름 1작은술, 소금 ½작은술)
멸치 국물 5컵(물 5컵, 국물 멸치 20g, 다시마 10cm, 무·양파 적당량)
감자 150g, 호박 100g, 당근 50g, 국간장 1큰술, 다진 마늘 1작은술, 다진 파 1큰술, 소금·후추 약간

조리법

1 뽕잎을 살짝 데쳐서 물기를 짜고 썰어 블랜더에 곱게 간다.
2 밀가루에 물, 갈아 놓은 뽕잎, 들기름, 소금을 넣고 반죽한 뒤 비닐봉지에 담아 30분간 냉장 숙성시킨다.
3 멸치 국물을 미리 만들어 맑게 걸러 놓는다.
4 감자, 호박, 당근을 납작하게 썰어 놓는다.
5 멸치 국물에 국간장을 넣고 끓어오르면 반죽을 얇게 펴 가면서 먹기 좋은 크기로 떼어 넣는다.
6 수제비 국물이 끓으면 **4**의 채소를 넣고 다시 한 번 끓이다가 마늘과 파를 넣고 소금으로 간을 맞춘다. 후추를 뿌려 먹는다.

TIP 1 기호에 따라 들깨가루나 청양고추를 넣는다.
TIP 2 숙성시킨 반죽이 훨씬 부드럽고 쫄깃한 식감이 있다.

뽕잎장아찌

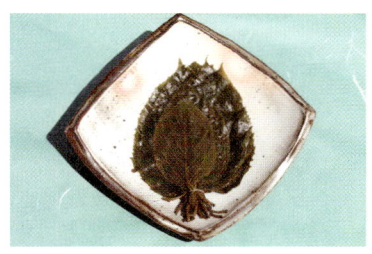

재료

뽕잎 500g
간장 달임장(양조간장·식초·설탕·소주 1컵씩)

조리법

1 뽕잎은 깨끗이 씻어서 물기를 뺀 뒤 차곡차곡 추려서 적당한 양을 실로 묶어 놓는다.
2 분량의 재료를 한데 넣고 끓여 달임장을 만든다.
3 보관 용기에 뽕잎을 담고, 달임장이 뜨거울 때 부어 준다.
4 재료가 뜨지 않도록 돌로 눌러 시원한 곳에 보관한다.
5 소주를 넣어 변질 위험성이 적지만 일주일 뒤에 간장물만 따라 내어 끓여서 식혀 다시 부어 준다.

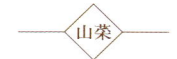

산초나무

쓰임새 많은 향신나무

산초나무는 초피나무와 매우 비슷한 나무로, 가시가 어긋나는 것이 산초나무, 마주나는 것이 초피나무이다. 잎은 어긋나고 끝은 둔한데 뾰족한 모양으로 잔 톱니가 있고 잎줄기가 나온 자리에 가시가 있다. 씨앗이나 씨앗 가루를 향신료로 많이 쓰인다. 꽃은 8~9월에 연한 녹색으로 핀다. 열매는 둥근 모양으로 녹색을 띤 갈색이며, 붉은 갈색으로 완전히 익는다.

산초나무 꽃이 피기 시작하면 제비나비, 산제비나비 등 호랑나비과의 대형종 나비들이 모여 들어 꿀을 빨고 열매가 맺기 시작하면 온갖 새들이 몰려들어 익기가 무섭게 쪼아 댄다. 이 때 호랑나비 애벌레도 한몫 거드는 것을 보면 산초나무 열매가 애벌레들의 중요한 먹이 식물이 되는 것이다.

산초나무 열매는 미꾸라지와 궁합이 잘 맞아 추어탕에 넣어 먹는데, 후추보다 좀 거칠게 빻은 산초나무 열매는 향신료도 손색이 없지만 강한 맛과 향이 미꾸라지의 특유의 비린내를 잡아 주고 찬 성질을 중화시켜 주며 소화 흡수를 돕는다.

중국 북방요리는 산초의 열매를 사용으로 음식 맛을 내는 향신료로 쓰이고 갑각류 및 육류와 가금류 요리에 사용하는데 특히 사천식 구운 오리 요리에 꼭 들어가는 것으로 유명하다. 그만큼 산초나무의 열매는 대표적인 향신료라 할 수 있다. 또한 산초나무 가지에는 국부 마취의 효과가 있어 민물고기를 잡을 때에도 이용하였다.

산초나무 열매 기름은 물레목화 실을 뽑아내는 기구와 싸아목화의 씨를 빼는 기구의 윤활유로 사

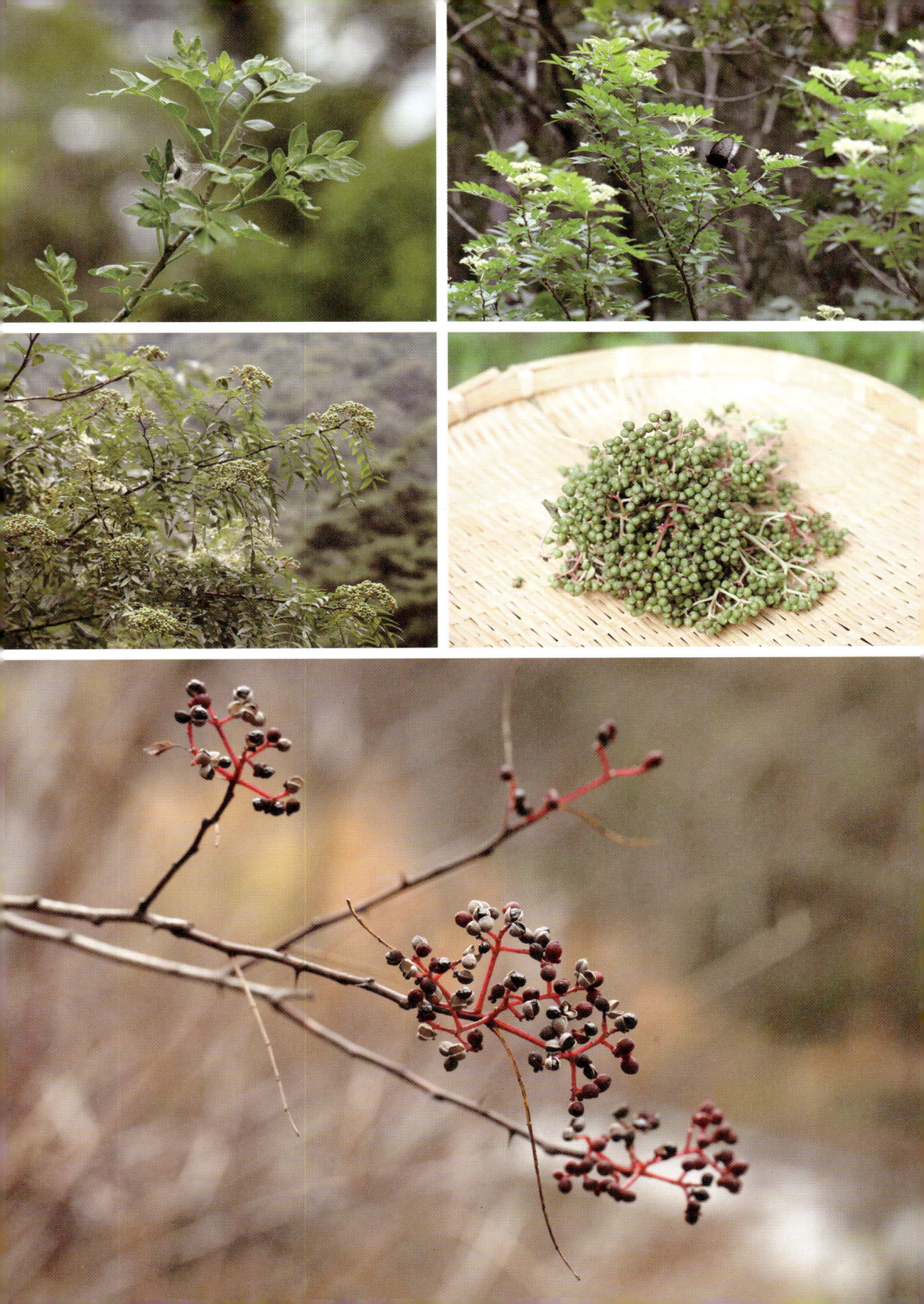

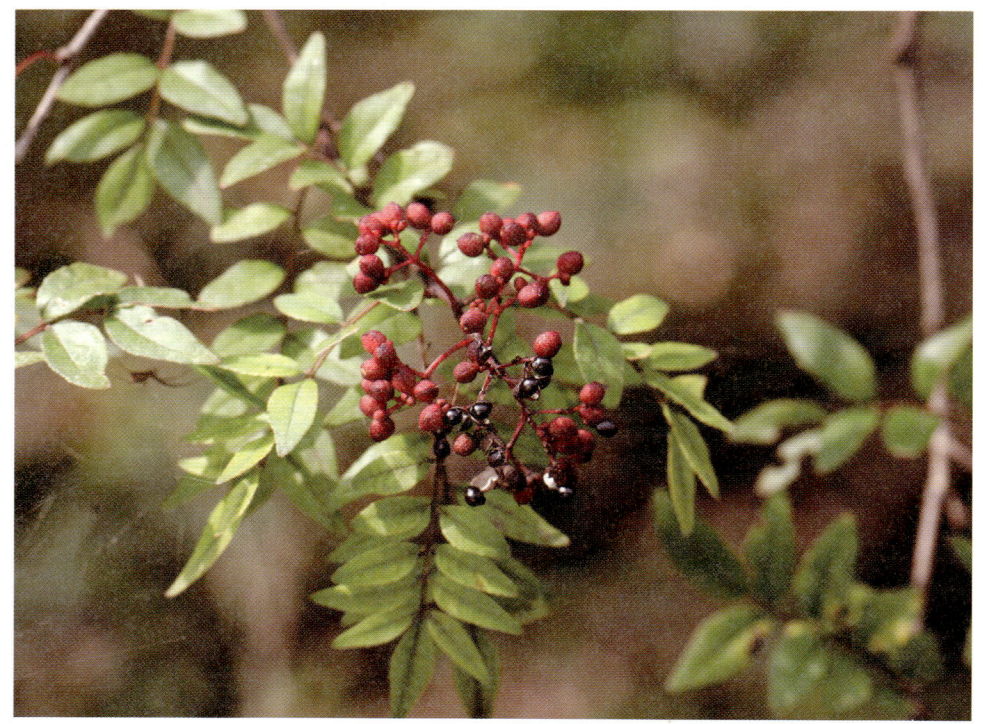
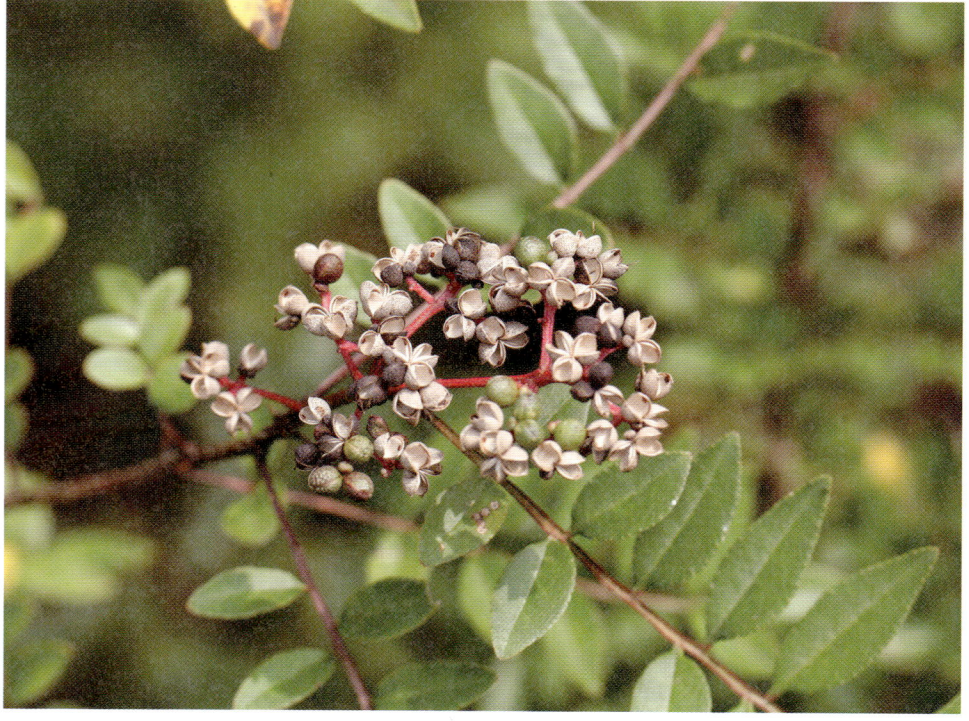

용하는데 산초 기름을 견줄 만한 것이 없다.

산초나무의 주술적인 의미는 다산多産을, 날카로운 가시와 냄새는 귀신을 쫓고 병마가 오지 못하게 한다고 하여 집 주변에 울타리로 심기도 하였다. 충북 제천 지방에서는 산초 열매를 섣달 그믐날 밤에 귀신을 쫓는 데 사용했다고 한다.

산초나무의 독특한 향기의 주성분은 정유로, 게라니올Geraniol, 리모넨Limonene, 시트로넬랄Citronellal 등이다. 이중 게라리올 성분은 모기 기피제와 유기농 살충제로도 사용한다. 잎, 나무껍질, 열매의 매운맛을 내는 산쇼올Sanshool 성분은 독특한 향기를 내며, 살균殺菌 효과가 강하고, 식욕을 증진 효과가 있고 복통을 치료한다. 열매의 정유 성분인 에스트라골Estragole은 자율신경계가 균형을 이루도록 도와주며 소화기관의 경련을 해소하는 작용을 하고, 과피의 하이페린Hyperin 성분은 관상동맥을 확장시켜 주는 효능이 있어 심장 질환 예방에 좋은 것으로 밝혀졌다.

한방에서는 열매를 '천초川椒', 껍질을 '야초野椒'라는 약재로 쓰는데 건위健胃, 온중溫中, 산한產限, 살균殺菌, 살충殺蟲, 제습除濕, 지통止痛, 해독解毒의 효능이 있다. 기침, 천식, 가래, 기관지염, 피부염, 소화불량, 식체를 치료하고 복부가 차서 나타나는 복통과 관절통, 요통, 치통, 옴, 버짐, 음낭습진을 치료하고 기생충을 구충한다. 『동의보감』에는 '진초秦椒, 분지라고 하며 성질은 따뜻하고 맛은 맵고 독이 있다. 문둥병으로 감각이 없는 것을 낫게 하며 이를 든든하게 하고 머리털이 빠지지 않게 한다. 눈을 밝게 하고 냉으로 오는 복통과 이질을 낫게 한다'라고 기록되어 있다.

민간에서는 피부질환이나 통증 치료에 쓰였는데 가지 달인 물을 찹쌀을 넣어 죽을 끓여 환부에 붙이거나 열매껍질을 가루 내어 물에 개어 환부에 붙였다. 천식에는 산초 기름을 한 스푼씩 하루 세 번 복용했고, 옻이 올랐을 때는 껍질 삶은 물에 목욕하면 낫는다고 전해진다.

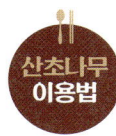
산초나무 이용법

- 익은 열매의 종자를 빼고 껍질을 볶아서 4~8g을 물 4L에 넣어 반으로 줄 때까지 달여 하루 세 번 마시고 가루를 내거나 알약을 만들어 먹는다.
  ※ 몸에 열이 많은 사람과 음허陰虛한 사람 그리고 임산부나 모유를 수유하는 중에는 먹지 않는다.
- 열매와 종자를 가을에 채취하여 가루를 내어 향신료로 사용하는데 추어탕을 비롯한 민물고기 요리에 향신료로 넣는다.
- 산초나무의 어린순은 열매와 함께 향신료로 많이 쓰며, 김치나 장아찌를 담아 먹기도 한다.
- 새순을 채취하여 음지에 말려 국과 찌개 등의 음식에 넣는다.
- 산초유는 전이나 두부 등의 부침을 하고 향을 좋아하면 나물을 무치는 데 활용한다.

산초 열매, 잎 장아찌

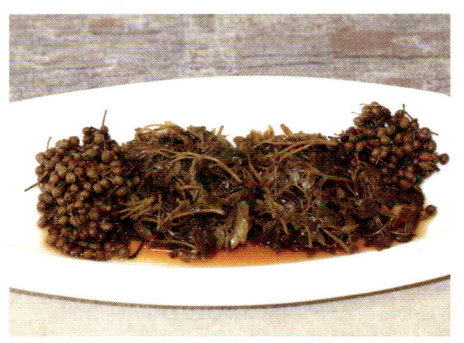

재료
산초 열매 300g, 산초 잎 200g
간장 달임장(채소 국물 2컵, 양조간장 1컵, 식초·설탕·매실청·소주 ½컵씩)
채소 국물(물 4컵, 대파 뿌리, 다시마 10cm, 건표고 2개, 생강 10g)

조리법
1 산초 열매와 잎은 깨끗이 씻어 물기를 뺀 뒤 먹기 좋은 크기로 자르고 줄기도 짧게 잘라 놓는다.
2 채소 국물 재료를 한데 넣어 물 양이 반으로 줄 때까지 은근히 끓여 걸러 놓는다.
3 채소 국물 2컵에 간장 달임장 재료를 모두 넣고 끓인다.
4 용기에 1의 산초 열매와 잎을 담고, 달임장이 뜨거울 때 부어 준다.
5 재료가 뜨지 않도록 잘 눌러 시원한 곳에 보관한다.
6 3~4일, 1주일, 10일 간격으로 총 3회 간장물만 따라 내어 끓여 식혀서 부어 준다. 서늘한 곳에 보관한다.

TIP 1 달임장을 따라 내어 다시 끓일 때 식초, 설탕, 간장의 양을 가감해서 입맛에 맞게 조절한다.

산초 열매 장아찌

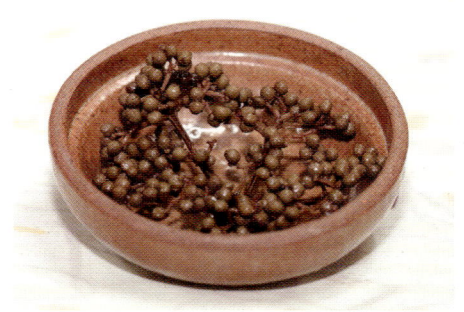

재료
산초 열매 500g
간장 달임장(채소 국물 2컵, 양조간장 1컵, 식초·설탕·매실청·소주 ½컵씩)
채소 국물(물 4컵, 대파 뿌리, 다시마 10cm, 건표고 2개, 생강 10g)

조리법
1 산초 열매가 익기 전 채취하여 깨끗이 씻어 물기를 뺀 뒤 먹기 좋은 크기로 자르고 줄기도 짧게 잘라 놓는다.
2 채소 국물 재료를 냄비에 넣고 반으로 줄 때까지 은근히 끓여 걸러 놓는다.
3 채소 국물에 간장 달임장 재료를 넣고 끓인다.
4 보관 용기에 산초 열매를 담고 달임장이 뜨거울 때 부어 준다.
5 재료가 뜨지 않도록 잘 눌러 시원한 곳에 보관한다.
6 3~4일, 1주일, 10일 간격으로 간장물만 따라 내어 끓여서 식혀 다시 부어 준다.

산초차

조리법
1 산초나무 잎과 열매를 채취하여 깨끗이 씻어 햇빛에 말린다.
2 말린 잎과 열매를 볶는다.
3 볶은 잎과 열매를 공기가 통하지 않는 유리병에 보관하고 끓여 먹는다.
4 맛이 매우므로 다른 차와 혼합해 마셔도 된다.

산초 열매와 뚱딴지 장아찌

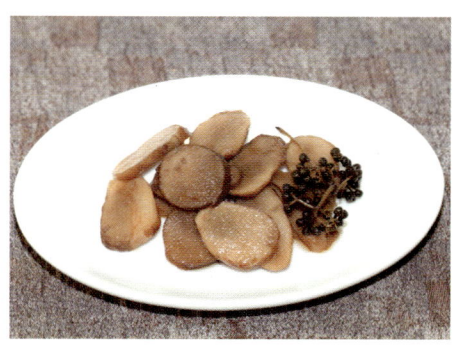

재료
산초 열매(덜 여문 것) 200g, 뚱딴지 300g
간장 달임장(채소 국물 · 양조간장 · 조청 · 식초 · 매실액 1컵씩)
채소 국물(물 4컵, 대파 뿌리, 다시마 10cm, 건표고 2개, 생강 10g)

조리법
1 산초 열매는 검게 여문 것보다 덜 여문 것이 장아찌용으로 좋다. 단단한 줄기는 제거한 뒤 깨끗이 씻어 물기를 빼 놓는다.
2 뚱딴지는 골 사이사이의 흙을 잘 씻어서 너무 얇지 않게 썰어 놓는다.
3 채소 국물에 간장 달임장 재료를 넣고 끓인다.
4 보관 용기에 산초 열매와 뚱딴지를 담고 달임장이 뜨거울 때 부어 준다.
5 산초 열매와 뚱딴지가 위로 뜨지 않게 누름돌로 눌러 시원한 곳에 보관한다.
6 3~4일, 1주일, 10일 간격으로 간장물만 따라 내어 끓여서 식혀 부어 준다.

산초유 山椒油

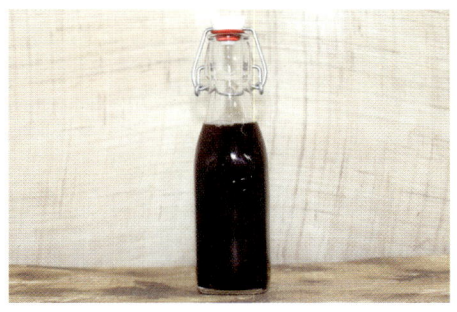

조리법
1 산초나무 열매가 반쯤 여물었을 때 가지째 따서 깨끗이 씻어 말린다.
2 다 마르면 껍질이 벌어져 까만 알맹이가 나타나는데 그 껍질을 벗겨 내고 까만 알맹이만 골라내어 기름을 짠다.

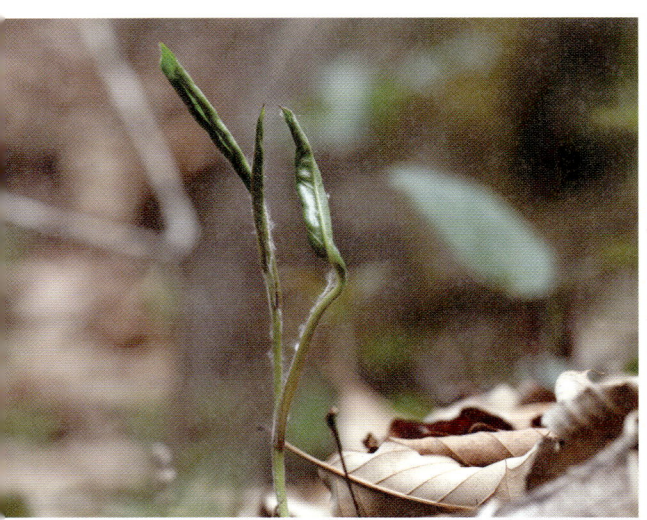
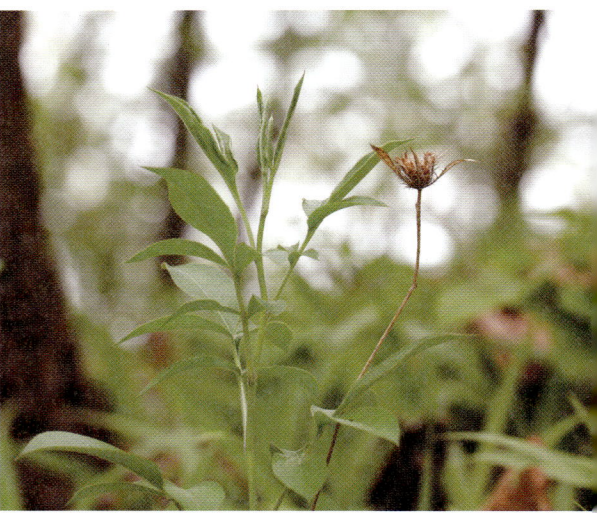

山朮

삽주

삽주 나물은 맛과 향이 너무 좋아 딸이나 맏며느리에게도 주기 아깝다

삽주는 예부터 새순과 뿌리를 구황식물로 이용해 온 맛있는 나물이자 좋은 약초이다. 난리를 피해 산속에 숨어 산 사람들이 삽주 뿌리를 캐어 먹고 허기를 면했는데, 집에 돌아와 보니 피난 전보다 몸이 더 건강해졌다는 일화가 있다. 삽주 싹으로 끓인 된장국은 봄철 산골에서만 맛볼 수 있는 별미 중의 별미다.

  삽주는 우리나라 전역의 산지에 자생하는 여러해살이풀로 키 큰 나무 사이로 햇빛이 적당히 들어오는 반그늘 건조한 땅에서 잘 자란다. 줄기는 곧게 서며, 키는 70cm 정도까지 자라고 꽃은 암수딴그루로 두상화頭狀花이다. 7~10월에 흰색의 꽃이 줄기와 가지 끝에 1개씩 달

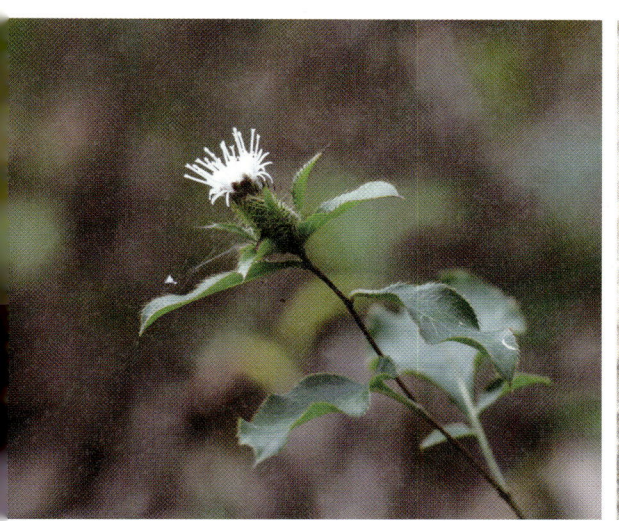
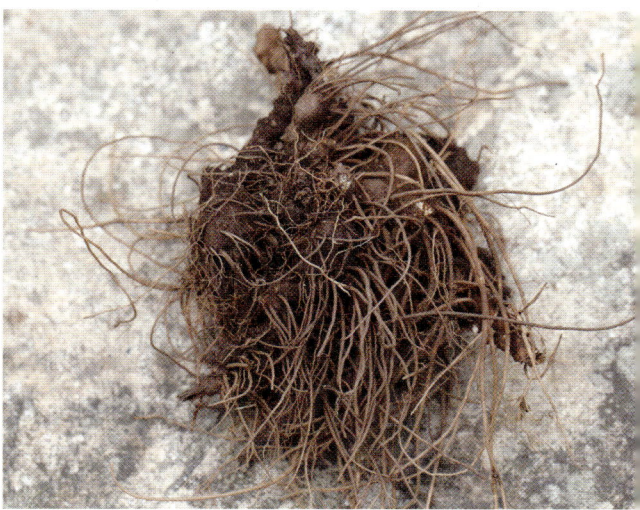

린다. 열매는 9~10월에 익으며 겨울철은 물론 봄에 새순이 올라올 때까지 씨방이 그대로 남아 있는 것이 특징이다.

어느 해 봄 정선 재래시장, 한 새댁이 산나물 보따리를 펼쳐 놓은 할머니께 말을 건넨다.
"할머니 이 풀들이 모두 산나물이에요?"
"그럼. 우리 할아범이 뜯어 온 삽주 싹이야. 생김새가 반들반들 윤이 나는 것이 얼마나 향기로운지 몰라. 맛이 하도 좋아서 딸이나 맏며느리에게도 주기 아까운 나물이지. 생으로 쌈을 싸 먹어도 되고 겉절이를 해도 맛있어. 끓는 물에 데쳐서 조물조물 나물을 무쳐도 좋고 된장국이나 찌개에 넣어 먹으면 맛이 얼마나 좋은지 몰라."

삽주의 어린순은 비타민 A ,D의 함량이 높아 샐러드, 생즙 등 생나물로 먹고, 볶음을 하며 비빔밥, 초무침 요리에 활용하며 장아찌와 튀김을 해 먹으며 말려 묵나물로도 먹는다.
한방에서는 뿌리줄기의 묵은 뿌리를 '창출蒼朮', 새 뿌리는 '백출白朮'이라고 하여, 백출을 보기약補氣藥, 창출을 거풍습사약祛風濕邪藥으로 활용한다. 기운이 나지 않고 식욕이 없으며 맥이 약하게 뛰는 사람의 기氣를 보補하고, 풍습風濕:바람과 습기로 인해 뼈마디가 저리고 아픈 병을 없애며, 위와 장을 튼튼하게 하는 작용이 있으므로 위장 기능이 약한 사람에게 처방한다. 한방

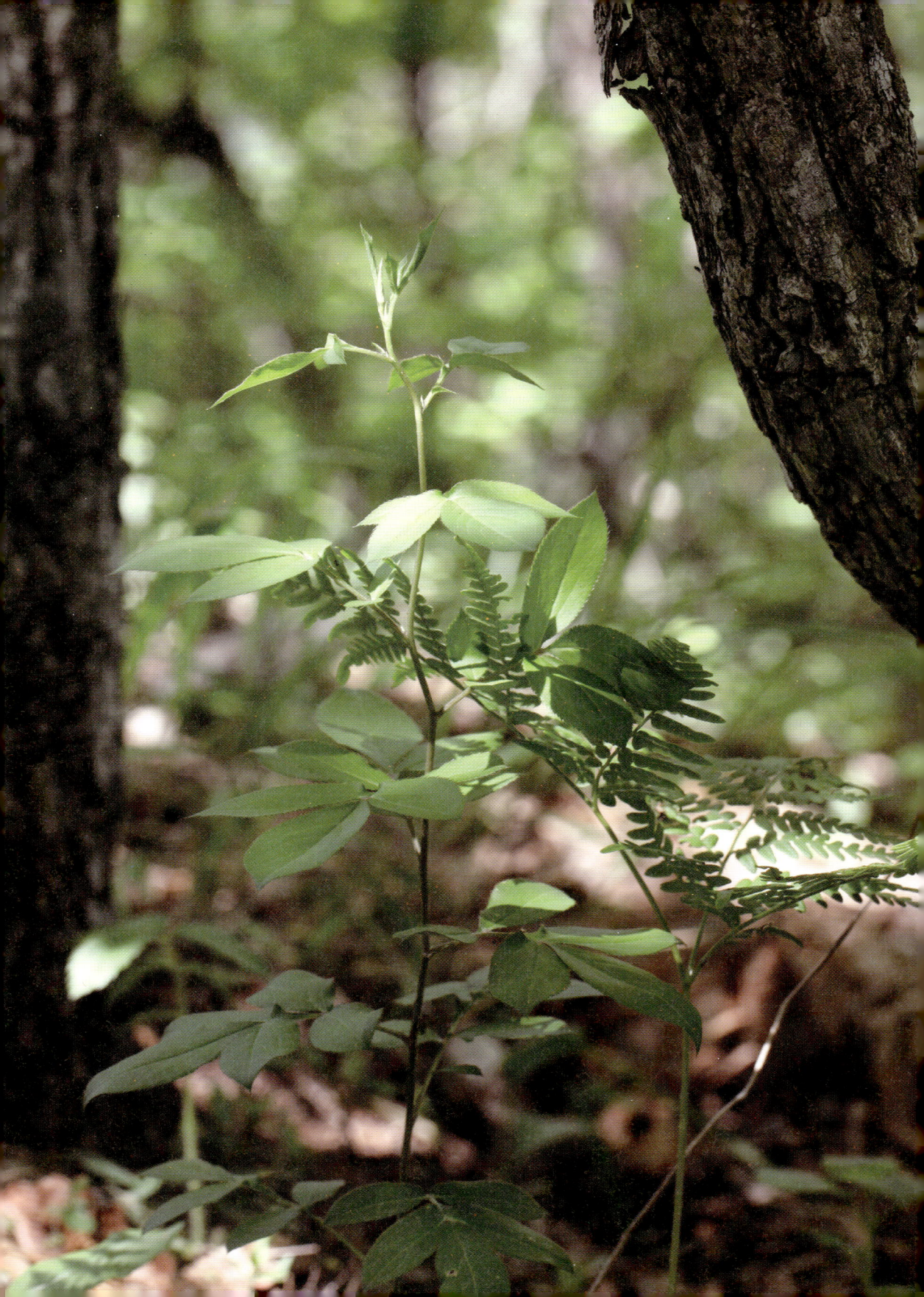

에서 많이 쓰이는 약재로서 금기 질환은 거의 없으나, 급성 세균성 장염에는 사용하지 않으며, 음기陰氣가 허약한 사람은 장복長服하지 않는다. 『방약합편方藥合編』에서는 '백출은 맛이 달고 성질은 따뜻하여 비장과 위장을 건강하게 하고 담낭과 비장에 낀 습을 없앤다'라고 했다. 『동의학사전』에서는 '창출은 맛이 쓰고 매우며 성질은 따뜻하여 위장병, 소화 장애, 설사, 감기, 뼈마디가 아프고 몸이 붓는 증상과 야맹증에 하루 6~12g을 달여 마신다'라고 한다.

민간에서는 만성위장병, 설사, 헛배가 부른 증상, 머리가 어지러울 때, 임신 중에 아랫배가 아프거나 몸이 붓는 증상 등을 치료하는 데 쓰였다.

창출과 백출에서 나는 독특한 향기의 주성분은 '아트락틸론Atractylon'으로, 후각을 자극하여 위액의 분비를 촉진하여 소화를 돕는다. 그간의 동물실험에서 소화 효소의 분비를 촉진하고 지속적인 이뇨 효과 및 진정 작용을 밝혀졌다. 주된 효능은 소화消化, 해열解熱, 이뇨利尿, 진통鎭痛, 건위健胃이며, 식욕부진, 소화불량, 장염, 설사, 위장병, 복통, 감기, 고혈압 등에 치료 효과가 있다.

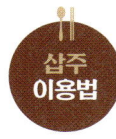
삽주 이용법

- 옛 문헌에 뿌리를 술로 담거나 갈아서 차로 마셨다는 기록이 있다.
- 장마 때 습기로 인한 불편함을 해소하기 위한 훈증제燻蒸劑로 쓰기도 했다.
- 삽주 뿌리를 가을~이듬해 봄에 채취하여 잔뿌리를 제거하고 쌀뜨물에 하루를 담가 정유 성분을 제거한 뒤 잘게 잘라 햇볕에 말려 쓴다.
- 만성위장병, 설사, 헛배가 부른 증상, 어지러움, 임신 중에 아랫배가 아프거나 몸이 붓는 증상에 말린 창출과 백출 15~20g을 물 4L에 넣어 반으로 줄 때까지 달여 마신다. 가루를 내거나 알약을 만들어 복용해도 된다.

| RECIPE |

삽주 싹 들깨가루 무침

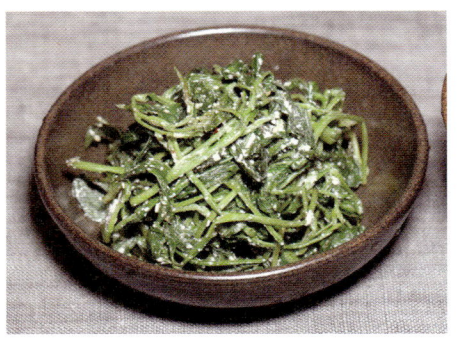

재료
삽주 싹 200
양념장(된장 ½큰술, 들깨가루 1큰술, 양파즙 1큰술, 다진 마늘 1작은술, 다진 파 1작은술)
들기름 ½큰술, 통깨 1작은술, 소금 약간

조리법
1 삽주 싹은 살짝 데쳐서 찬물에 헹구어 물기를 꼭 짜 놓는다. 쓴맛이 싫으면 찬물에 담가 우려내어 사용한다.
2 분량의 재료를 한데 섞어 양념장을 만든다.
3 삽주 싹에 양념장을 넣고 무친 뒤 싱거우면 소금으로 간을 맞춘다.
4 들기름과 통깨를 넣고 가볍게 버무려 마무리한다.

삽주 싹 된장국

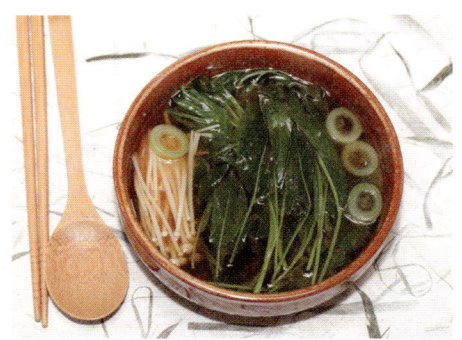

재료
삽주 싹 150g, 팽이버섯 30g
멸치 국물 5컵(물 5컵+멸치 20g+다시마 10cm)
된장 1.5큰술, 고춧가루 1큰술, 다진 마늘 1큰술, 대파 1작은술, 국간장 1큰술, 소금 약간

조리법
1 삽주 싹을 씻어 물기를 빼 놓는다.
2 팽이버섯은 씻어서 밑동을 잘라 놓고, 대파는 둥근 모양을 살려 썬다.
3 냄비에 물 5컵을 넣고, 멸치와 다시마를 넣고 끓여서 건진 뒤 된장을 푼다.
4 된장 국물이 끓어오르면 삽주 싹을 넣고 끓인 뒤, 팽이버섯, 고춧가루, 마늘, 대파를 넣는다.
5 싱거우면 국간장과 소금으로 간을 맞춘다.

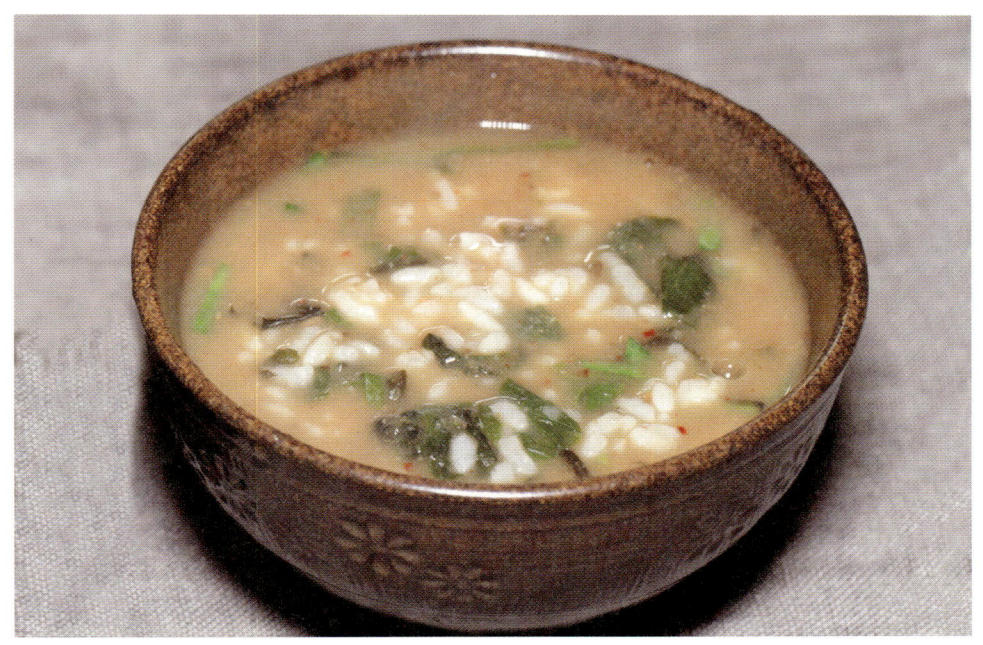

삽주 싹 된장죽

🍲 재료

쌀 1컵, 삽주 싹 100g, 부추 50g,
쌀뜨물 6컵, 된장 2큰술,
고추장 ½큰술, 들기름 1큰술,
소금 1작은술

🍳 조리법

1 쌀은 깨끗이 씻어 1시간 정도 불린 뒤 물기를 제거하고 반 정도 빻아 놓는다.
2 삽주 싹과 부추는 잘 다듬어 씻어 적당한 크기로 잘라 놓는다.
3 쌀뜨물에 된장과 고추장을 넣고 섞어서 체에 걸러 놓는다.
4 냄비에 들기름을 두르고 불린 쌀을 넣고 투명해질 때까지 볶는다.
5 쌀이 투명해지면 된장 국물을 2~3회에 나누어 붓고 가끔 저어가며 20~25분간 더 끓인다. 쌀이 퍼지기 시작하면 2를 넣고 10분 정도 약한 불에서 저어 가며 뜸을 들인 뒤, 싱거우면 소금으로 간을 맞춘다.
6 삽주 싹 된장죽은 맛과 향이 깊으면서 깔끔하며 속이 편한 죽이다.

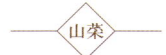

생강나무

가장 먼저 봄소식을 전하는 꽃나무이자 약용식물

옛날 차나무가 귀했던 시절, 북쪽 지방 사람들이 이른 봄 생강나무의 어린잎이 참새 혀처럼 살짝 나왔을 때 '작설차雀舌茶'라 하여 마셨다. 우리 조상들이 차나무가 중국에서 들어오기 전 차 대신 달여 마시던 것이 바로 이 생강나무의 잎이었다. 예부터 생강나무의 잎에서 우러난 차는 은은한 향과 맛도 일품인데 생강나무 작설차보다는 대나무 숲에서 이슬을 먹고 자란 생강나무 죽로차는 도가道家나 선가仙家에서 매우 귀하게 쓰였다.

생강나무는 이른 봄 개나리나 진달래보다도 먼저 피어 봄이 오고 있음을 알려 준다. 꽃 모양은 산수유와 매우 비슷하나 꽃이 산수유보다 성글게 피고, 잔가지를 꺾어 코에 대어 보면 생강 냄새가 난다. '생강나무'라는 이름도 그 때문에 붙여졌는데, 꽃과 잎, 잔가지와 줄기, 열매, 뿌리 어느 것 하나 버릴 것 없는 고마운 약용식물이다.

요즘 사람들이 즐겨 마시는 녹차는 카페인Caffeine이 들어 있고 성질이 차가우며 몸속의 기름기를 녹여 나오게 한다. 녹차는 채식 위주의 식습관을 가지고 있는 우리나라 사람들보다는 기름진 음식 위주의 서양 사람들에게 맞고, 우리에게는 생강나무차가 유익하다. 또한 생강나무 차는 몸을 따뜻하게 하고 몸속에 쌓인 갖가지 독을 풀어 주며 뼈와 근육을 튼튼하게 하는 등의 효과가 있다.

생강나무는 녹나무과에 속하는 낙엽관목으로 '개동백나무' 또는 '산동백나무'라고도 부른다. 중국에서도 향이 난다고 해서 '향려목香麗木'이라고 한다. 키는 6~8m 정도까지 자라고 숲

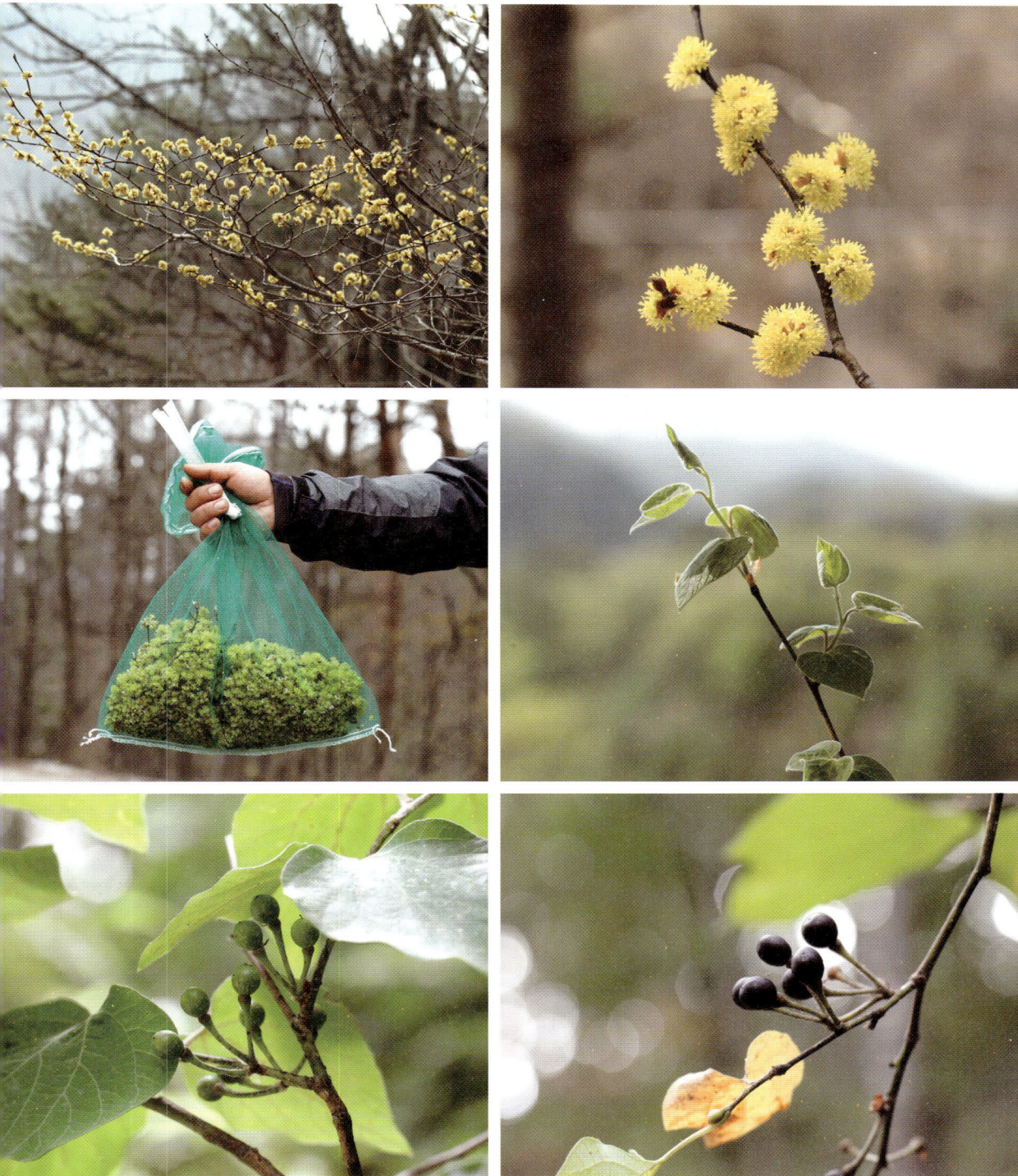

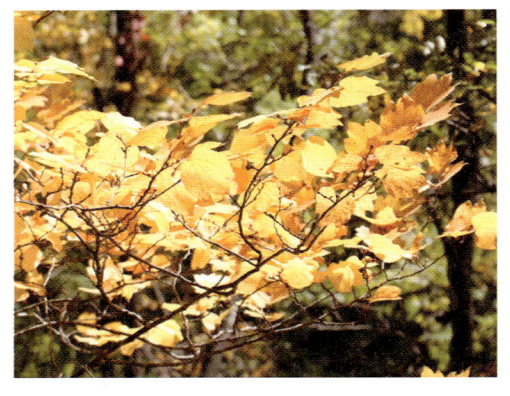

주변, 산골짜기나 시냇가, 잡목림 속 등 우리나라 어디에서나 잘 자란다. 노란색의 꽃은 3월에 잎보다 먼저 피고, 열매는 9월에 검은색으로 익는다. 노란 가을 단풍도 봄의 노란 꽃만큼이나 아름다워 눈여겨 보아 줄 만하다.

생강나무 가지를 말린 것을 '황매목黃梅木'이라 하고 생약명은 '단향매檀香梅', '산호초山胡椒'로 불린다. 우리나라는 물론 중국에서도 한약재로는 거의 쓰지 않고 민간에서 다양한 용도로 사용하는데, 감기, 산후병, 신경통, 타박상, 발목을 삐었을 때 쓴다.

생강나뭇잎과 가지에는 향기가 나는 정유 성분이 들어 있으며 주성분은 '린데론Rinderon'이다. 줄기에는 옵투실릭산Obtusilic acid이라는 성분과 시토스테롤sitosterol, 스티그마스테롤stigmasterol, 캄페스테롤Campesterol 등의 성분과 생강나무 씨앗 속에는 카프릭산Capic Acid 등이 성분이 들어 있다.

씨앗을 기름을 내어 머릿기름으로 사용하면 흰머리가 생기는 것을 막아 준다고 하였다. 이 기름은 동백기름 대용으로도 사용했는데 옛날 평양 기생들은 향이 좋아 이것만 사용했다고 한다.

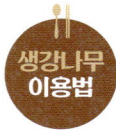
생강나무 이용법

- 감기로 인해 두통이나 오한이 날 때 말린 생강나뭇잎이나 가지를 1일 20g을 물 2L에 넣어 달여 마신다.
- 산후통에는 생강나무 말린 줄기를 1일 30~50g을 물 2L에 넣어 달여 복용한다.
- 신경통·타박상·관절통에는 생강나무 말린 줄기를 1일 30g을 물 2L에 넣어 달여 복용하면 통증이 사라지고 아픈 부위가 치유된다.
- 생강나무 부드러운 잎은 따서 찹쌀풀을 묻혀 튀각을 만들어 먹거나 나물을 무쳐 먹어도 맛이 있다.
- 들깻잎만큼 넓게 자란 잎으로 쌈을 싸서 먹어도 나름대로 독특한 풍미를 느낄 수 있다.
- 열매를 술에 담그거나, 잎·열매·꽃을 설탕과 섞어 발효액을 만든다.
- 가지를 달여서 차의 대용으로 활용한다.

생강나뭇잎 고추장 무침

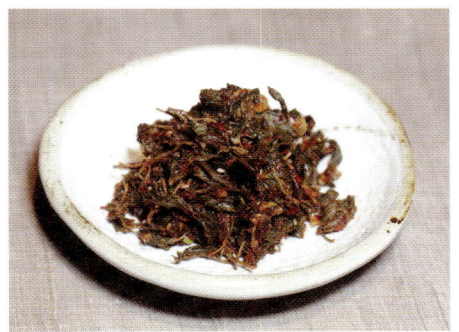

재료
생강나뭇잎 200g
양념장(고춧가루 ½큰술, 고추장 1큰술, 양조간장 ½큰술, 다진 마늘 ½큰술)
참기름 1큰술, 통깨 1작은술

조리법
1 생강나뭇잎은 깨끗이 씻어 소금 넣어 끓는 물에 데쳐 놓는다.
2 분량의 재료를 한데 섞어 양념장을 만든다.
3 생강나뭇잎에 양념장을 넣고 무친다.
4 참기름과 통깨를 넣고 가볍게 버무려 마무리한다.

생강나무꽃차

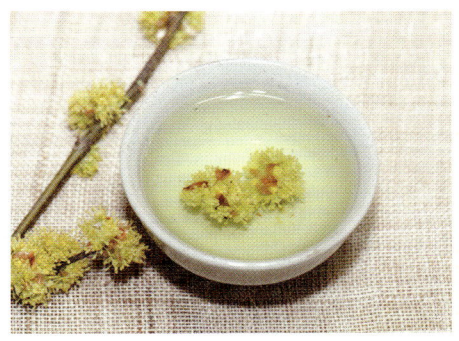

조리법
생강나무꽃차
1 생강나무꽃을 따서 잘 씻어서 물기를 뺀 뒤 죽염수에 쪄서 말리기를 3회 반복한다.
2 꽃을 끓는 물에 살짝 데쳐서 말려도 된다.

생강나뭇잎차

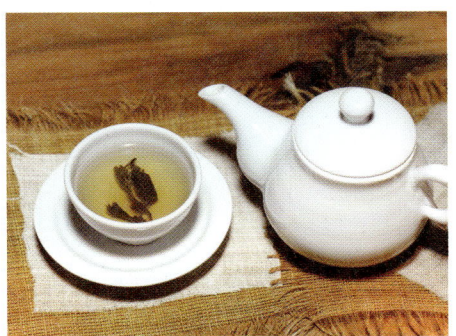

조리법
1 꽃이 진 뒤 새순을 따서 녹차처럼 덖은 뒤 우려 마신다.
2 가지나 줄기 뿌리를 채취하여 잘게 썰어 말린 뒤 달여 마신다.

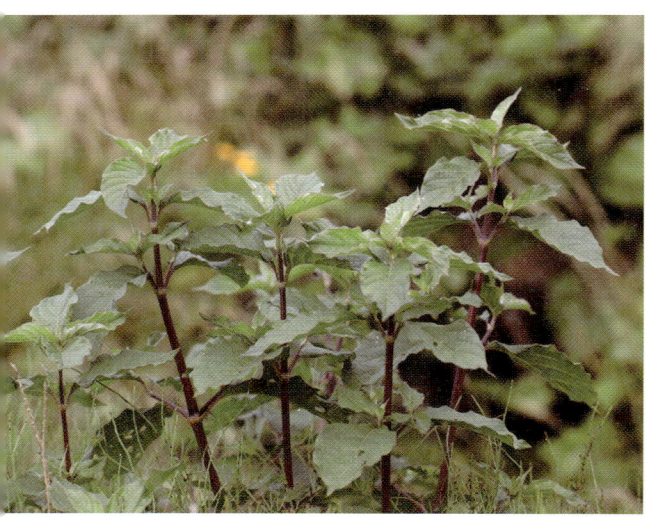
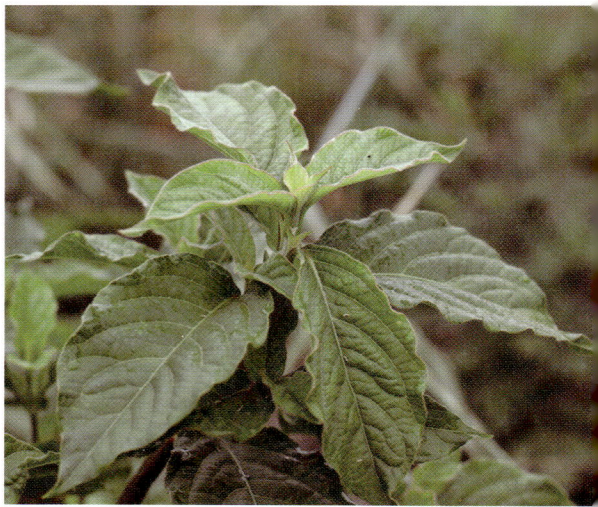

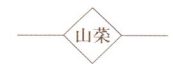

쇠무릎(우슬)

쇠무릎은 쇠무릎혹파리는 서로를 위해 공생하다

쇠무릎은 우리나라 농촌 지역의 다소 습기가 있는 곳에서 흔하게 볼 수 있는 터주 식물로, 한자명은 '우슬牛膝'이다. 줄기 마디에 둥근 모양으로 부풀어 올라 모양이 '소의 무릎'처럼 생겼다 해서 붙여진 이름이다. 쇠물팍, 쇠무릎지기, 마청초, 백배라고도 부른다.

쇠무릎은 여러해살이풀로, 키는 50~100cm이다. 줄기는 단면 모서리가 둔한 사각형이고 가지는 마주나기로 뻗고 마디는 둥글게 부풀어 올라 마치 무릎이 튀어 나온 듯하다. 잎은 마주나고 타원형이고 가장자리가 밋밋하며 양끝이 좁고 약간의 털이 있다.

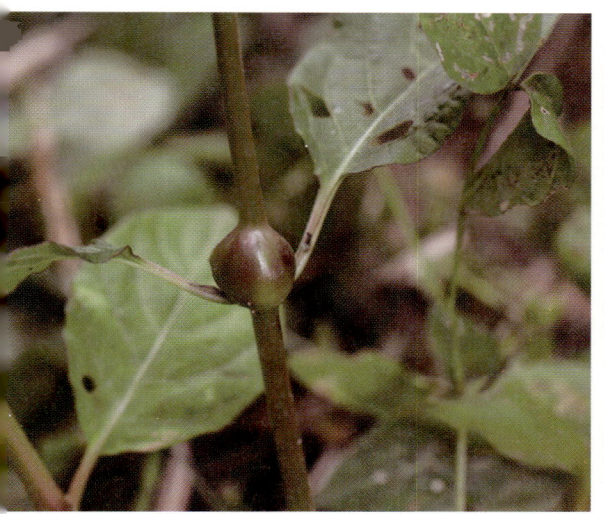
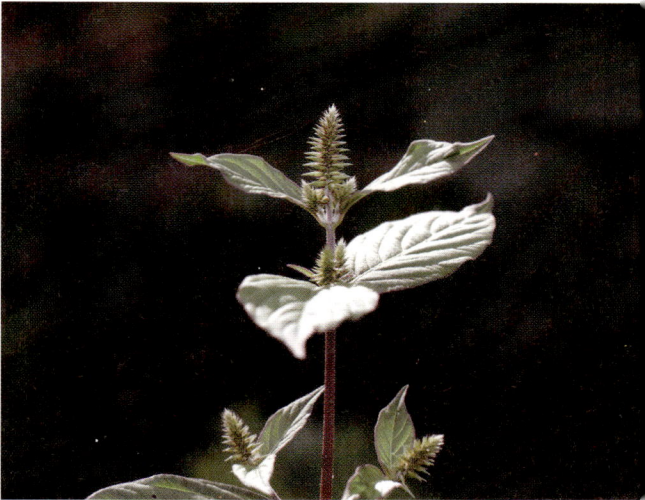

쇠무릎의 학명 *Achyranthes japonica*(Miq.) Nakai 중 속명 *Achyrnthes*는 '왕겨를 닮은 꽃'이라는 뜻이다. 쇠무릎 꽃은 유심히 들여다보아야 꽃이란 것을 알 수 있는데, 작고 향기도 없을 법한 이 꽃에 어떻게 곤충이 날아들어 수정해 줄까 하는 측은한 생각도 든다. 하지만 생물의 세계에는 공생 관계가 있고 쇠무릎에는 쇠무릎혹파리가 있다. 꽃이 필 무렵 쇠무릎혹파리가 쇠무릎 줄기마디에 구멍을 내면 그 부분이 부어올라 둥근 모양이 되는데 그곳에 알을 낳고 겨울을 나는 대가로 꽃에 수정을 해 준다. 통통한 쇠무릎 줄기마디는 '충영蟲廮' 즉 벌레집이라고 볼 수 있다.

소의 튼튼한 무릎을 닮았으므로 무릎에 좋다고 믿었는데 실제로 관절에 효과가 있다. 『동의보감』에 의하면, 성질이 평平하고 맛은 쓰면서 맵고, 독이 없으며 무릎의 통증을 없애고 관절을 펴거나 굽히지 못하는 경우에 효과가 있다고 한다. 『본초강목』에는 머리카락이 희는 것을 방지하고 두통, 요통 및 척추 통증을 치료하고 부인의 월경이 막히고 어혈을 치료한다고 기록하고 있다.

쇠무릎 씨앗에는 엑디스테론Ecdysterone, 이노코스테론Inokosterone, 트리테르페노이드 사포닌Triterpenoid saponin 등이 들어 있고, 뿌리에는 트리테르페노이드 사포닌, 올레아놀릭산Oleanolic acid이 들어 있다.

쇠무릎 뿌리를 한방에서 '우슬牛膝'이라는 약재로 쓰이는데 강장剛腸·이뇨利尿·진통鎭痛·통경通經 등의 효능이 있다. 어혈을 풀어 혈액순환을 좋게 하며 부스럼을 없애고, 생리불순, 생리통, 생리불통, 자궁근종, 산후통 등을 치료한다. 기를 아래로 내려 허리와 다리에 주로 작용하여 효능이 있어 관절을 이롭게 하며 근골을 튼튼하게 하여 타박상, 요통, 신경통, 좌골신경통, 무릎관절통, 퇴행성관절염을 치료한다.

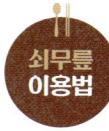

쇠무릎 이용법

- 10~11월 초에 채취한 뿌리를 깨끗이 씻어 햇볕에 말린다. 요통이나 관절염엔 뿌리를 증기에 쪄서 말린 것을 사용한다. 말린 뿌리 15~30g을 물 4L에 넣어 반으로 줄 때까지 달여 하루 세 번 마신다.
- 요통과 관절통에는 뿌리를 오랫동안 졸여 고를 만들어 먹었고, 우슬에 닭발을 넣어 먹기도 한다.
- 민간에서는 타박상이나 피부염 치료에 쓰였는데 생뿌리를 짓찧어 환부에 붙였다.
  ※ 맥이 약하고 소화력이 약해 설사를 자주 하거나 식욕이 없는 사람은 먹지 않는다. 자궁근육을 수축시키는 작용이 있어 임산부는 유산의 위험이 있어 먹으면 안 되고 생리 양이 많은 여성과 요실금 증상이 있는 사람은 먹지 않는다.
- 쇠무릎 순을 데쳐서 먹는데 국간장에 참기름을 넣어 무치거나 된장 또는 초고추장으로 무쳐서 먹는다. 색다른 맛을 원할 경우엔 매콤한 겨자와 마늘을 넣어 만든 겨자 소스에 무쳐도 별미다.
- 줄기나 뿌리는 덖어서 차로 이용하기도 하고 그 밖에 엿기름과 쌀을 달여 조청을 만드는 데도 활용할 수 있다.

쇠무릎순 나물 볶음

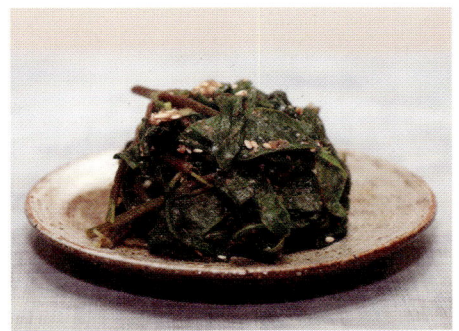

🍲 재료
쇠무릎 순 200g
양념장(국간장 ½큰술, 들깨가루 1큰술,
다진 마늘 1작은술, 다진 실파 1작은술)
식용유 적당량, 들기름 ½큰술, 통깨 1작은술, 소금 약간

🧤 조리법
1 쇠무릎 순은 깨끗이 씻어 끓는 물에 소금 1 작은술을 넣고 파릇하게 데쳐 찬물에 헹구어서 물기를 꼭 짜 놓는다.
2 분량의 재료를 섞어 양념장을 만든다.
3 쇠무릎에 양념장을 넣고 무친다.
4 팬에 식용유를 두르고 쇠무릎을 볶다가 싱거우면 소금으로 간을 맞춘다.
5 들기름과 통깨를 넣고 가볍게 섞어 마무리한다.

TIP 살짝 데친 나물을 양념해서 바로 먹어도 좋지만 팬에 한 번 더 볶으면 훨씬 더 부드러운 나물로 먹을 수 있다.

쇠무릎 순 튀김

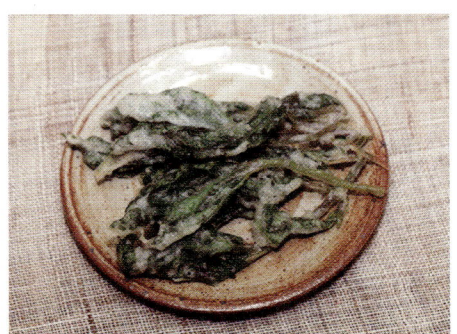

🍲 재료
쇠무릎 순 100g, 식용유
튀김옷(튀김가루 1컵, 얼음물 1컵, 소금 약간)
초간장(양조간장 2작은술, 식초 1작은술, 설탕 1작은술)
통깨 약간

🧤 조리법
1 쇠무릎 순은 깨끗이 씻어 물기를 빼 놓는다.
2 튀김가루와 얼음물을 섞어 튀김옷을 만든다. 바삭한 튀김을 만들기 위해서는 얼음물을 쓰는 게 좋다.
3 물기를 뺀 쇠무릎 순에 튀김옷을 입혀 바삭하게 튀겨 낸다. 기름 온도는 170~180℃가 적당하다.
4 초간장을 만들어 튀김에 곁들인다.

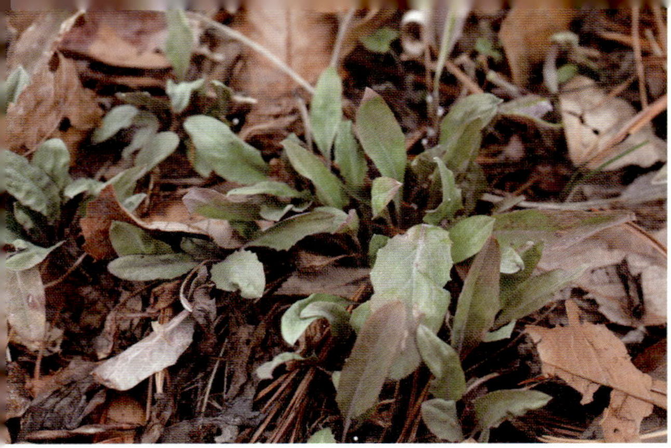

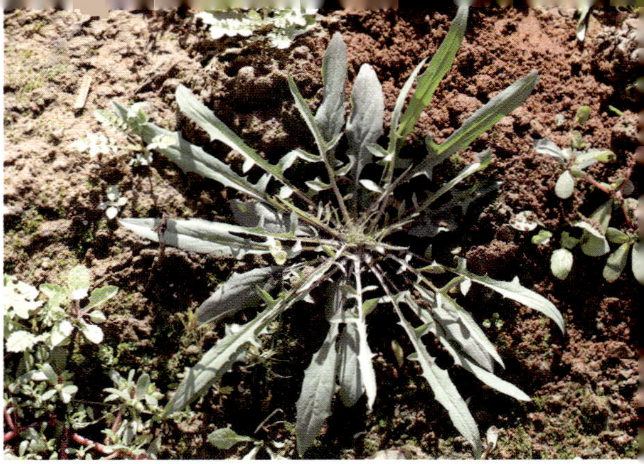

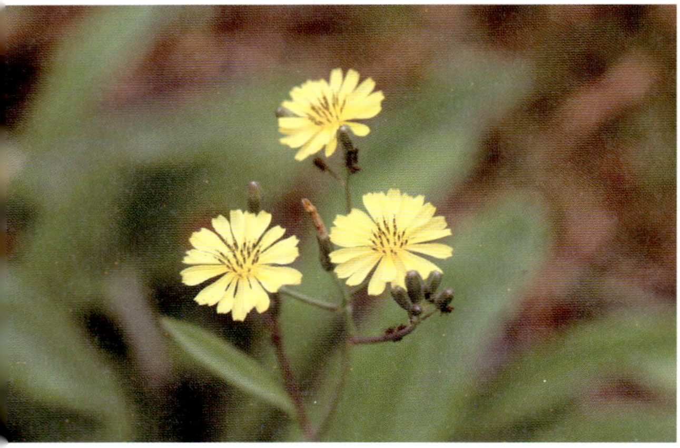

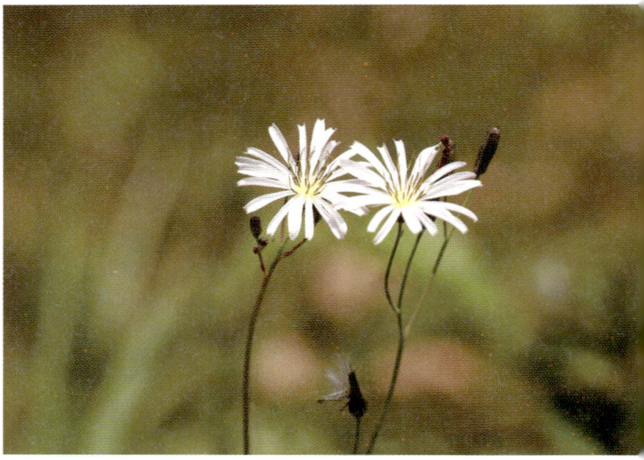

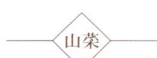

씀바귀

이른 봄 씀바귀를 먹으면 그 해 여름에 더위를 타지 않는다

산채는 일렀으니 들나물 캐어 먹세 / 고들빼기 씀바귀며 소루쟁이 물쑥이라. /
달래김치 냉잇국은 입맛을 돋구나니 / 본초강목 참고하여 약재를 캐 오리라. /
창백출 당귀 천궁 시호 방풍 산약 택사 낱낱이 적어 놓고 때맞추어 캐어 두소. /
촌집에 거리낌 없이 값진 약 쓰겠느냐…….

『농가월령가農家月令歌』 '2월령'의 일부다. 『농가월령가』는 조선 헌종 때 정학유丁學游가 지은 월령체의 장편 가사이다. 이 책은 그 당시 농가에서 행해졌던 행사와 미덕, 세시풍속을 하나 하나 빠짐없이 기록하고 있다. 마치 농촌 생활을 눈앞에서 그려서 보이는 듯 서정적인 정취를 느끼게 한다.

이 노래에서도 알 수 있듯이 산나물이 나오기 전 이른 봄에는 들나물이 반찬으로 올랐을 것이고, 그중 빼놓을 수 없는 것이 씀바귀이다.

씀바귀는 맛이 써서 붙여진 이름으로, 한자로는 '고채苦菜'라고도 한다. 인적이 있는 시골 들판·밭둑·논두렁 등에서 흔히 볼 수 있는데, 지방마다 쓴귀물, 쓴나물, 싸랑부리, 사랭이, 속새 등으로 다양하게 부른다. 가새씀바귀, 가새벌씀바귀, 갯씀바귀, 꽃씀바귀, 벋음씀바귀, 벌씀바귀, 산씀바귀, 선씀바귀, 좀씀바귀, 함흥씀바귀 등 종류도 매우 다양한데, 모두 씀바귀나물로 쓰인다. 잎 가장자리가 이빨 모양으로 '쓴 나물'이란 뜻에서 중국에서는 씀바귀를 '치연고채齒緣苦菜'라 한다. 봄철에 뿌리를 포함한 잎과 줄기를 나물로 먹으며, 약재로도 쓴다. 옛말에 '쓴 것이 입에는 쓰나 비위脾胃에 역한 법은 없다', '이른 봄 씀바귀를 먹으면 그 해 여름에 더위를 타지 않는다'라는 말이 있는 것으로 보아 우리 조상들도 씀바귀의 효능을 알고 있었다고 볼 수 있다.

한방에서는 '고채苦菜'라고 부르는 약재로, 해열解熱, 건위健胃, 조혈造血, 소종消種, 소염消炎, 생기生肌 등의 효능이 있어 소화불량, 간염, 폐렴, 음낭습진, 골절, 타박상, 종기에 치료 효과가 있다. 『향약집성방鄕藥集成方』(1433년)에서는 씀바귀를 '수이화愁伊禾'로 부르면서, '오장五臟의 사기邪氣와 소화기의 열을 없애고 심신 안정과 종기 치료에 효과가 있다.'라고 기록하고 있다. 『동의보감』에는 '오장의 독소와 미열로 인한 오싹한 한기를 제거하고 심신을 편히 할 뿐 아니라 춘곤증을 풀어 주는 등 노곤한 봄철에 정신을 맑게 해 주며 부스럼 등 피부병에 좋다.'라고 기록되어 있다. 민간에서는 생즙을 내어 당뇨병이나 간장병 등의 성인병의 치료에 쓰이고 있다.

씀바귀에는 80여 종의 휘발성 정유 성분이 있는데, 풋내음의 주성분은 핵세놀hexenol이다. 플라보노이드의 일종인 시나로사이드Synaroside는 노화 억제, 혈당 및 지질 강하 효과가 있고, 떫고 쓴맛을 내는 이눌린은 항암 효과가 있는 것으로 알려져 있다. 또한 면역 증진과 항암 효과가 뛰어난 알리파틱Aliphatics, 면역을 증진시키는 트리테르페노이Triterpenoids, 항암 활성을 지닌 세스퀴테르펜Sesquiterpene 배당체가 들어 있다. 특히 쓴맛을 나타내는 트리테르

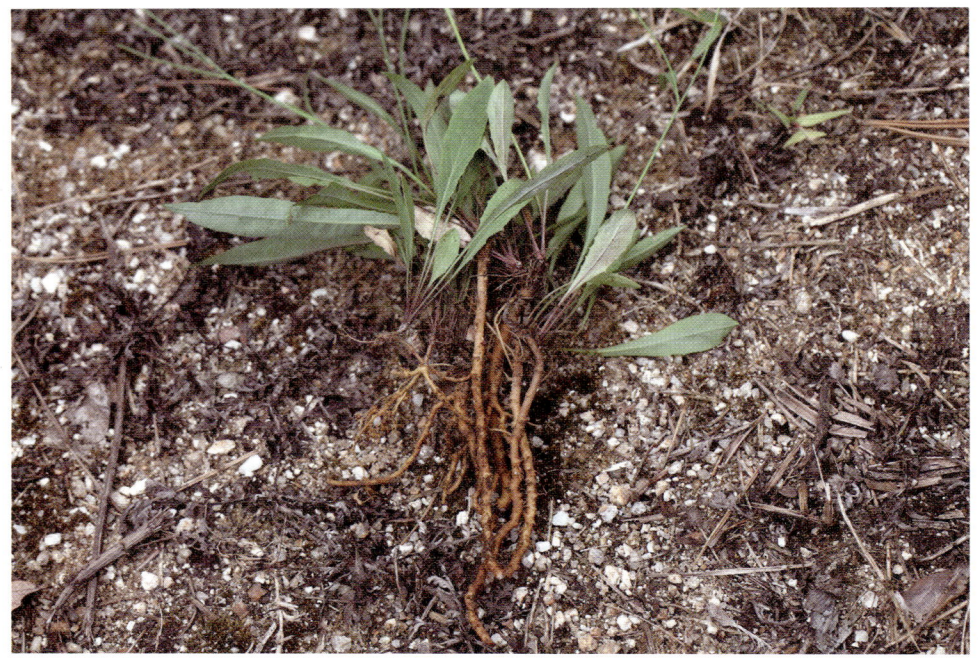

페노이드Triterpenoids는 면역을 담당하는 T-세포를 증가시킴으로써 질병에 대한 치유력을 높이는 데 도움이 된다.

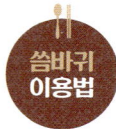

씀바귀 이용법

- 말린 약재를 6~15g을 물 1L의 물에 넣어 달여서 하루 세 번 복용하거나 생즙을 내어 먹기도 한다.
- 음낭 습진이나 피부염에는 약재를 달인 물로 환부를 닦아 낸다.
- 민간에서는 타박상이나 종기 치료에 쓰였는데 생풀을 짓찧어서 환부에 붙인다.
- 씀바귀 꽃이 피었을 때 뿌리째 채취하여 말려 차를 만들거나 설탕과 1:1 비율로 발효액을 만드는 것에도 활용할 수 있다.

  ※ 아랫배가 차서 우유나 맥주를 마시면 설사하는 사람과 냉증이 있는 사람은 먹지 않는다.

  ※ 쓴맛이 강하므로 조리하기 전 끓는 소금물에 살짝 데쳐서 찬물에 30~60분 정도 담가 두거나 여러 번 헹구어 쓴맛을 우려낸다. 소금물에 데치는 것은 비타민의 손실을 최소화하기 위해서인데 쓴맛을 좋아하는 사람은 그대로 먹는다. 씀바귀를 손질해 놓으면 검은 빛을 띠는 것은 쓴맛을 내는 시나로사이드 성분이 공기에 노출되면 산화되기 때문이다.

씀바귀 고추장 무침

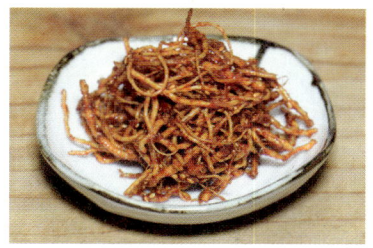

재료 / 2인분

씀바귀 400g
양념장(된장 1.5큰술, 고추장 2큰술, 다진 마늘 ½큰술, 다진 쪽파 50g)
통깨 1작은술, 참기름 1작은술

조리법

1 씀바귀를 살짝 데쳐서 찬물에 20분 간 담가 쓴맛을 우려낸 뒤 물기를 꼭 짜서 먹기 좋은 크기로 썰어 놓는다. 굵은 뿌리는 어슷하게 썬다.
2 분량의 재료를 한데 섞어서 양념장을 만든 뒤 씀바귀에 넣고 무친다.
3 참기름과 통깨를 넣고 가볍게 버무려 마무리한다.

씀바귀 김치

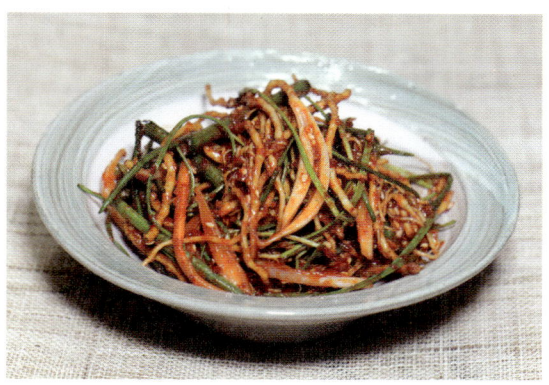

재료

씀바귀 300g **절임물**(물 3컵+굵은소금 4큰술), 쪽파·부추 100g씩, 양파 ½개, 당근 50g
양념(다시마 국물 1컵, 고춧가루 2컵, 새우젓 1.5큰술, 멸치액젓 ½컵, 매실청 ½컵, 설탕 1큰술, 마늘 2큰술, 생강 약간)
다시마 국물(물 2컵, 다시마 10cm, 대파 뿌리)

조리법

1 씀바귀는 손으로 비벼 씻어서 잔뿌리를 없애고, 절임물에 담가 하루를 둔다.
2 절인 씀바귀를 흐르는 물에 헹구어 건져 물기를 빼 놓는다.
3 쪽파와 부추는 4cm 길이로 자르고, 양파와 당근은 채 썰어 놓는다.
4 다시마 국물을 만들어 식혀 둔다.
5 고춧가루에 다시마 국물과 멸치액젓을 넣고 10분간 불린 뒤 나머지 재료를 모두 섞어 김치 양념을 만든다.
6 2씀바귀와 3의 채소를 한데 담고 양념을 넣고 무친다.
7 실온에서 하루를 숙성시킨 뒤 냉장 보관한다.

TIP 씀바귀의 쓴맛을 줄이는 방법으로는 끓는 물에 살짝 데쳐서 찬물에 담갔다 사용하는 방법과 데치지 않고 찬물에 1~2일 정도 담그는 방법, 소금에 절이는 방법이 있다.

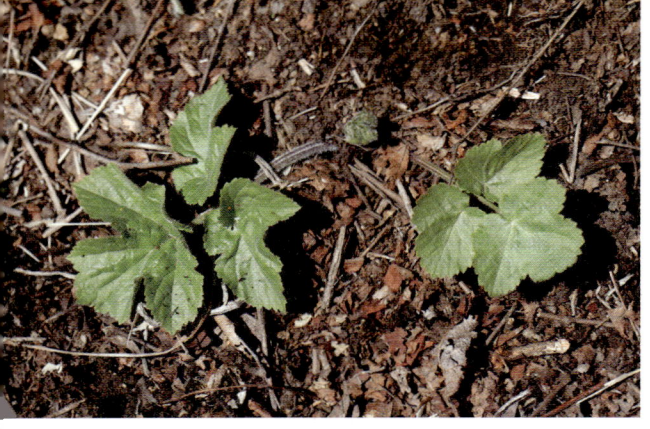
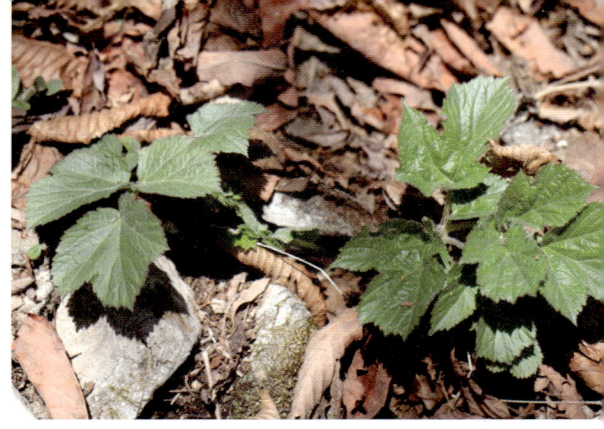
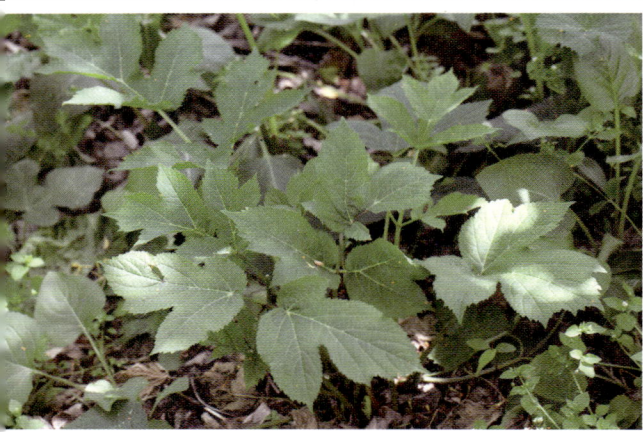
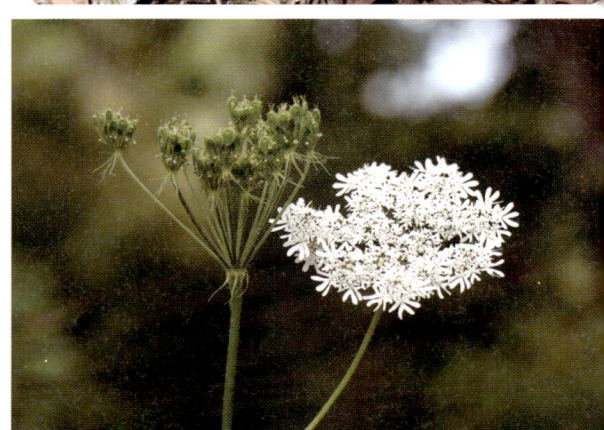

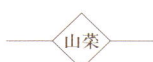

어수리

임금님 수라상의 12첩 찬품에 속했던 명예로운 나물

어수리는 미나리과의 여러해살이로, 해발 700미터 고지의 깊은 산속 그늘진 곳에서 자란다. 눈이 남아 있을 때 싹을 틔워 이른 봄에 식탁에 오르는 봄의 별미이다. 향이 매우 독특하고, 쓰거나 떫은맛이 전혀 없고, 씹히는 질감이 좋아 쌈채·생채·묵나물·장아찌 등으로 다양하게 이용되어 왔다.

어수리는 꽃 향기 또한 매우 좋아 벌들이 많이 모여들어 밀원식물로도 가치가 크다. 약초꾼들은 어수리 나물의 맛과 영양이 좋고 어수리 꽃에서 채취한 꿀 또한 약효가 좋다는 의미로 '왕삼王蔘'으로 부르기도 한다.

'어수리'라는 이름은 '임금님御'의 '수라상수라'에 올랐던 데서 연유한다. 참고로, 수라상은 임금님이 드시던 밥상으로, 밥, 국, 김치, 장, 조치, 전골, 찜을 기본으로 하고, 12가지 찬품이 오른다. 찬품은 숙채, 생채, 조림, 구이, 전, 적, 자반, 젓갈, 회, 편육, 장과, 별찬 등으로, 계절에 따라 귀하고 신선한 재료들이 차려졌다. 이중 숙채熟菜는 익혀서 만든 채소 요리인데 콩나물, 숙주나물, 시금치, 오이, 호박, 도라지, 산채류 등을 쓰되 세 가지 색깔이 조화를 이루게 했다고 한다.

한방에서는 '우미독활牛尾獨活'이라 하여 약재로 쓰는데, 소염消炎, 해열解熱, 진통鎭痛, 살균殺菌 등의 효능이 있어 감기, 두통, 치통, 만성 기관지염, 당뇨, 변비, 신경통, 근육통, 관절염, 종기, 피부염 등을 치료한다.

어수리 전초와 열매에는 쿠마린 성분이 매우 풍부하고, 사포닌과 플라보노이드 성분이 들어 있어서 항바이러스, 항궤양, 항경련, 항염증 작용을, 진정 작용을 하며, 노화 방지 효과가 있다. 신장과 담에 유익하게 하고 풍과 통증을 없애며 심혈관 계통에 작용해서 햇빛에 의한 피부염, 근육통, 관절염, 만성기관지염을 치료하며 혈압을 내리는 효과가 있다.

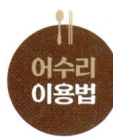
어수리 이용법

- 가을에 뿌리를 채취하여 깨끗이 씻어 햇볕에 말려 사용한다. 말린 약재를 10~20g을 물 1L에 넣어 달여 하루 세 번 복용한다.
- 민간에서는 위장병, 피부병 치료에 써 왔다. 위장병엔 뿌리를 달여 마셨고 피부병에는 생잎을 짓찧어 환부에 발랐다.
- 오이나 도토리묵 등 다른 채소와 섞어 즉석에서 무쳐 먹으면 독특한 맛과 향이 좋다.
- 나물, 전, 장아찌, 된장찌개나 된장국, 찜 요리에도 부재료로 넣어 먹을 수 있다.
- 삶아 말린 묵나물을 볶아 먹는다.
- 가을에 캐어 말린 뿌리를 잘게 썰어 차로 달여 마신다.

RECIPE

어수리 된장 무침

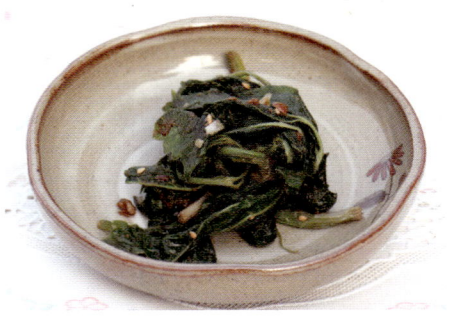

🍲 재료
어수리 200g
양념장(된장 1큰술, 국간장 약간, 다진 마늘 ½큰술, 다진 파 1큰술)
들기름 ½큰술, 통깨 1작은술, 소금 약간

👩‍🍳 조리법
1 어수리는 5분간 데쳐서 찬물에 헹구어 물기를 꼭 짜 놓는다. 살짝 데치면 약간 질긴 느낌이 나므로 충분히 익힌다.
2 분량의 재료를 한데 섞어 양념장을 만든다.
3 어수리에 양념장을 넣어 무친 뒤 싱거우면 소금으로 간을 맞춘다.
4 들기름과 통깨를 넣고 가볍게 버무려 마무리한다.

TIP 어수리 특유의 향과 맛을 살리기 위해서는 많은 양념을 하지 않는다. 초고추장으로 무쳐도 색다른 맛을 느낄 수 있다.

어수리 묵나물 볶음

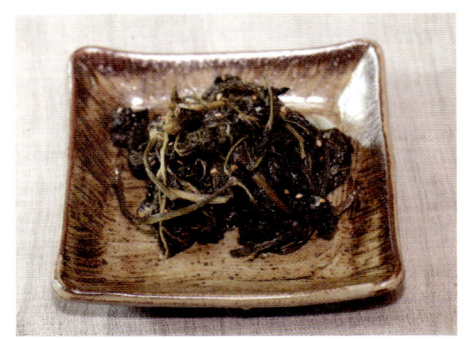

🍲 재료
어수리 묵나물 말린 것 30g,
양념장(국간장 1큰술, 다진 마늘·다진 파 1큰술씩)
식용유 1큰술, 들기름 1큰술, 통깨 1작은술, 소금 약간

👩‍🍳 조리법
1 어수리 묵나물을 찬물에 담가 하루 동안 불린 뒤 삶아서 그대로 둔다.
2 삶은 물이 식으면 나물을 건져 맑은 물에 헹구어 물기를 짠다.
3 분량의 재료를 한데 섞어 양념장을 만들어 2의 어수리에 넣어 무친다.
4 팬을 달구어 식용유를 약간 두르고 나물을 볶다가 들기름을 넣고 한 번 더 볶는다.
5 싱거우면 소금으로 간을 맞추고, 통깨를 섞어 마무리한다.

어수리 해물전

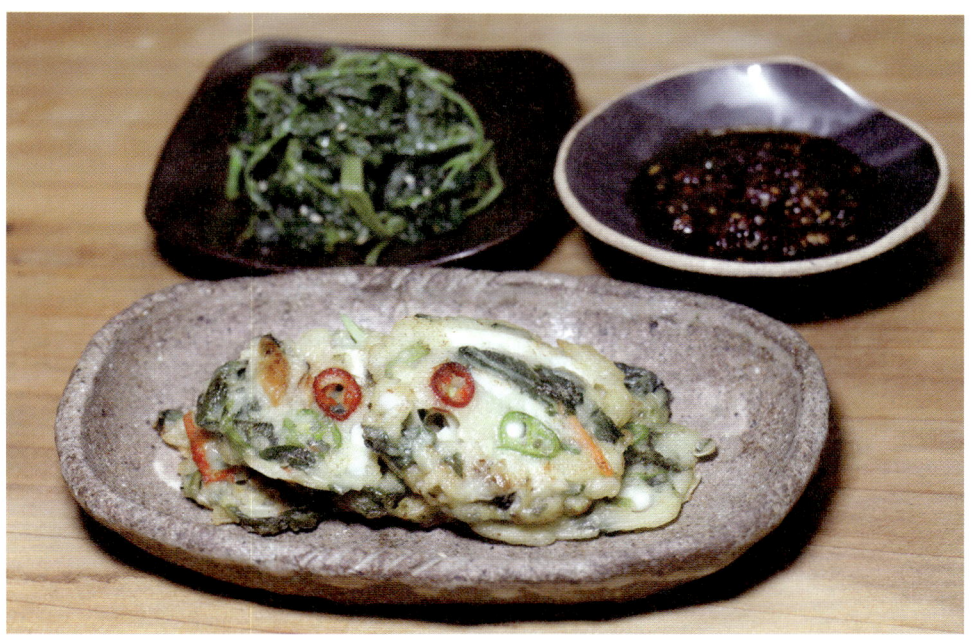

재료

어수리 150g, 부침가루 200g, 다시마 국물 1.5컵, 양념간장 적당량
채소(양파·부추 20g씩, 홍고추·풋고추 1개씩)
해산물(물오징어·조갯살·홍합살 30g씩)
다시마 국물(물 3컵, 다시마 10cm, 건표고 2개)
양념간장(양조간장 1큰술, 고춧가루 ½큰술, 다진 마늘 1작은술, 다진 쪽파 ½큰술, 통깨 1작은술, 참기름 1작은술)

조리법

1 어수리를 비롯한 채소를 3cm 길이로 썰어 놓는다.
2 물에 다시마와 표고를 넣고 끓여 식혀서 다시마 국물을 만들어 놓는다. 물만 사용해도 된다.
3 해산물은 손질하여 적당히 썰어 놓는다.
4 부침가루에 다시마 국물을 넣어 반죽한 뒤 채소와 해산물을 넣는다.
5 팬을 달구어 기름을 두르고 반죽을 떠 얹어 앞뒤가 노릇하게 부친다.
6 양념간장을 만들어 전에 곁들인다.

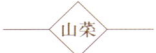

엉겅퀴

가시는 있지만 맛있고 향기로운 봄나물

우리나라 전국의 들판과 산기슭에서 흔히 볼 수 있는 엉겅퀴는 번식력이 강해 일본과 중국 동북부, 우수리 지방까지 널리 분포하며, 민들레 못지않게 세계적인 꽃이다.

엉겅퀴의 종류는 매우 다양하여 가시엉겅퀴, 고려엉겅퀴, 도깨비엉겅퀴, 정령엉겅퀴, 좁은잎엉겅퀴, 큰엉겅퀴, 흰가시엉겅퀴, 지느러미엉겅퀴, 흰지느러미엉겅퀴 등이 있는데 대부분 엉겅퀴와 같은 용도로 이용된다. 그중 영어명으로 '밀크 씨슬Milk thistle'이라고 불리는 가시엉겅퀴는 스코틀랜드의 국화國花이다. 옛날 스코틀랜드에 침입한 바이킹덴마크의 척후병이 엉겅퀴 가시에 찔려 비명을 지르는 바람에 성 안의 병사들이 깨어나 바이킹을 물리쳤기에 나라를 구한 공로로 스코틀랜드를 상징하는 꽃이 되었다고 한다.

엉겅퀴는 순우리말 이름은 '항가새'이며, 가시가 날카로워서 '가시나물'로도 불린다. 붉은 꽃이 들판에 피어 있으므로 '야홍화野紅花'라고도 한다. '엉겅퀴'라는 이름은 '피를 엉기게 하는 풀'이라고 한다. 봄철 부드러운 잎과 줄기, 뿌리를 나물로 먹고, 꽃이 핀 전초 또는 엉겅퀴 뿌리를 약재로 이용한다. 엉겅퀴 연한 잎줄기로 끓인 된장국과, 껍질 벗긴 줄기를 고추장이나 된장에 박아 두었다가 먹으면 별미다.

한방에서는 엉겅퀴 뿌리를 '대계근大薊根'이라 하여 약재로 쓰이는데 소염消炎이, 이뇨利尿, 지혈止血, 청열淸熱, 해독解毒 등의 효능이 있으며, 혈액순환 효과가 뛰어나다. 『동의보감』에서 엉겅퀴는 '성질이 평平하고 맛은 쓰며 독이 없다. 어혈을 풀고 피를 토하는 것을 치료하고

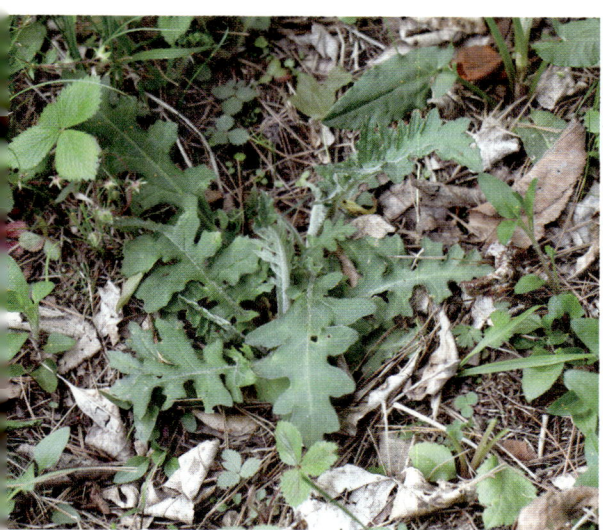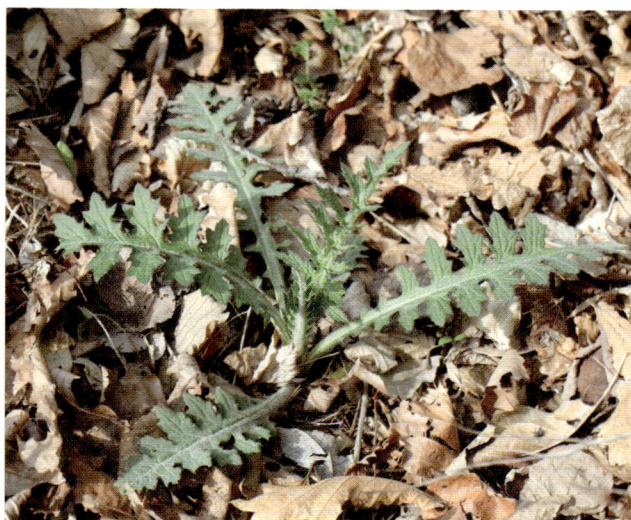

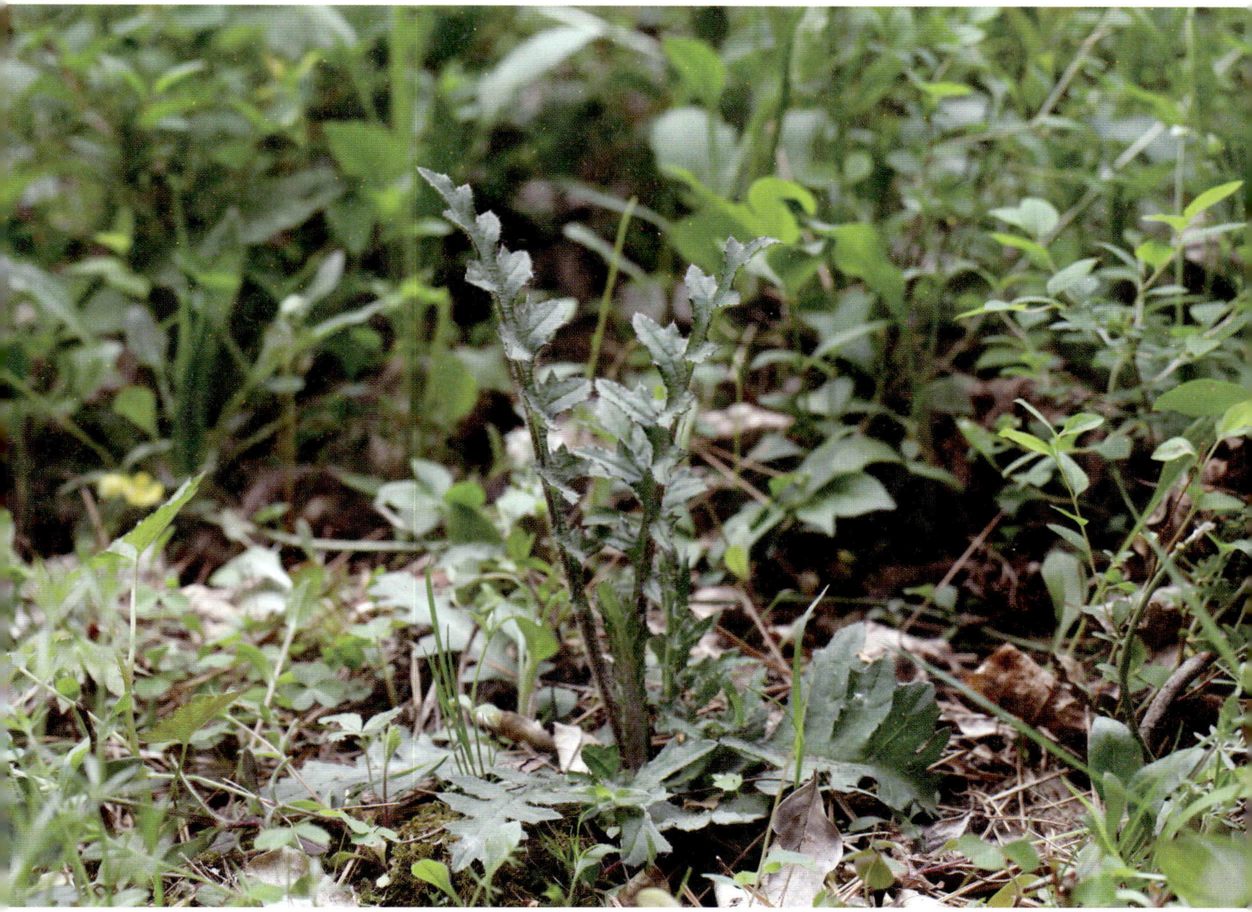

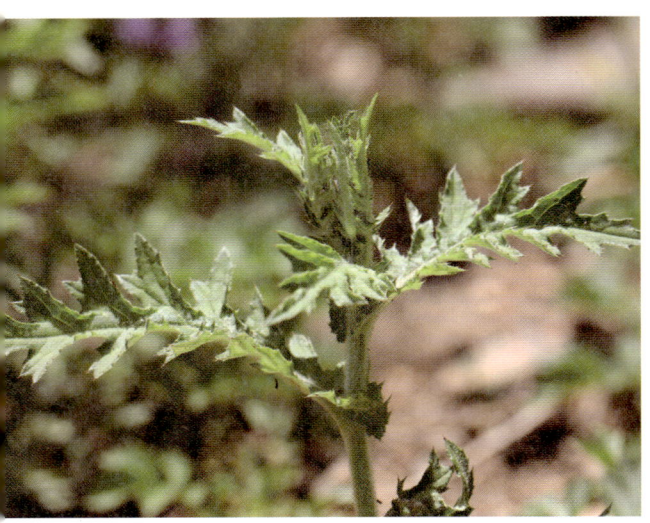
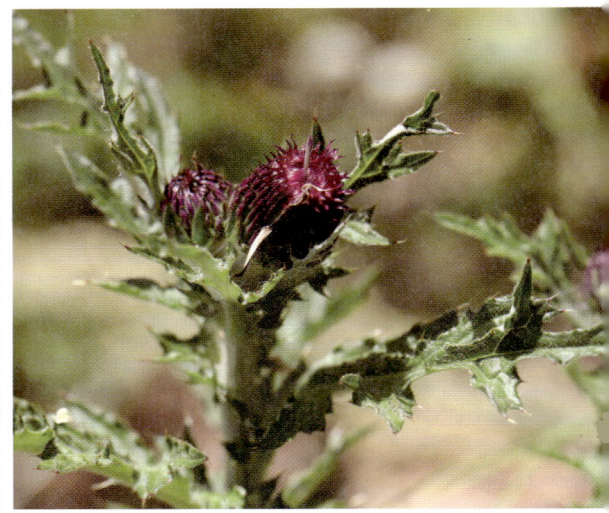

코피를 멎게 하며 옴과 버짐을 낫게 하고, 정精을 길러 주고 혈血을 보하고 여성의 적백대하를 치료한다'라고 기록되어 있다.

　엉겅퀴를 이용한 약은 몸이 뜨거운 사람의 피를 식히고, 출혈을 멈추게 하며, 어혈을 풀어 종기를 낫게 하고, 각종 출혈을 멎게 하고 각종 세균과 인체의 결핵균을 억제하는 효과가 있다고 한다. 또한 감기, 신경통, 관절염, 고혈압, 만성간염, 복수, 황달, 알코올 해독, 산후 부종, 방광염, 질염, 피부염 등을 개선한다. 최근에 엉겅퀴가 류머티즘 관절염과 그에 따른 부종, 염증을 줄이는 데도 효과가 있다는 연구 결과가 발표되기도 했다. 이는 염증 유도 물질인 산화질소를 억제하고 통증 유도 물질인 프로스타글란딘Prostaglandin E_2라는 물질을 감소시켜서 주기 때문이다.

　엉겅퀴 전초에는 실리마린Silymarin, 알칼로이드, 정유가 들어 있고, 엉겅퀴 뿌리에는 베타시토스테롤β-sitosterol, 실리마린 등이 들어 있다. 실리마린 성분은 화학 성분을 해독하는 글루타치온Glutathione의 분비량을 증가시키고 간을 손상시키는 류코트린Leukotrien이라는 효소의 생성을 억제하여 간과 담낭을 보호하고 치료하는 효과가 있다. 엉겅퀴 잎에는 단백질, 미네랄, 비타민, 탄수화물 등이 풍부하므로 봄철 나물로 먹을 때 우리 몸에 활력을 주는 것이다.

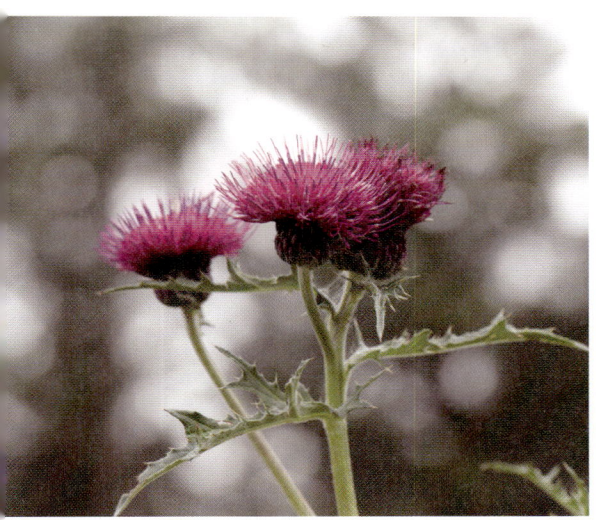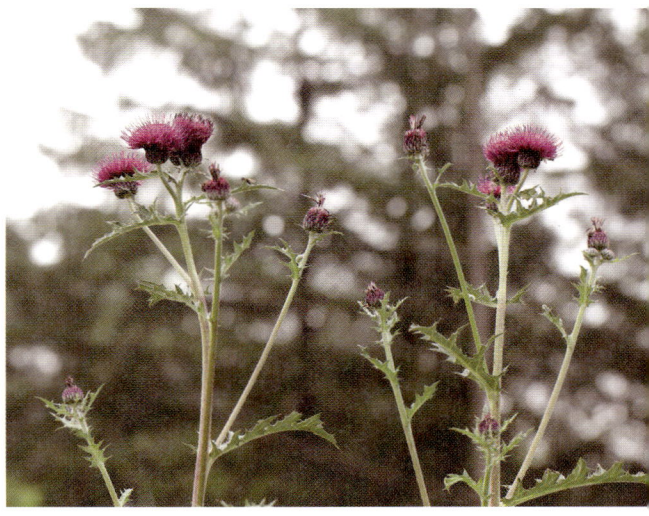

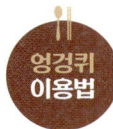
엉겅퀴 이용법

- 엉겅퀴의 잎과 줄기를 여름에 채취하여 말린 뒤 20~40g을 물 4L에 넣어 반으로 줄 때까지 달여 복용하고 생으로 즙을 내어서 먹기도 한다.
- 뿌리는 9월경에 채취하여 말려 5~10g을 물 4L에 넣어 반으로 줄 때까지 달여 복용한다.
- 민간에서는 피부염에 생잎과 줄기를 짓찧어 환부에 붙이고, 양기 부족에는 뿌리를 달여 마신다.
- 엉겅퀴 잎은 부각이나 튀김, 무침, 볶음, 묵나물 볶음을 하고 쌀과 함께 넣어서 밥을 지어 양념장에 비벼 먹는다.
- 줄기는 소금에 절인 뒤 껍질을 벗겨 샐러드를 하고, 생선조림에 넣고 고추장이나 된장에 박아 두어 장아찌를 한다.
- 가을~이듬해 봄에 뿌리를 캐어 말려 차를 달여 마신다.
- 꽃을 채취하여 튀김을 해 먹으며, 그늘에서 말려 차로 우려 마신다.
- 꽃이 피었을 때 전초를 채취하여 설탕과 1:1로 섞어 발효액을 만든다.
  ※ 몸이 차고 맥이 약한 사람은 엉겅퀴를 많이 먹지 않는다.

RECIPE

엉겅퀴 된장국

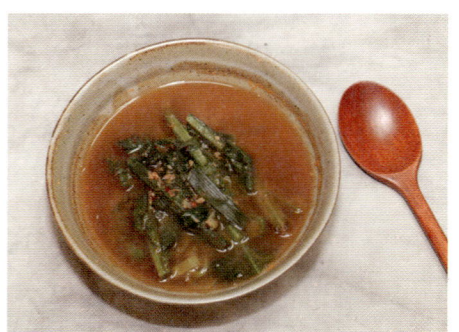

재료
엉겅퀴 200g, 달래 100g, 대파 50g
멸치 국물(물 4컵, 국물 멸치 20g, 다시마 10cm)
된장 1.5큰술, 국간장 1큰술, 고춧가루 ½큰술,
다진 마늘 1큰술, 소금 약간

조리법
1 엉겅퀴와 달래는 5cm 길이로 썰어 놓는다.
2 대파는 모양을 살려 동그랗게 썰어 놓는다.
3 물에 멸치와 다시마를 넣고 끓여 멸치 국물을 만든 뒤 건더기를 건져 내고 된장을 푼다.
4 3이 끓으면 엉겅퀴와 달래를 넣는다.
5 4가 끓어오를 때 국간장, 고춧가루, 마늘, 대파를 넣고 끓인 뒤 싱거우면 소금으로 간을 맞춘다.

엉겅퀴나물 초무침

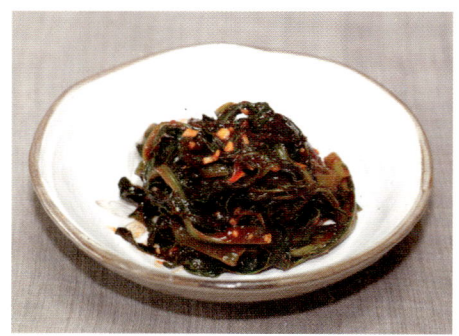

재료
엉겅퀴 200g
양념장(고추장 1큰술, 고춧가루 1큰술, 식초 1큰술, 설탕·매실청 ½큰술씩, 다진 마늘 1작은술, 다진 파 1큰술)
통깨 1작은술, 소금 약간

조리법
1 엉겅퀴를 살짝 데쳐서 찬물에 헹구어 물기를 짠다.
2 분량의 재료를 한데 섞어서 양념장을 만든다.
3 엉겅퀴에 양념장을 넣어 무친 뒤 싱거우면 소금으로 간을 맞추고, 통깨를 뿌려 마무리 한다.

엉겅퀴 겉절이

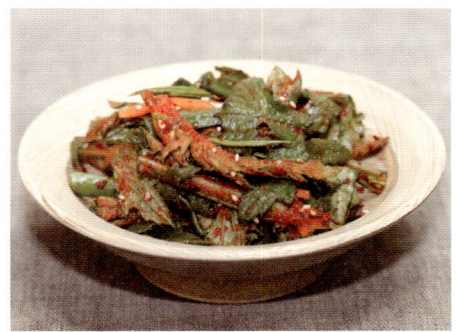

재료
엉겅퀴 새순 300g, 쪽파 100g, 양파 30g
양념(멸치액젓 2큰술, 고춧가루 ½컵, 매실청 2큰술,
다진 마늘 ½큰술, 생강즙 1작은술)
통깨 1작은술, 소금 약간

조리법
1 엉겅퀴를 씻어서 물기를 빼 놓는다.
2 쪽파는 3cm 길이로 썰고, 양파는 채 썰어 놓는다.
3 분량의 재료를 섞어서 겉절이 양념을 만든다.
4 엉겅퀴에 쪽파, 양파, 양념을 넣고 무친 뒤 통깨를 섞어 마무리한다.

TIP 1 매실청을 넣는 이유는 엉겅퀴의 쓴맛을 잡기 위해서이다.

TIP 2 나물로 먹을 때는 엉겅퀴에 가시가 있으므로 끓는 물에 데쳐서 면장갑을 끼고 다시 고무장갑을 껴 손으로 비벼 가시를 제거한 뒤 조리를 한다.

엉겅퀴 묵나물 볶음

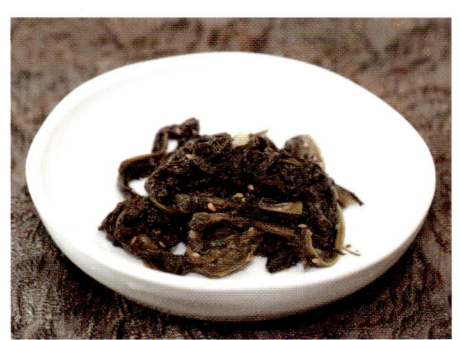

재료
엉겅퀴 묵나물 말린 것 20g
양념장(국간장·다진 마늘·다진 파 1큰술씩)
들기름 1큰술, 통깨 1작은술, 소금 약간

조리법
1 엉겅퀴를 찬물에 하루를 담가 불려서 삶는다.
2 삶은 물이 식으면 엉겅퀴를 건져서 맑은 물에 헹구어 물기를 짠다.
3 분량의 재료를 섞어 양념장을 만든다.
4 달궈진 팬에 식용유를 약간 두르고 엉겅퀴를 넣고 볶다가 어느 정도 익으면 들기름을 넣는다.
5 싱거우면 소금으로 간을 맞추고, 통깨를 뿌려 마무리한다.

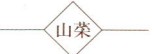

오갈피나무

한 묶음의 오갈피나무를 얻는 것이 한 마차의 금옥金玉을 얻는 것보다 낫다

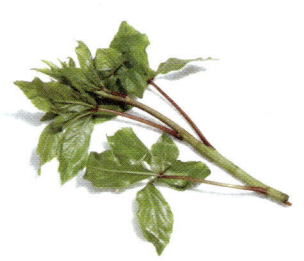

『본초강목』에 '한 묶음의 오갈피나무를 얻는 것이 한 마차의 금옥金玉을 얻는 것보다 낫다'라는 표현이 있다고 한다. 『동의보감』에는 '수명을 연장하여 늙지 않게 하니 신선들의 경전에 나오는 약이다'라고 기록되어 있을 정도로 오갈피나무는 귀한 대접을 받았다.

오갈피나무의 학명은 *Acanthopanax sessiliflorus*이다. 오갈피나무류를 통칭하는 속명 *Acanthopanax*는 '가시'라는 뜻의 아칸토스Acanthos와 '인삼'이라는 뜻의 파낙스panaks의 합성어로, 나무인삼이라는 별명과 만병을 치료한다는 뜻이므로 '만병을 치료하는 가시가 있는 나무'라는 의미를 담고 있다.

오갈피나무는 우리나라 전역에서 잘 자란다. 오갈피나무는 세계적으로 최근에 발견된 2종을 포함하여 모두 18종에 이르는데 이 가운데 우리나라 자생종이 8종이라고 한다. 자생 오갈피나무는 중국에 7~8종, 일본에 3종, 러시아에 1종 정도 있다고 한다. 개오갈피나무, 섬오갈피나무, 흰털오갈피나무, 참오갈피나무, 차색오갈피나무, 지리오갈피나무, 중부오갈피나무, 서울오갈피나무가 바로 한국에서만 볼 수 있는 오갈피나무들이다.

오갈피나무에는 단백질, 다우코스테롤Daucosterol, 비타민 A·B, 사포닌, 수지resins, 탄닌, 치사노사이드Chiisanoside, 펙틴 등의 성분이 들어 있다. 최근에는 오갈피나무 열매에서 분리한 물질의 화합물인 아칸토세실린Acanthosessilin A가 혈관 세포 노화를 억제하고, 회복시키면, 심혈관 질환을 예방하고 치료한다는 연구 결과가 발표되어 주목을 끌기도 하였다.

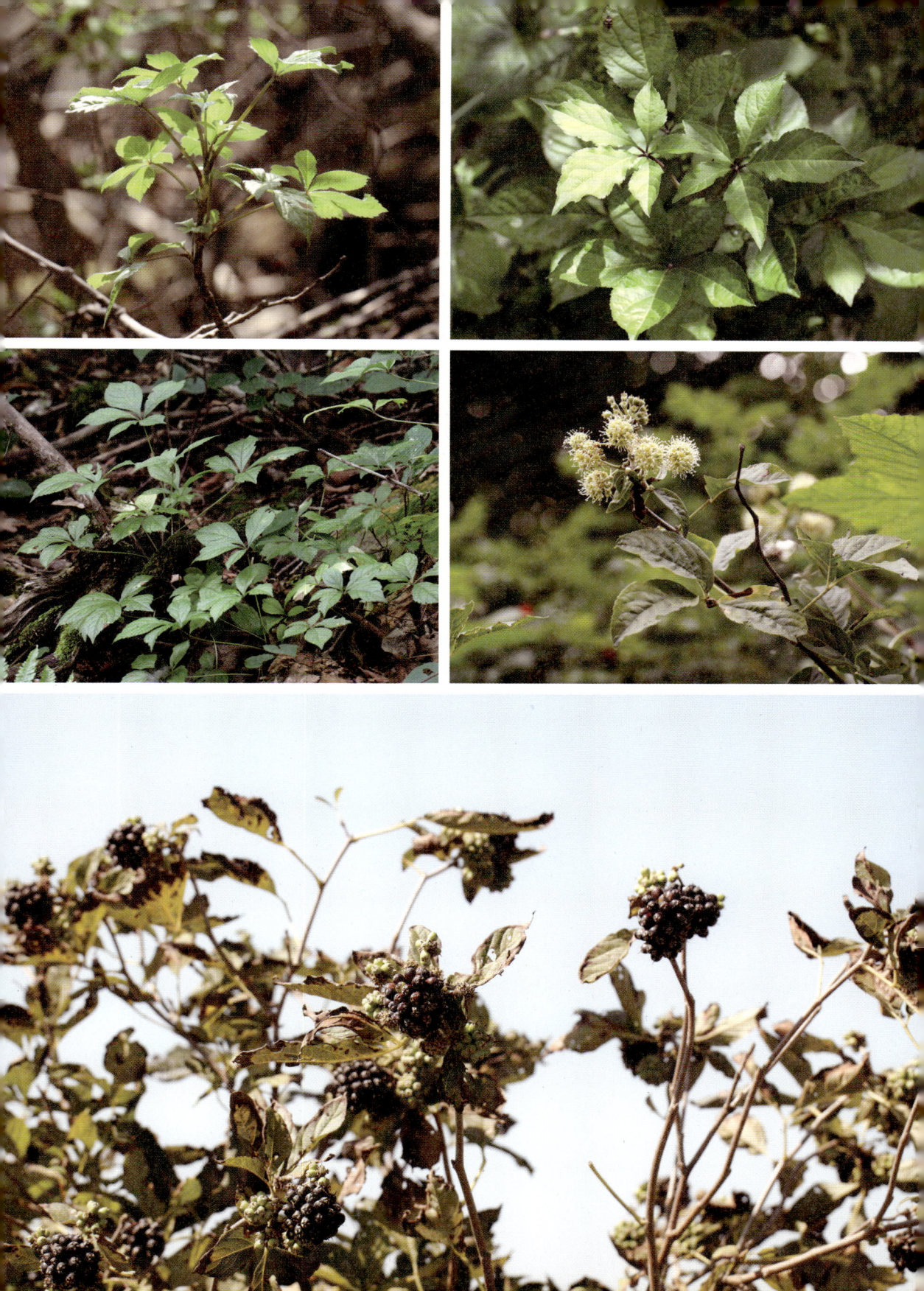

오갈피나무에 들어 있는 주성분은 강심배당체이다. 강심배당체는 우수한 약물이지만 독성 또한 강한 것으로 알려져 있다. 심장의 활동을 높이는 스테로이드Steroid와 당糖이 결합한 배당체의 일반명으로, 은방울꽃과 디기탈리스 잎, 협죽도 등의 식물에 널리 분포한다.

한방에서는 '오가피五加皮'라는 약재로 쓰는데 강심强心, 강장强壯, 거풍祛風, 건위健胃, 진통鎭痛, 항염抗炎 등의 효능이 있다. 꾸준히 복용하면 몸속의 독을 풀어 주고 기氣를 돋우며 피로를 해소하고 근골을 튼튼하게 하며 힘줄이 좋아진다. 오가피는 잎이 5갈래졌다는 의미로, 어린 오갈피나뭇잎은 산삼과 매우 비슷하여 약초꾼들이 종종 착각을 일으키기도 한다.

『동의보감』에는 '성질은 따뜻하고 맛은 매우며 독이 없다. 오래 먹으면 몸이 가벼워지고 노화를 늦추고, 물을 달여서 마시거나 술을 담아 마시면 불로장생의 명약으로 눈과 귀를 밝게 하고 머리카락은 검어지며 안색을 윤택하게 한다'라고 기록되어 있다. 『본초강목』에서는 '오가피를 장복하면 몸 안의 나쁜 피를 맑고 깨끗이 다스려 준다. 신체의 기운을 높여 주고 위를 보해 주고 정력을 좋게 해 주고, 몸이 가벼워지고 늙는 것을 방지하며 심장복부 아랫배에 통증이 있을 때, 종기 부스럼 등의 피부병, 허리 척추가 쑤시는 통증, 남자 음위증, 여자 음양증, 몸이 허약해지고 수척해지는 때, 오로와 찰상, 숙취, 풍을 맞아 사지가 뒤틀리고 마비되어 거동이 불편할 때 치료해 준다'라고 기록하고 있다. 또한 노화를 방지하고 혈관 속의 콜레스테롤을 낮추는 효과가 있어 고지혈증을 개선하는 데 쓰이며, 혈액순환을 촉진하고, 근육통, 관절염, 요통, 신경통, 타박상, 풍습風濕으로 인한 마비통증, 수족냉증, 당뇨병 등의 치료에도 쓰인다.

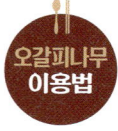
오갈피나무 이용법

- 민간에서 관절염, 요통 치료에 뿌리를 술에 담아 마시거나 뿌리껍질을 말려 가루를 내어 하루 세 번 3~5g씩 먹는다.
- 오갈피나무 가지나 뿌리를 가을에 채취하여 껍질을 벗겨 내고 목질부를 제거한 다음 햇볕에 말려 15~30g을 물 4L에 넣어 반으로 줄 때까지 달여 하루 세 번 복용한다.
  ※ 호흡기 기능이 떨어진 사람이나 체액이 부족한 사람은 복용을 하지 않는 것이 좋다.
- 이른 봄 오갈피나뭇잎이나 순을 쌈으로 먹고, 데쳐서 1~2시간 우려낸 뒤 된장이나 고추장 양념으로 무쳐서 먹는다.
- 성숙한 잎은 발효액을 만들고, 말려서 차를 우려내어 마신다.

오갈피나뭇순 된장 무침

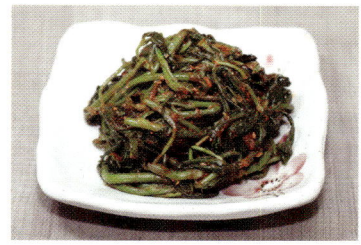

재료 / 2인분
오갈피나뭇순 300g
양념장(된장 2큰술, 고춧가루 1큰술,
다진 마늘 1작은술, 다진 파 1큰술)
참기름 ½큰술, 깨소금 1작은술

조리법
1 오갈피나뭇순을 데쳐서 찬물에 헹구어 물기를 짠 뒤 먹기 좋게 자른다.
2 분량의 재료를 한데 섞어서 양념장을 만든다.
3 1의 오갈피나뭇순에 양념장을 넣어 무친다.
4 참기름과 깨소금을 넣어 가볍게 버무려 마무리한다.

TIP 오갈피나뭇순은 고추장으로 무치는 것보다 된장으로 무치는 것이 더 맛있다.

오갈피나뭇순 간장 장아찌

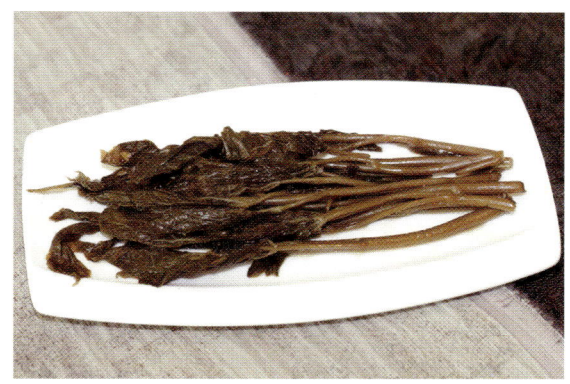

재료
오갈피나뭇순 500g
간장 달임장(채소 국물 2컵, 양조간장 1컵,
식초·설탕·매실청·소주 ½컵씩)
채소 국물(물 4컵, 대파 뿌리 1개, 다시마 10cm, 양파 ½개,
청양고추 2개, 건표고 2개)

조리법
1 오갈피나뭇순을 씻어서 물기를 빼 놓는다.
2 물에 채소 국물 재료를 넣고 반으로 줄 때까지 은근히 끓여 걸러 놓는다.
3 채소 국물 2컵에 간장 달임장 재료를 넣고 끓인다.
4 용기에 오갈피나뭇순을 담고, 달임장이 뜨거울 때 부어 준다.
5 재료가 뜨지 않도록 돌로 눌러 냉장고나 시원한 곳에 보관한다.
6 3~4일 뒤, 1주일 뒤, 10일 간격으로 간장물만 따라 내어 끓여서 식혀 부어 준다.

TIP 달임장을 달일 때 식초, 설탕, 간장의 양을 가감해서 입맛에 맞게 조절한다.

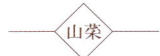

원추리

가지에 달린 수많은 잎처럼 일이 많지만 원추리로 인해 모든 것을 잊었으니 시름이 없노라

조선시대 학자인 신숙주는 원추리에 대해 '가지에 달린 수많은 잎처럼 일이 많지만 원추리로 인해 모든 것을 잊었으니 시름이 없노라'고 라고 예찬했다. 이처럼 원추리를 '망우초忘憂草'라는 부르는 이유는 원추리 나물을 먹거나 꽃봉오리를 차로 우려 마시면 마음이 차분해지고 근심이 사라지기 때문이다.

조선 숙종 때 농업서적 『산림경제山林經』에서는 '업나믈'이라고 하였고, 조선 중종 때 『훈몽자회訓蒙字會』에서는 '넘나믈'이라고 하였다. 원추리 나물은 맛이 달고 연하며 담백한 봄의 대표적인 산나물의 하나였다. 꽃봉오리를 말린 '황화채黃花菜'는 잡채에 빠지지 않는 재료였고, 중국 요리에도 '금침채錦針菜'라 하여 많이 쓴다.

원추리는 산기슭에서 자라는 여러해살이풀로, 뿌리가 사방으로 퍼지며 군락을 이룬다. 잎은 2줄로 늘어서고 끝이 처지는데 조금 두껍고 흰빛을 띤 녹색이다. 7~8월에 잎 사이에서 나온 꽃줄기에서 주황색 꽃이 피고 10월에 열매가 익는다.

한방에서는 원추리 뿌리를 '훤초萱草'라는 약재로 사용하는데 『동의보감』에는 '맛은 달며 성질은 서늘하며 독이 없다. 소변이 붉으면서 잘 나오지 않는 것과 답답하고 열이 나는데 주로 쓰며 사림沙淋을 치료하고 수기水氣를 내보내며 술로 인한 황달을 치료한다. 어린 싹을 따서 익혀 먹고 꽃망울을 따서 절여 먹기도 하며 가슴을 시원하게 뚫어 주는 데 매우 좋다'라고 기록되어 있다.

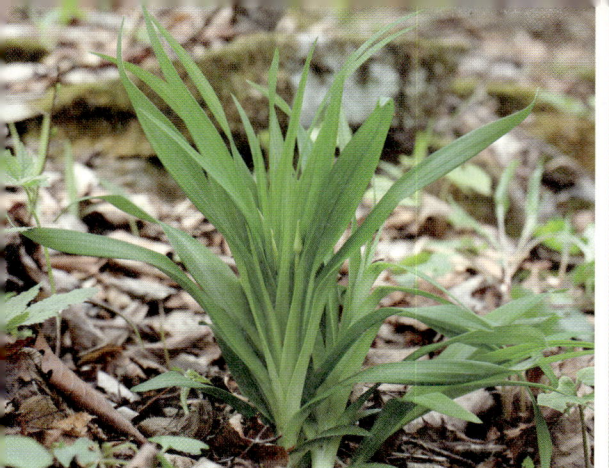
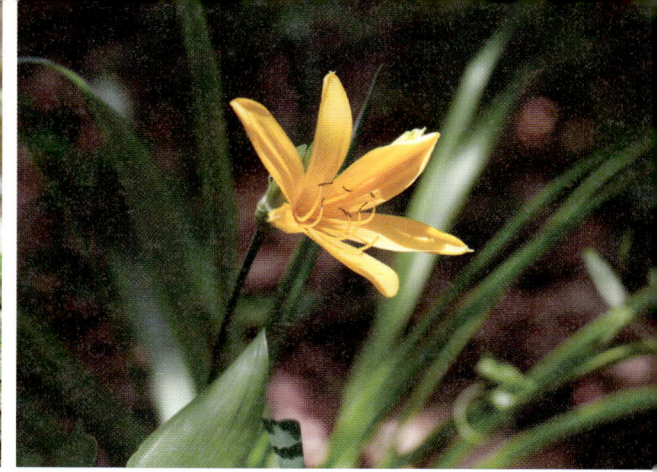

원추리 잎에는 비타민 C, 꽃에는 카로틴, 트레할라제Trehalase가 들어 있고, 뿌리에는 리신Lysine, 호박산, 베타-시스테롤, 아스파라긴Asparagine, 티로신Tyrosine, 콜히친Colchicin 등이 들어 있다. 이 성분들은 강장强壯, 이뇨利尿, 살균殺菌, 소염消炎, 진해鎭咳, 진통鎭痛, 해열解熱 등의 효능이 있어 노화 및 활성산소를 억제하여 노화 방지와 암 예방에 좋고 동맥경화를 예방한다. 폐결핵, 각종 장기의 궤양, 황달, 유선염, 방광염, 요도염, 질염, 황달, 코피, 대변 출혈, 자궁출혈, 타박상 등을 치료한다.

말린 원추리 잎 40~80g을 물 2L에 넣어 달여 하루 세 번 먹고 말린, 뿌리는 10~20g을 물 2L에 넣어 달여 하루 세 번 먹는다. 민간에서는 타박상 치료와 자양강장제로 쓰였는데 타박상엔 생잎을 짓찧어 환부에 붙였고 꽃을 술에 담아 마셨다. 원추리는 성장할수록 '콜히친' 성분이 늘어나 독성이 강하게 나타나므로 어린순만 채취하여 충분히 익혀 섭취해야 한다. 그러므로 원추리 뿌리는 용량을 초과하여 복용하면 시력이 상할 수 있기 때문에 원추리 약재로 사용할 때는 조심해야 하고 전문의 처방을 받아야 한다.

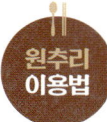
원추리 이용법

- 원추리 삶아 말린 것을 지푸라기에 엮어 처마 밑에 매달아 두었다가 정월 대보름이 되면 끓여 먹는 민속까지 있는 귀한 식물이다.
- 원추리는 봄철에 돋아나는 어린 싹을 소금물에 데쳐 무쳐 먹고, 잎을 깨끗이 씻어 물기를 뺀 뒤 간장과 식초, 설탕, 청주를 넣어 끓여 장아찌를 담아 먹기도 한다.
- 꽃봉오리로 김치, 무침, 조림, 전 등을 하여 먹기도 하며 밥을 할 때 뜸이 들기 시작하면 꽃을 넣기도 한다.
- 여름에 채취한 꽃잎을 소금물에 씻어 증기에 1분 정도 찐 뒤 말려서 차로 우려 마신다.
- 원추리 뿌리는 멧돼지가 즐겨 먹을 만큼 영양분이 많은데 녹말을 추출해 곡식과 섞어 떡을 만들어 먹기도 한다.

RECIPE

원추리나물 무침

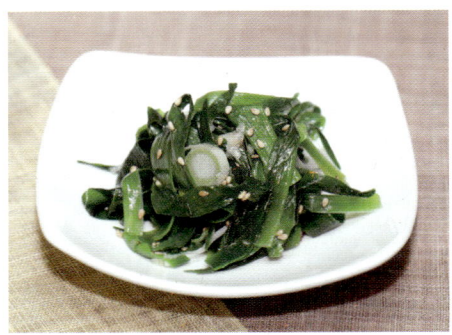

재료
원추리 200g
양념장(국간장 1큰술, 다진 마늘 ½큰술, 다진파 1큰술)
들기름 1큰술, 통깨 1작은술, 소금 약간

조리법
1 원추리 어린순을 데쳐서 찬물에 헹구어 물기를 짠다.
2 분량의 재료를 섞어 양념장을 만든다.
3 원추리에 양념장을 넣고 골고루 무친 뒤 간이 싱거우면 소금으로 맞춘다.
4 들기름과 통깨를 넣고 가볍게 버무려 마무리한다.

원추리 된장무침

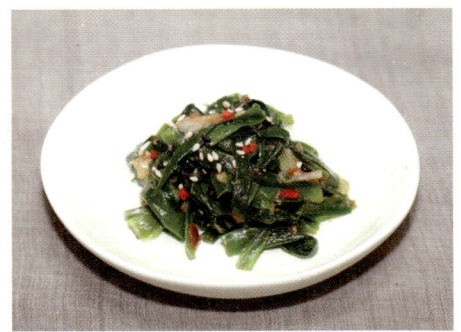

재료
원추리 400g
양념장(된장 2큰술, 고추장 2큰술, 다진 파 1큰술, 다진 마늘 1작은술)
참기름 ½큰술, 깨소금 2작은술

조리법
1 원추리를 데쳐서 원추리의 독성을 제거하기 위해 찬물에 30분 정도 담갔다가 헹구어 물기 꼭 짠 뒤 5cm 길이로 자른다.
   ※ 콜히친은 끓는 물에 데치면 독성이 없어지는데 안전한 섭취를 위해 하루를 찬물에 담가 놓는 것이다.
2 분량의 재료를 한데 섞어 양념장을 만든다.
3 원추리에 양념장을 넣어 뽀얀 국물이 나오도록 무친 뒤 양념 국물을 끼얹고, 참기름과 깨소금을 넣어 완성한다.

원추리 된장국

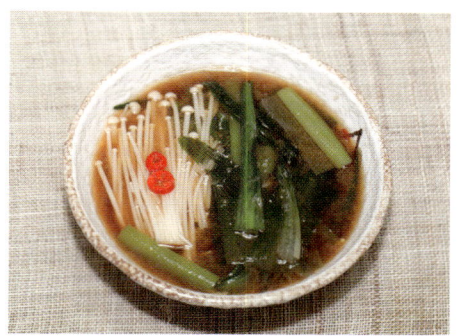

재료
원추리 200g, 바지락 100g, 청양고추 2개, 된장 2큰술, 고춧가루 1큰술, 다진 마늘 1큰술, 대파 50g
멸치 국물 4컵(다시마 10cm, 국물용 멸치 20g)
국간장 1큰술, 소금 약간

조리법
1 원추리는 잘 다듬어 깨끗이 씻어서 5cm 길이로 썰어 놓는다.
2 바지락은 바닷물 농도의 소금물에 해감하여 놓는다.
3 대파와 청양 고추는 깨끗이 씻어서 어슷썰기로 썰어 준비한다.
4 멸치와 다시마를 넣고 끓인 뒤 멸치와 다시마를 건져 낸 뒤 된장을 푼다.
5 국물이 끓으면 국간장과, 원추리, 바지락을 넣는다.
6 국물이 끓어오르면 고춧가루, 마늘, 파, 청양 고추를 넣고 싱거우면 소금으로 간을 맞춘다.

원추리 꼬막 무침

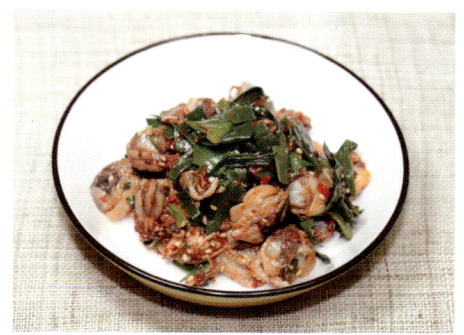

재료
원추리 150g, 꼬막 200g
양념장(고춧가루・고추장・식초・설탕 1큰술씩, 레몬즙 1작은술)
참기름 1큰술, 통깨 약간

조리법
1 원추리를 살짝 데쳐 찬물에 헹구어 놓는다. 원추리는 잎이 넓은 것보다는 줄기가 도톰하고 짙은 녹색을 띤 것이 좋다.
2 꼬막을 소금물에 해감한 뒤 끓는 물에 데쳐 속살을 빼 놓는다.
3 분량의 재료를 한데 섞어 양념장을 만들어 놓는다.
4 원추리와 꼬막에 양념장을 넣고 조물조물 무친 뒤 참기름과 통깨를 넣고 마무리한다.

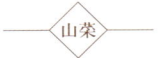

음나무

독특한 맛의 나물과 귀신을 몰아내는 날카로운 가시

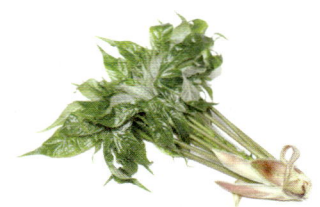

음나무가 봄에 싹 틔울 때 잎을 틔우는 방향에 따라 풍년을 예측하는 풍습이 있다. 강원도에서는 잎이 동쪽 가지에서 먼저 나오면 영동 지방에 풍년이 들고, 서쪽 가지에서 먼저 나오면 영서 지방에 풍년이 든다는 이야기가 예전부터 전해져 오고 있다.

음나무에는 밑이 넓고 끝이 날카로운 가시가 있어 귀신을 막아 준다고 믿어 대문이나 문지방에 매달아 두었는데 우악스럽게 돋은 가시의 효험을 믿은 데에서 비롯된 것으로 보인다. 마찬가지 이유로, 음나무로 6각형 노리개를 만들어 어린아이에게 채워 주면 잡귀가 접근하지 못한다고 여겼는데, 이것을 '음'이라고 불러 '음나무'라는 이름으로 불리게 되었다고도 한다.

음나무 종류에는 가는잎음나무, 음나무, 털음나무가 있다. 음나무순을 데쳐서 주로 숙회로 먹는데, 음나무순은 쌉싸래한 맛이 두릅보다도 맛있다. 음나무순 나물과 해동피, 해동수근은 피가 부족한 사람과 몸에 화火가 많은 사람도 먹지 말아야 한다.

동양의 전통 의학에서는 가시가 있는 모든 식물은 풍습風濕 즉 음기淫氣가 성해서 뼈마디가 쑤시고 켕기며 굽혔다 폈다 하기가 어려운 병을 몰아낼 수 있다고 한다. 음나무 역시 물기와 바람을 몰아내는 효능이 있어 관절염, 신경통, 염증, 피부병 등을 치료하는 효과가 있다고 본다. 가시 달린 찔레나무, 아카시나무, 주엽나무 등도 같은 효과를 나타낸다고 한다.

한방에서는 줄기 속껍질을 '해동피海桐皮', 뿌리껍질을 '해동수근海桐樹根'이라는 약재로 쓴다. 『동의보감』에서는 허리와 다리를 쓰지 못하고 마비된 것을 낫게 하며 이질, 곽란, 옴, 버

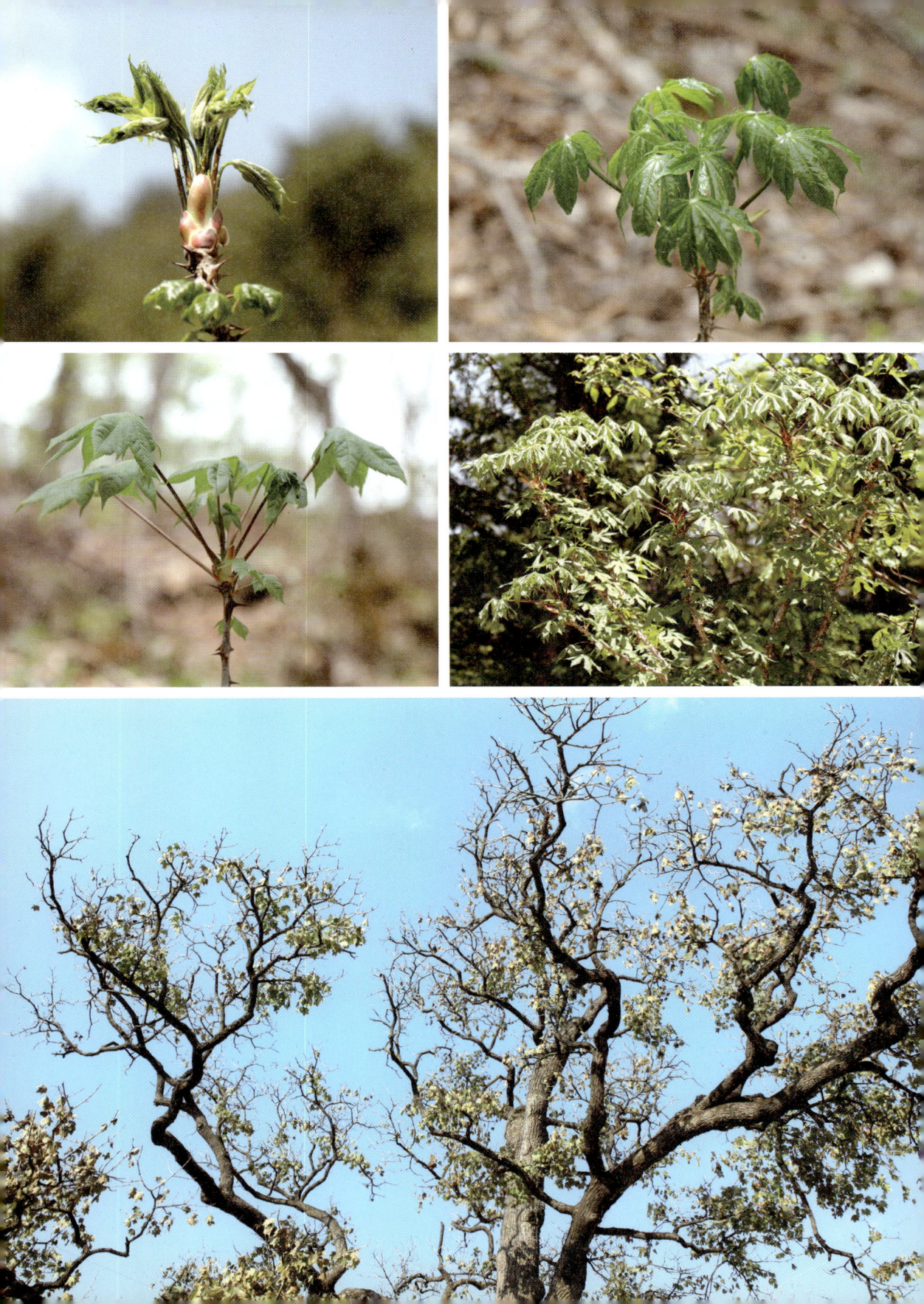

짐, 치통 및 눈에 핏발이 선 것을 낫게 하고 풍증을 없앤다고 기록하였다. 『방약합편』에서는 해동피는 맛이 쓰고 요통, 각비, 오감, 개선, 기체, 풍비, 설사 및 이질을 다스린다고 하였다.

민간에서는 신경통, 관절염, 근육통, 근육마비, 당뇨병, 요통, 늑막염 치료에 쓰였는데 음나무 뿌리를 생즙으로 내어 마시거나 음나무를 잘게 썰어 큰솥에 넣고 푹 달인 물로 식혜를 만들어 마셨다.

음나무에는 사포닌, 정유, 쿠마린, 플라보노이드, 올레인산 Oleic acid, 리놀산 Linolic acid이 들어 있다. 이 성분들은 강장強壯, 소염消炎, 진정鎭靜, 진통鎭痛, 해독解毒 등의 효능이 있어 위염, 관절염, 각종 종기, 종창, 신경통, 비염, 중풍, 치질, 관절염, 기침, 가래, 간경화, 만성간염, 종기, 종창, 각종 피부염, 요통, 타박상, 늑막염 등을 치료한다.

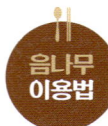
음나무 이용법

- 해동피는 봄과 초여름에 채취한 줄기껍질을 겉껍질을 벗긴 뒤 잘게 썰어 햇볕에 말려서 쓴다. 기침, 가래, 위염, 비염, 간경화, 만성간염, 비염, 종기, 종창, 옴, 각종 피부염 등에는 해동피 20g을 물 300~400㎖에 넣고 반으로 달여 마신다.
- 해동수근은 늦여름에서 흙을 씻어내고 잘게 잘라 초가을에 채취하여 햇볕에 말려서 쓴다. 당뇨, 관절염, 신경통, 치질, 중풍, 관절염, 타박상, 요통, 풍습으로 인한 근육마비 등에는 말린 해동수근 20g을 물 300~400㎖에 넣고 반으로 달여 마신다.
- 음나무를 닭이나 오리와 함께 삶아서 먹으면 잡냄새를 없애 주고 관절염이나 요통에 효험이 있다고 한다.
- 음나무순을 데쳐서 찬물에 헹구어 숙회로 초고추장에 찍어 먹는다. 데친 음나무순을 된장과 고추장을 섞어 무쳐 먹는다.
- 음나무순을 튀김이나 부침을 하며, 쌀과 함께 밥을 지어 양념장에 비벼 먹는다.
- 다 자란 잎을 채취하여 부각을 해도 좋고, 설탕을 섞어 발효액을 만든다.
- 음나무순은 묵나물을 하면 말리는 과정에서 잎이 부서져 버리므로, 데쳐서 물과 함께 비닐봉지에 넣어 냉동 보관하는 것이 좋다.

RECIPE

음나무순 물김치

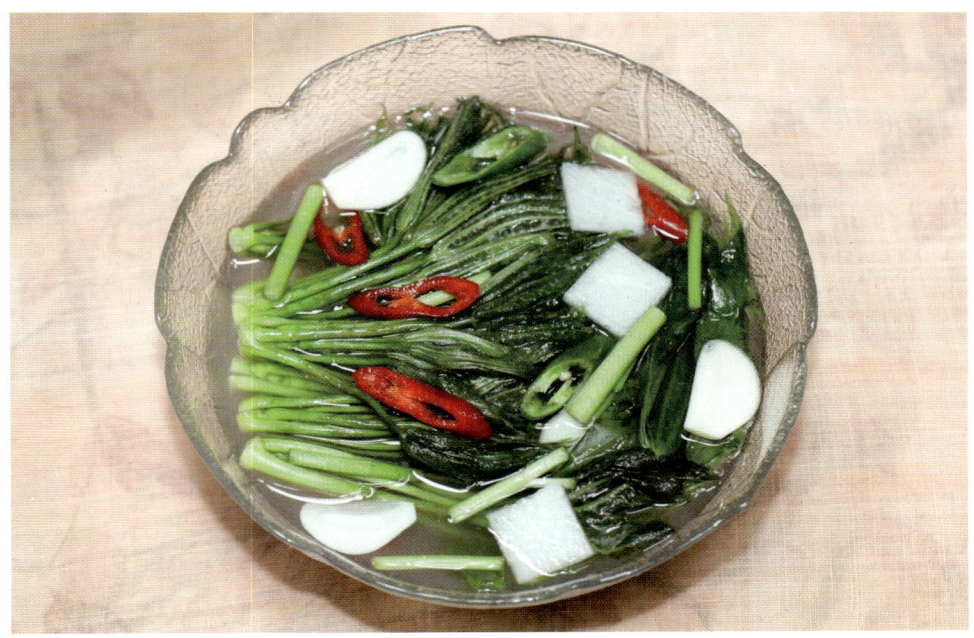

재료

음나무순 1Kg
채소 국물(물 10L, 음나무 가지 말린 것 800g, 껍질 있는 양파 150g, 무 150g, 말린 표고 5개, 다시마 10cm 2장, 대파 뿌리)
통마늘 3통, 생강 50g, 홍고추 2개, 풋고추 2개, 무 100g, 실파 200g, 액젓 1컵, 발효액 적당량, 소금 적당량

조리법

1 채소 국물 재료를 한데 넣고 물이 ⅔분량으로 줄어들 때까지 달여서 식혀 건더기를 건지고 국물만 준비한다.
2 음나무순을 물에 씻어 물기를 뺀 뒤 소금 2큰술을 넣어 살짝 절인다.
3 마늘과 생강은 편으로 썰고, 고추는 어슷하게 썰고, 무는 납작하게 썬다.
4 실파는 3cm 길이로 썬다.
5 채소 국물에 절인 음나무순을 넣고 마늘, 생강, 고추, 무, 실파를 넣는다.
6 발효액으로 단맛을 내고 액젓과 소금으로 간을 맞춘다.
7 용기에 담아 실온에 하루 보관 뒤 냉장 보관한다.

TIP 설탕을 넣으면 재료가 무를 수 있으므로 넣지 않는다.

음나무순 김치

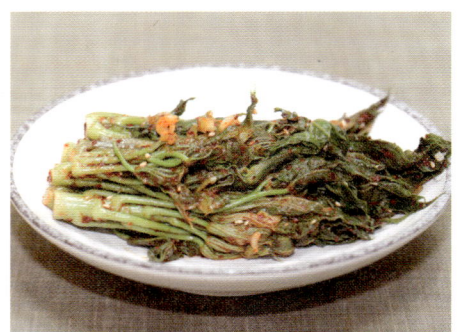

🍴 재료

음나무순 300g, 소금 1큰술
양념(고춧가루 1컵, 멸치액젓 2큰술, 매실액 2큰술, 다진 마늘 1큰술, 다진 생강 1작은술, 소금 1큰술, 찹쌀풀 1컵, 멸치 국물 1컵)
찹쌀풀(찹쌀 1큰술, 물 1컵)
멸치 국물(물 1컵, 멸치 20g, 다시마 10cm, 대파 뿌리)

🥄 조리법

1. 음나무순은 잘 다듬어서 씻어 물기를 뺀 뒤 소금 1큰술을 넣고 살짝 절였다가 물기를 뺀다. 이때 음나무순이 큰 경우는 찬물에 30분 정도 담가 쓴맛을 우려내고 사용한다.
2. 찹쌀풀을 쑤어 식혀 놓는다.
3. 분량의 재료를 한데 섞어 양념장을 만들어 실온에 1분가량 두어 숙성시킨다.
4. 음나무순에 양념을 넣고 무친다.

음나무순 된장 무침

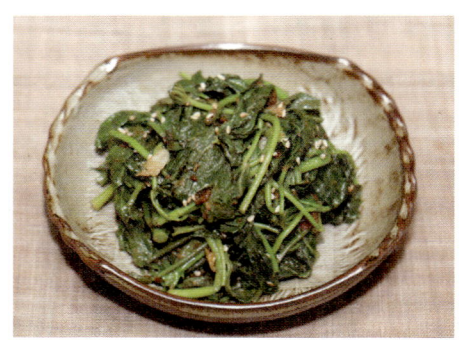

🍴 재료

음나무순 200g, 들기름 1큰술
양념장(된장 2큰술, 양조간장 1큰술, 다진 마늘 1작은술, 다진 파 1큰술)
통깨 1작은술, 소금 약간

🥄 조리법

1. 음나무순은 살짝 데쳐서 찬물에 헹구어 놓는다.
2. 분량의 재료를 한데 섞어 된장 양념장을 만든다.
3. 큰 볼에 음나무순을 담고 양념장을 넣어 무친 뒤 싱거우면 소금으로 간한다.
4. 들기름과 통깨를 넣어 가볍게 버무려 마무리한다.

음나무순 겉껍질 무침

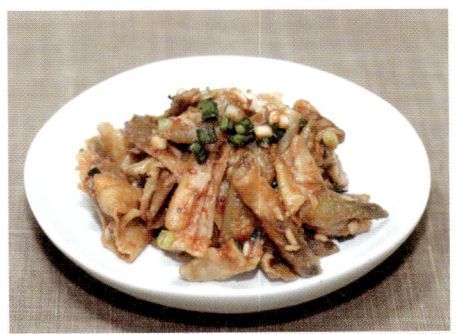

재료
음나무순 겉껍질 200g, 밀가루 4큰술
양념장(고춧가루 1큰술, 국간장 1큰술, 매실청 1큰술, 다진 마늘 ½큰술, 다진 파 1큰술)
들기름 1큰술, 통깨 1작은술, 소금 약간

조리법
1 음나무순 겉껍질을 씻어서 물기를 턴 뒤 밀가루를 입혀 찜기에 찐다.
2 분량의 재료를 한데 섞어 양념장을 만든다.
3 1에 양념장을 넣고 무친 뒤 싱거우면 소금으로 간을 맞춘다.
4 들기름과 통깨를 넣어 가볍게 섞은 뒤 마무리한다.

음나무순 밥

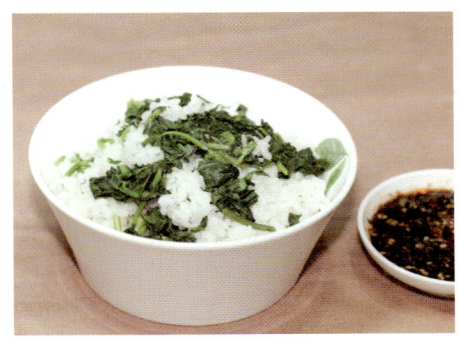

재료
쌀 150g, 음나무순 150g
다시마 국물 1컵(물 1컵, 다시마 10cm)
들기름 1작은술, 국간장 1작은술

조리법
1 쌀을 씻어 1시간 정도 불린다.
2 물 1컵에 다시마를 넣어 우려 내어 다시 국물을 만든다.
3 음나무순은 다듬어 씻어서 끓는 물에 살짝 데쳐 찬물에 헹구어 놓는다.
4 3의 음나무순을 5cm 길이로 썰어 국간장과 들기름을 넣고 무쳐 놓는다.
5 1의 쌀을 냄비에 담고 다시마 국물을 넣고 밥을 짓는다.
6 밥이 끓어오를 때 4의 음나무순을 올리고 한 번 더 끓인 뒤 약한 불로 뜸을 들인다.

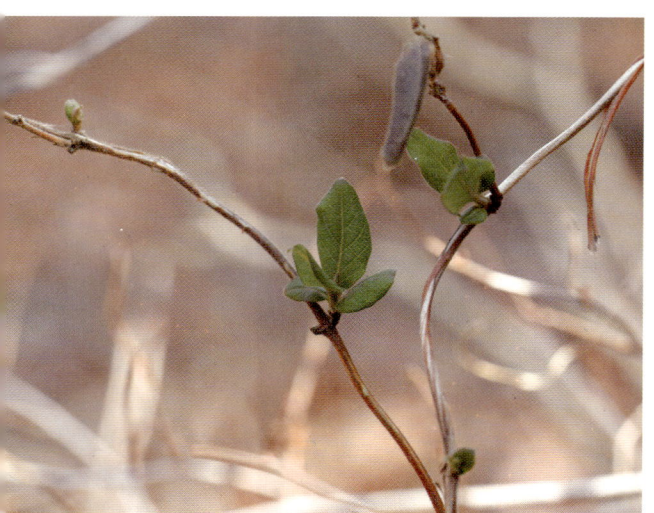
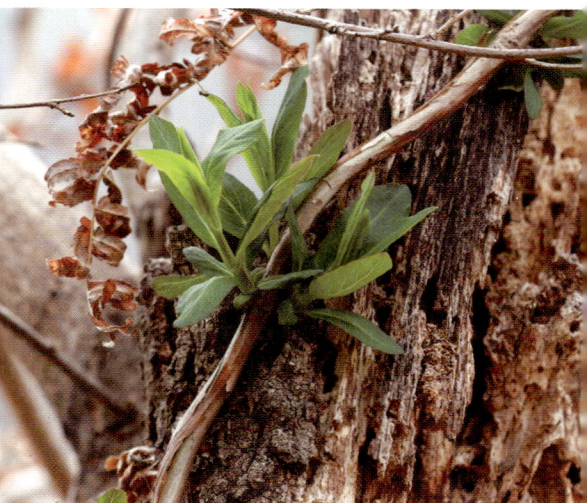

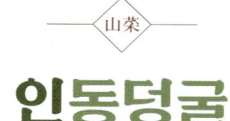

인동덩굴

종기 치료에 효과적인 약초

인동덩굴은 '추운 겨울을 참고 견딘다'는 의미의 '인동忍冬'으로, 겨울에도 진초록 또는 보라색의 잎으로 겨울을 나므로 '인동초忍冬草', '인동꽃'이라고도 한다.

  인동은 식물의 생김새와 특성을 나타내는 이름이 여럿 있다. '금은화金銀花'라는 이름은 한 나무에 갓 피기 시작하는 흰 꽃과 져 가는 노란 꽃이 섞여 있어서 붙여진 이름이다. 펼쳐진 꽃잎 모양이 해오라기 같다 하여 '노사등鷺鷥藤', 길게 뻗은 꽃술이 할아버지의 수염 같다고 하여 '노옹수老翁鬚', 다른 물체를 왼쪽으로 감아 올라가므로 '좌전등左纏藤', 꽃에 꿀이 많아 '밀보

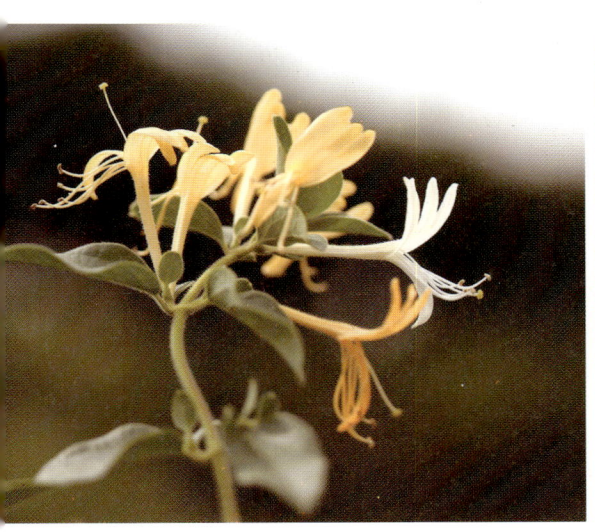
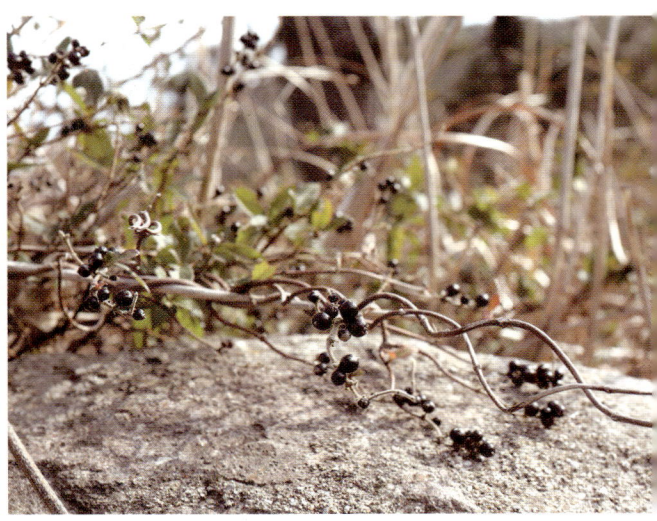

등密補藤', 귀신을 다스리는 효험이 있다 하여 '통령초通靈草', 좋은 일이 있을 징조가 있는 식물이다 하여 '길조吉兆'라고도 불린다.

 한방에서는 잎과 줄기를 인동, 꽃봉오리를 금은화金銀花라고 하는데 소양인 체질에 좋은 약재이다. 민간에서는 이뇨, 해독, 미용 효과가 있다고 여겨 차나 술을 담가 마셨고, 각종 종기나 항문 질환에 가루를 내어 환부에 붙였다.

 인동덩굴 어린순은 따서 데쳐 나물로 먹고, 말려서 차를 우려내고, 꽃을 따서 말려 꽃차로 마시는데 향기가 좋다. 5월 하순에서 6월 초순에 낮은 산길을 걷다 보면 인동덩굴 꽃의 기분 좋은 향기를 느낄 수 있다.

 인동꽃의 노란색을 내는 주성분은 플라보노이드의 일종인 루테올린Luteolin으로, 노란색 계통의 색소로 알려져 있다. 루테올린은 인체 내에서 활성산소를 제거하고 탄수화물의 대사 조절과 면역체계를 조절하는 기능을 하며, 특히 암을 억제하는 데 유용한 것으로 나타났다. 참고로, 루테올린은 타임·세이지·로즈마리 등의 허브류, 깻잎·파슬리·샐러리·양파·피망 등의 채소류에도 들어 있다.

 인동덩굴 꽃에는 이노시톨Inositol, 사포닌, 탄닌 등도 들어 있어 해열解熱, 해독解毒, 항균抗菌, 항염抗炎 효과를 낸다. 급성 열병으로 인한 발열, 폐렴, 설사, 세균성 이질, 장염, 자궁경부

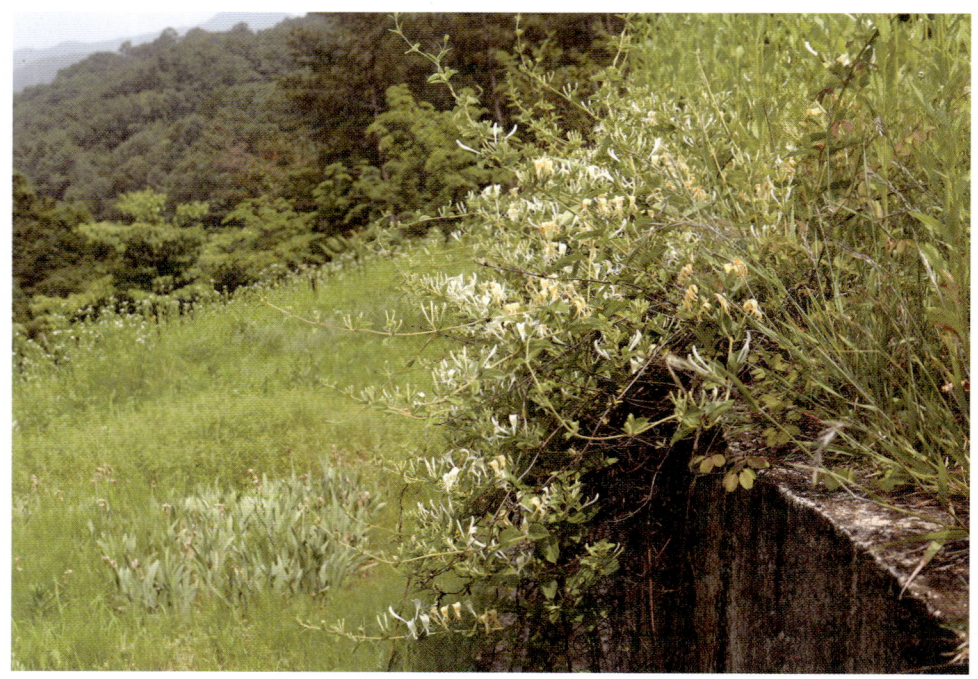

　의 미란, 화농성 질환, 각종 종기, 두드러기 치료에 효과가 있다. 특히 사람을 대상으로 한 세균의 개념이 없던 시절에 금은화는 종기를 치료하는 데 효과가 있다는 것이 알려지면서 없어서는 안 될 약초로 전해졌다.

　인동꽃은 사람의 체외에 녹농균, 뇌막염구균, 대장균, 백일해균, 변형균, 연쇄상구균, 티푸스균, 파라티푸스균, 포도상구균, 폐렴쌍구균 등의 세균에 대한 억제 작용을 한다.

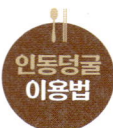

인동덩굴 이용법

- 독감이 걸렸을 때 말린 인동덩굴을 진하게 달여 마시면 효과가 있다. 하지만 음식을 적게 먹으면서 설사를 자주 하고 몸이 더욱 약해지는 체질인 사람은 피한다.
- 꽃이 피었을 때 채취한 인동과 금은화는 건조하고 바람이 잘 통하는 그늘에서 말려야 약효가 좋다. 1회 복용량은 10~15g이다.

인동덩굴 새순 나물

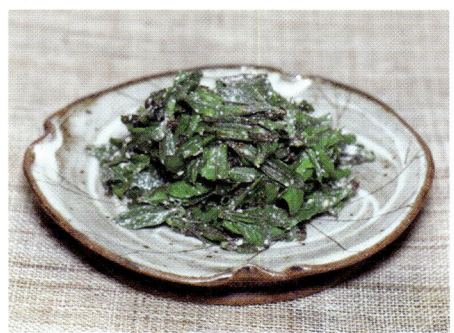

재료
인동덩굴 새순 200g
양념(국간장 ½큰술, 들깨가루 1큰술,
다진 마늘 1작은술, 다진 실파 1작은술)
들기름 ½큰술, 통깨 1작은술, 소금 약간

조리법
1 인동덩굴 새순을 살짝 데쳐 찬물에 헹구어 물기를 꼭 짜 놓는다.
2 분량의 재료를 한데 섞어 양념장을 만든다.
3 1의 인동덩굴 새순에 양념을 넣고 무친 뒤 싱거우면 소금으로 간을 맞춘다.
4 들기름과 통깨를 넣고 가볍게 버무려 마무리한다.

TIP 인동덩굴 새순과 여러 가지 봄나물을 함께 섞어 나물로 해도 좋다.

인동덩굴꽃 꿀절임차

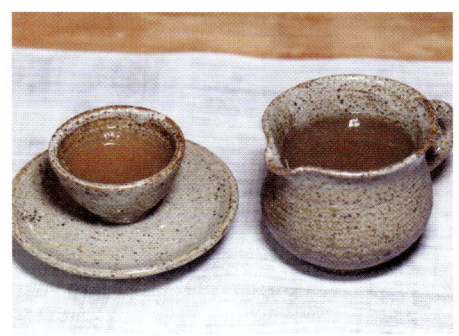

조리법
1 인동덩굴 꽃(금은화)을 채취한다.
2 꽃술을 제거하고 물에 깨끗이 씻어 채반에 건져 물기를 없앤다.
3 꽃잎과 꿀을 동량으로 버무려 용기에 넣어 밀봉한 뒤 15일간 재운다.
4 즙과 꽃 1~2티스푼을 물 150ml에 타서 마신다.

TIP 채취한 꽃의 암술과 수술을 떼어 내고 말린다. 밀폐 용기에 제습제를 넣어 보관해 두고, 말린 꽃 3~5송이를 끓는 물 150ml에 넣어 우려 마신다.

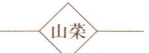

잔대

1백 가지 독을 푸는 약초는 오직 '잔대'뿐

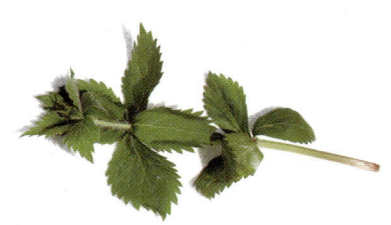

어렸을 때 어느 해 봄 몸살을 심하게 앓은 기억이 있다. 움직이지도 못하고 며칠을 방에만 누워 있었는데, 어머니의 말씀을 빌리자면, 작은 솥에 멥쌀과 마른 잔대 한 줌을 넣어 죽을 쑤어 먹였더니 훌훌 털고 일어났다는 것이다. 지금도 몸살기가 느껴지면 잔대 죽을 쑤어 먹곤 한다. 잔대가 산후 조리약이지 몸살에도 효과가 있느냐며 반문하는 분도 있겠지만 내 경험으로는 사람마다 체질에 따라 몸에 맞는 약초가 따로 있는 것 같다.

'딱주', '제니'라고도 부르는 잔대는 우리나라 전역의 산과 들에 자생하는 여러해살이풀로, 물 빠짐이 좋은 반그늘이나 양지에서 잘 자란다. 키는 50~100cm 정도이고, 줄기는 곧고 잔털이 있으며 잎은 긴 타원형 또는 계란형으로 톱니 모양이다. 꽃은 보라색으로, 7~9월에 줄기 끝에 종 모양으로 여러 개 달린다.

전 세계적으로 50종이 분포하고, 우리나라에 40여 종이 있는데 잎이 좁은 것과 넓은 종이 있고, 잎의 수는 3~5장으로 일정하지 않다. 가는층층잔대, 가야산잔대, 금강잔대, 꽃잔대, 나리잔대, 넓은잔대, 당잔대, 두메잔대, 만주잔대, 섬잔대, 숫잔대, 왕잔대, 외대잔대, 인천잔대, 잔대, 좀층층잔대, 진퍼리잔대, 층층잔대, 털잔대, 톱잔대, 흰나리잔대, 흰잔대, 흰톱잔대 등 확인된 것만 하여도 20여 종이 넘고 같은 종이라도 잎의 변이가 심하다. 나물의 맛이나 약효는 다 비슷하다. 다만 숫잔대와 진퍼리잔대는 독이 있다 하여 식용하지 않는다.

한방에서는 '사삼沙蔘'이라고 하여, 고삼·단삼·인삼·현삼과 더불어 '오삼五蔘'으로 부르며 귀

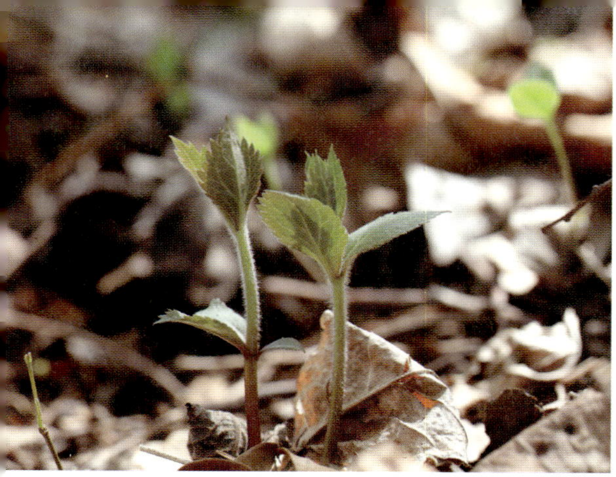

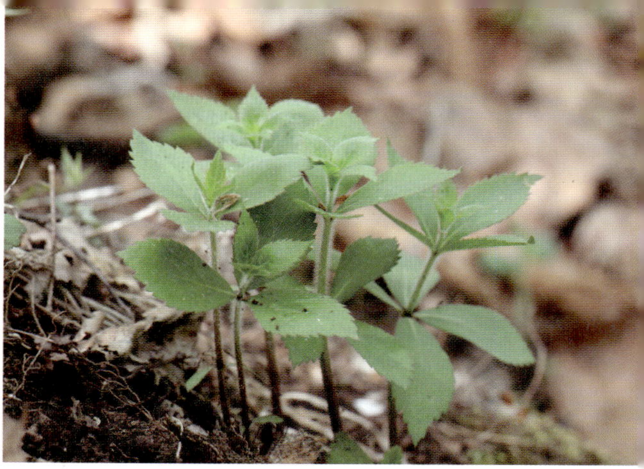

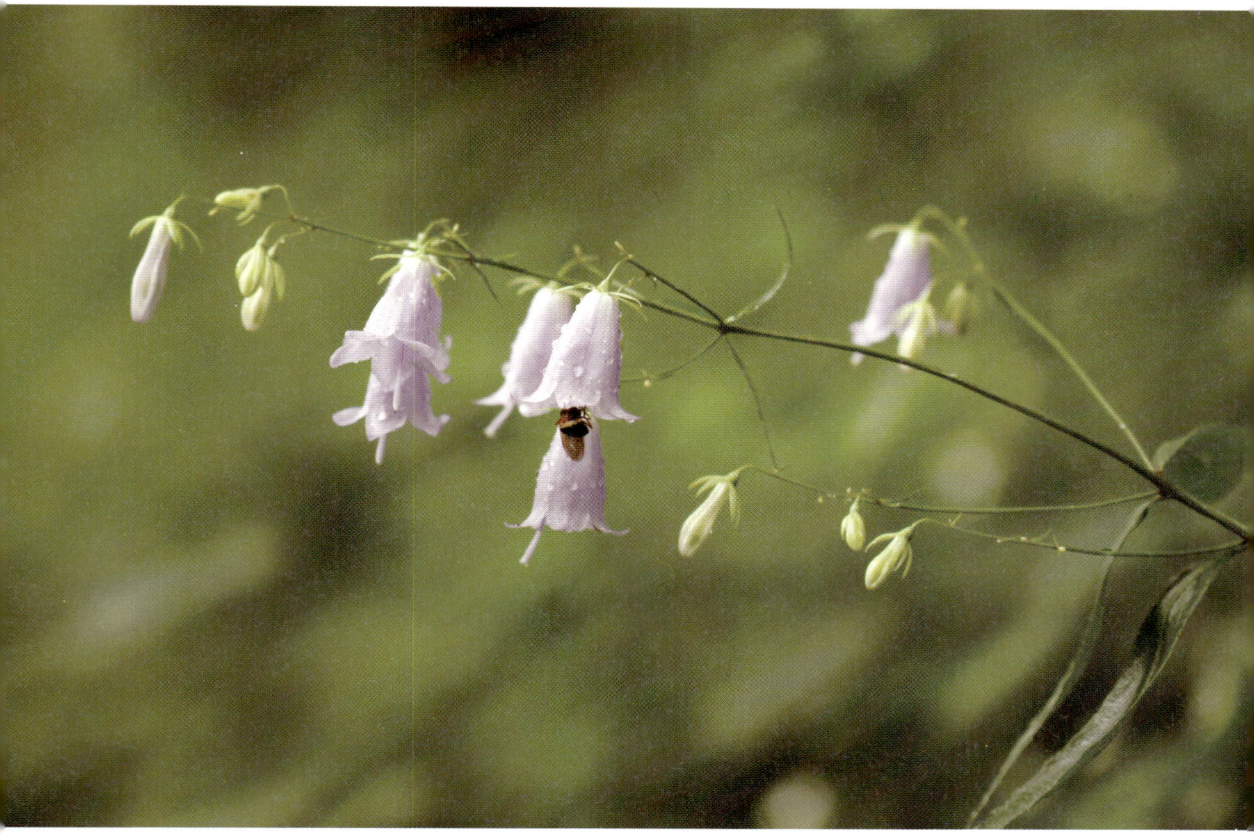

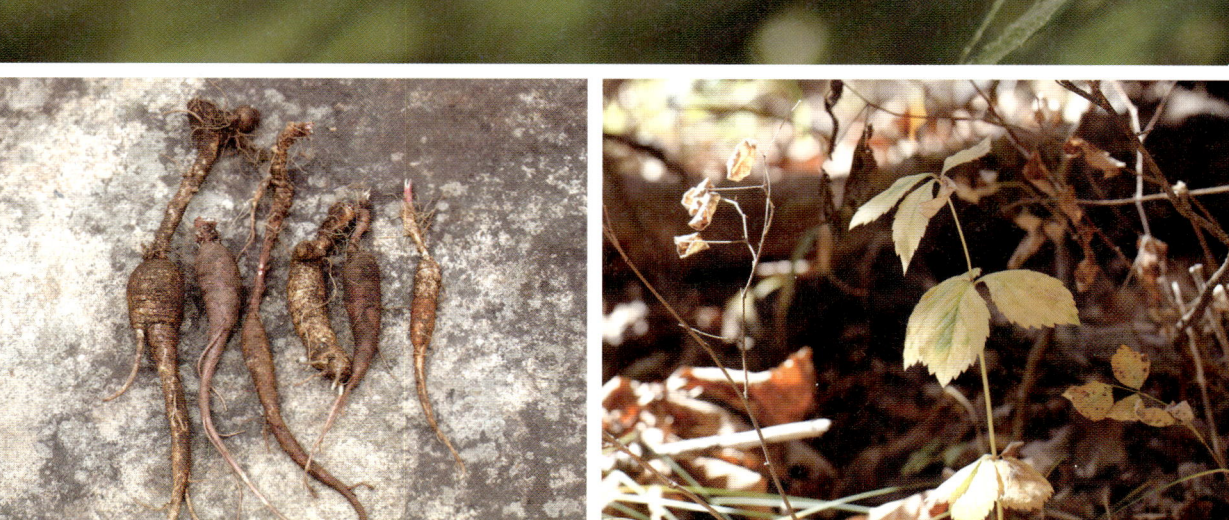

하게 여겼다. 『방약합편』에는 '사삼은 맛이 쓰고 풍열을 물리치며 소종, 배농하고 간과 폐를 보한다'라고 하였고, '제니는 맛이 달고 성질이 차며, 해수, 소갈, 창종에 좋으며 백약을 풀고 뱀이나 화살로 인한 상처에 쓴다'라고 적혀 있다. 옛 기록에 '1백 가지 독을 푸는 약초는 오직 잔대뿐'이라고 기록될 만큼 해독 효과가 뛰어나다.

잔대에는 베타 시토스테롤β-sitosterol과 다우코스트롤daucosterol, 단백질, 지방, 탄수화물, 회분, 아미노산이 들어 있고 무기질 가운데 칼슘 함량이 가장 높게 나타났다. 또한 뿌리에는 비타민 C, 비타민 E, 베투린Betulin, 사포닌, 이눌린과 항암 성분인 셀레늄Selenium이 들어 있다. 이 성분들은 진해鎭咳, 거담祛痰, 강심强心, 강장强壯, 소종消腫, 해독解毒, 항균抗菌 등의 효능이 있어 폐를 맑게 해 주고 기침, 폐결핵성의 기침을 치료하며 체내의 노폐물을 배출하고 해독한다. 또한 피로를 해소하고 기력을 회복시키며 가래, 기침, 기관지염, 당뇨병, 천식, 폐렴, 해수, 수족냉증, 피부질환과 여성 질환, 산후통 등을 치료한다.

심마니들은 '처서處暑'가 지나야 산삼의 약효를 제대로 볼 수 있다고 한다. 산삼뿐만 아니라 뿌리를 약으로 쓰는 약초들은 모두 월동을 위해 영양분을 뿌리에 저장한다.

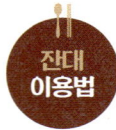
잔대 이용법

- 말린 잔대 20~30g을 물 3L에 넣어 반으로 달여 하루 세 번 복용한다.
- 민간에서는 산후풍, 천식 치료에 쓰였는데 출산 직후 몸이 붓고 온몸의 뼈마디가 쑤시고 아픈 산후풍에는 잔대 뿌리 말린 것 3근(1,800g)과 가물치 한 마리를 넣고 푹 고아서 물만 짜내서 마셨으며 늙은 호박의 속을 파내 버리고 그 안에 잔대를 가득 채워 넣고 푹 고아서 물만 짜내어 마셨다.
- 마른기침이나 천식에는 말린 잔대 20~30g을 물 2L에 넣어 반으로 달여 복용한다.
- 잔대는 부작용은 크게 없지만 성질이 차가우므로 몸이 찬 사람과 소화력이 떨어지는 사람은 복용하지 않는 것이 좋고 몸을 따뜻하게 하는 생강이나 음식과 같이 복용하는 것은 효과적이다.
- 잔대의 어린 순은 깨끗이 씻어 생으로 쌈을 싸서 먹기도 하고, 살짝 데쳐 고추장 또는 된장을 넣어 무쳐도 좋다.
- 잔대 뿌리는 생으로 먹기도 하고 생채로 무치기도 하며 고추장에 넣어 장아찌를 담아서 먹기도 한다. 덖음을 해서 차로도 마시고 술을 부어 약술을 만드는 데에도 활용한다.

RECIPE

잔대 순 나물

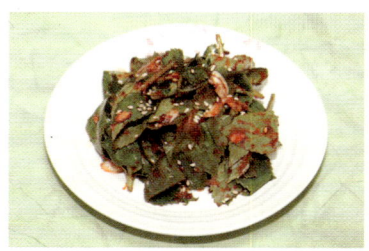

🥄 재료
잔대 순 200g
양념(국간장 ½큰술, 다진 마늘 1작은술,
다진 실파 1작은술)
들기름 ½큰술, 통깨 1작은술, 소금 약간

🖐 조리법
1 잔대 순을 살짝 데쳐서 찬물에 헹구어 물기를 꼭 짜 놓는다.
2 분량의 재료를 한데 섞어 양념장을 만든다. 잔대 고유의 맛을 느끼기 위해서는 양념을 적게 한다.
3 1의 잔대 순에 양념장을 넣고 무친 뒤 싱거우면 소금으로 간을 맞춘다.
4 들기름과 통깨를 넣고 가볍게 버무려 마무리한다.

TIP 초고추장이나 된장으로 무쳐도 또 다른 맛을 느낄 수 있다.

잔대 고추장 무침

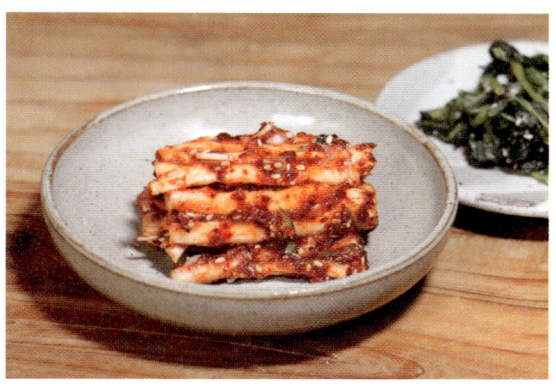

🥄 재료
잔대 400g
밑간(참기름 1큰술, 양조간장 ½큰술)
양념장(고추장 1.5큰술, 고춧가루·매실청 1큰술씩, 설탕 ½큰술,
다진 마늘 ½큰술, 다진 파 1큰술, 생강즙 1작은술)
통깨 1작은술

🖐 조리법
1 잔대를 깨끗이 씻어 껍질을 벗기고 길이로 반 잘라 칼등으로 두드려 먹기 좋은 크기로 찢어 놓는다.
2 1의 잔대를 참기름과 간장으로 밑간한다.
3 분량의 재료를 한데 섞어 양념장을 만든다.
4 밑간해 둔 잔대에 양념장을 넣고 무친다.
5 잔대 무침을 접시에 담고 통깨를 뿌려 마무리한다.

TIP 1 고추장에 무친 잔대는 팬에 기름 두르고 살짝 구워서 먹어도 좋다.
TIP 2 껍질은 버리지 않고 말려 끓여서 차로 마신다.

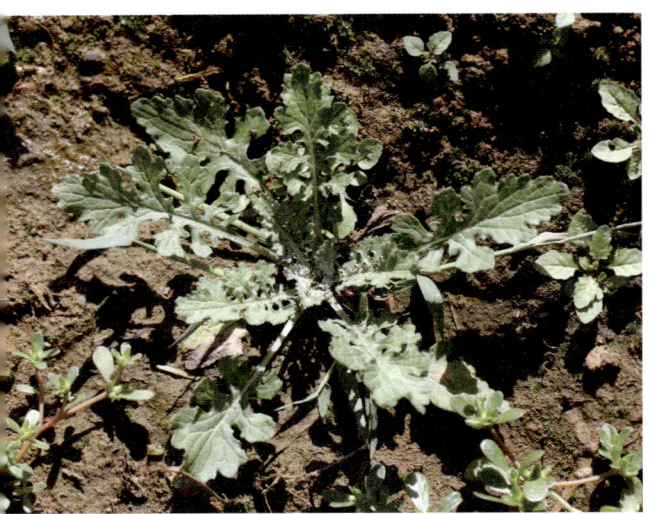
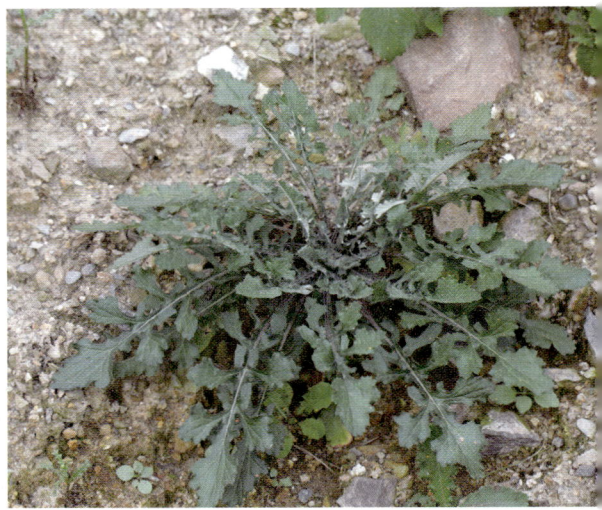

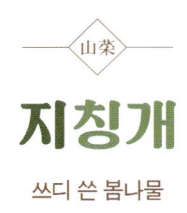

지칭개

쓰디 쓴 봄나물

지칭개는 쓴맛이 매우 강한 풀이다. 웬만큼 우려내어서는 쓴맛이 가시지 않아 먹기도 전에 지쳐 버려 '지칭개'라 했다는 이야기가 있을 정도로, 쌉쓰름한 맛으로 입맛을 돋우는 씀바귀나 고들빼기와는 차원이 다르다. 이 풀을 상처 난 곳에 짓찧어 발랐더니 상처가 아물었다고 하는 데에서 유래된 '짓찧고 으깨어 발랐던 풀'인 '짓찡개'에서 유래하였다고 하는 것이 더 정

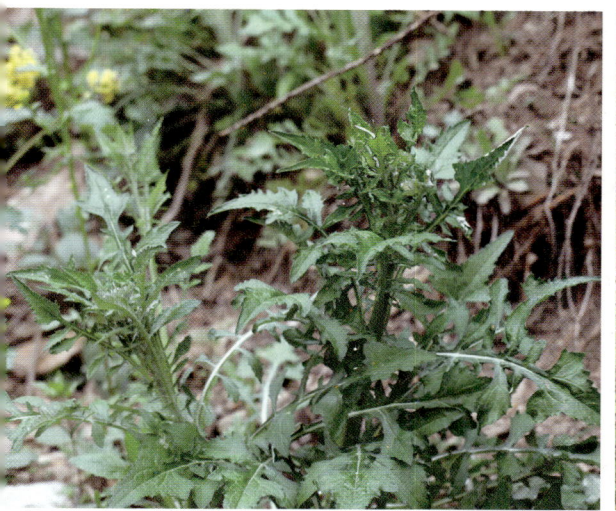
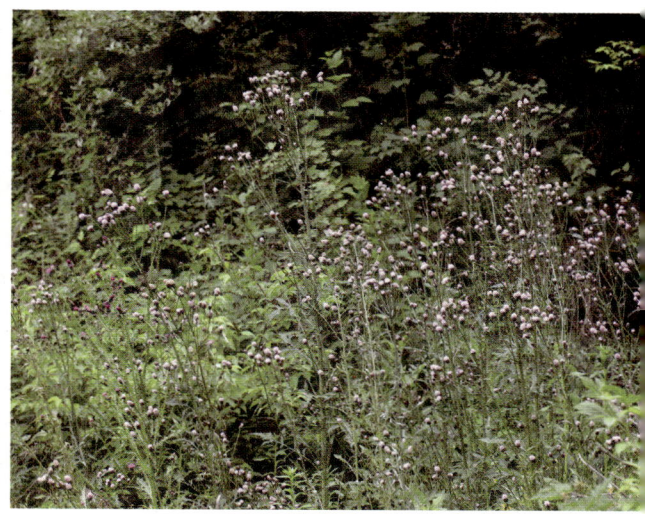

확할 것이다.

　지칭개는 들녘이나 밭 가장자리, 빈터 등 유난히 척박한 땅에서 무리 지어 자란다. 냉이와 마찬가지로 전형적인 로제트 식물로, 추위가 남아 있을 땐 잎의 색이 회록색이다가 날씨가 따뜻해지면 색이 초록색으로 선명해진다. 이른 봄부터 꽃대가 올라오기 전까지 뿌리째 캐어 나물로 이용하는데 냉이, 달래, 씀바귀와 달리 잎이 길고 식물이 큰 편이어서 금세 한 바구니를 채울 수 있다.

　지칭개는 쓴맛을 없애는 것이 요리의 관건이다. 먼저 흙을 잘 털어 내고 뿌리를 칼등으로 짓찧는다. 뿌리에 보랏빛을 띠는 단단한 심이 쓴맛을 내는 부위이므로 이 부분을 칼로 도려 내고 물에 우려내는데, 맑은 물이 나올 때까지 2~3회 반복하여 우려낸 뒤 조리한다.

　전초를 한방에서는 '이호채泥湖菜'라는 약재로 쓰는데 '성질은 서늘하고 맛은 매우 쓰다'고 표현한다. 몸속의 열을 내리게 해 주고 독기를 없애며 부기를 가라앉게 하고 어혈을 풀어 주고 지혈止血, 건위健胃, 거어祛瘀, 소종消腫, 청열淸熱, 해독解毒 등의 효능이 있어 소화불량, 위염, 종기, 치루, 외상출혈, 골절 등을 치료한다. 꽃이 필 때에 전초를 채취하여 햇볕에 말려 잘게 썰어서 쓰는데 말린 약재를 10~15g을 물 700cc에 넣어 반으로 달여 아침, 저녁으로 복

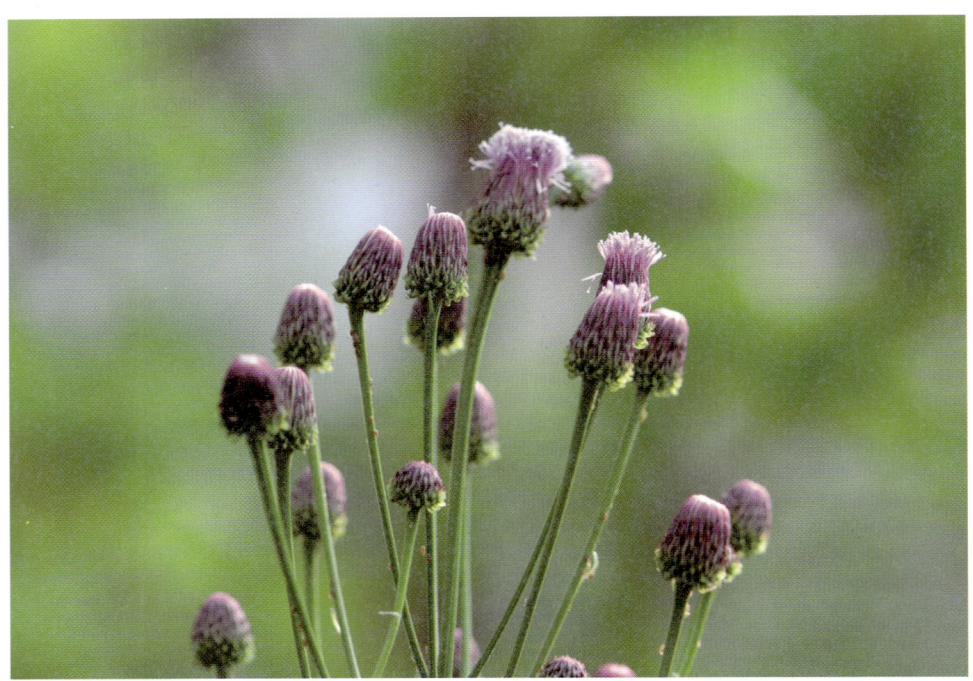

용한다.

  민간에서는 외상 출혈이나 골절상 치료에 쓰였는데 생잎이나 뿌리를 짓찧어 환부에 붙였다.

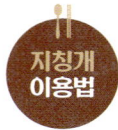

- 지칭개를 데쳐서 쓴맛을 충분히 우려낸 뒤 된장이나 고추장 무침으로 먹는다.
- 소금물에 절여 쓴맛을 우려낸 뒤 김치를 담근다.
- 쓴 맛을 충분히 우려낸 뒤 간장 장아찌를 담는다.

지칭개 초고추장 무침

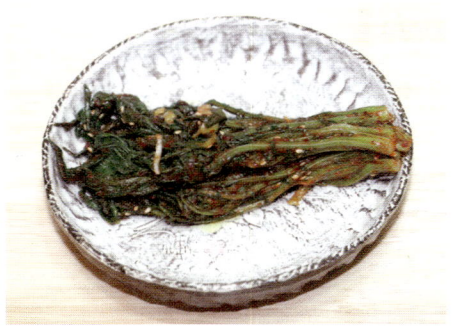

재료
지칭개 300g
양념장(고추장 2큰술, 고춧가루 ½큰술, 설탕 1큰술, 식초 1큰술, 다진 파 ½큰술, 다진 마늘 1작은술)
통깨 1작은술

조리법
1 지칭개를 데쳐서 쓴맛을 없애기 위해 1~2일간 찬물에 담갔다가 헹구어 물기를 짠다.
2 분량의 재료를 한데 섞어 양념장을 만든다.
3 지칭개에 양념장을 넣어 무친 뒤 통깨를 섞어 마무리한다.

지칭개 콩가루 된장국

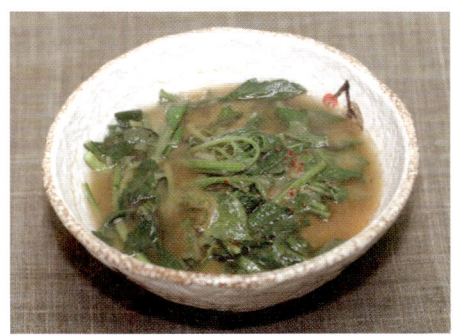

재료
지칭개 200g, 날콩가루 5큰술, 멸치 국물 5컵, 된장 1.5큰술, 고춧가루 1큰술, 다진 마늘 1큰술, 다진 파 1큰술, 국간장 1큰술, 소금 약간
멸치 국물(물 5컵, 다시마 10cm짜리, 멸치 20g)

조리법
1 지칭개를 씻어서 물에 2일간 담가 두었다가 맑은 물이 나올 때까지 씻어서 물기를 뺀다.
2 멸치 국물에 된장을 풀어 불에 올린다.
3 지칭개에 날콩가루를 넣고 버무려 된장국물에 넣는다.
4 국물이 끓어오를 때 고춧가루, 마늘, 파, 국간장을 넣어 간을 하고 싱거우면 소금으로 간을 맞춘다. 이때 자주 뒤적이면 콩가루가 떨어지므로 주의해야 한다.

TIP 1 국을 끓을 때 뚜껑을 열면 콩나물 비린내처럼 냄새가 나고 쓴맛이 나므로 뚜껑을 열지 않는다.

TIP 2 콩가루를 넣은 국물에 열을 가하면 부글거리며 끓어 넘치기 쉽기 때문에 끓기 시작할 때 약불로 맞춰 놓거나 시작부터 약불로 조리한다.

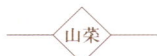

질경이

숱한 발걸음에 밟히면서도 끈질기게 일어서는 생명력

질경이는 숱한 발걸음에 밟히면서 자라고, 씨앗 또한 밟혀서 널리 퍼지는 속성이 있어 흔히 민초民草의 삶에 비유되며, 강인한 생명력으로 '질기게' 살아남으므로 '질경이'라는 이름이 붙었다. 인적 또는 동물의 발자취를 따라 자라므로 산에서 길을 잃었을 때 질경이를 따라가면 민가가 나온다 하여 '길 찾는 풀'로도 알려져 있다. 일반적인 풀과 달리 유관 주위에 하얀 실 같은 섬유질이 발달하여 잎줄기가 매우 유연하므로 밟혀도 상처를 크게 입지 않고, 씨앗은 젤리와 비슷한 점액질에 싸여 있어 사람의 신발에 묻어 번식한다.

질경이의 한자명은 '차전초車前草'로, 중국 한나라 광무제 때 마무 장군이 전쟁터의 마차 수레바퀴 옆에서 발견했다고 하여 부르는 이름이다. 굶주림과 풍토병에 지친 말과 병사들이 그 풀을 먹고 병이 나았다 하여 '마의초馬醫草'라고도 한다.

질경이는 로제트 식물이다. 뿌리에서 뭉쳐나는 잎은 달걀 또는 타원 모양이다. 꽃은 6~8월에 흰색으로 피는데 잎 사이에서 꽃줄기가 10~30cm 길이로 나와 윗부분에 수상꽃차례를 이룬다. 열매는 삭과이고 익으면 가운데 부분이 옆으로 갈라져 뚜껑처럼 열리고 6~8개의 검은색 씨앗이 나온다.

한방에서는 질경이 전초를 캐어 말린 것을 '차전초車前草', 종자를 '차전자車前子'라는 약재로 쓴다. 방광염, 신우신염, 요로염, 소변불리에 사용하고, 차전자는 이뇨 작용, 변비 치료, 설사를 멈추게 하는 데 처방한다. 또한 간 기능을 활성화하여 어지럼증과 두통을 없애며 폐열

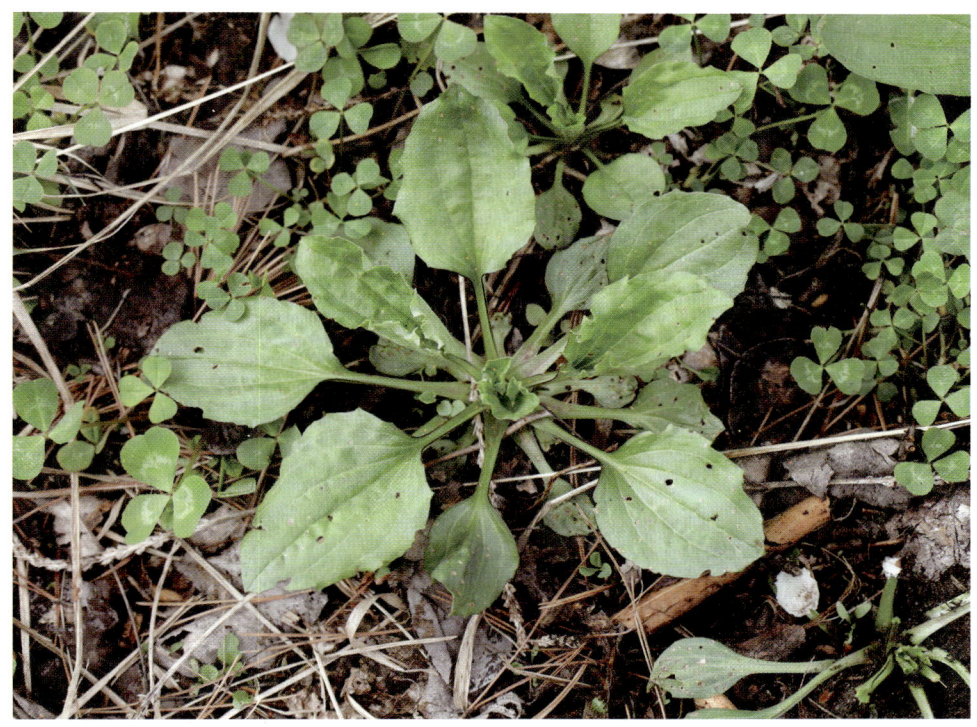
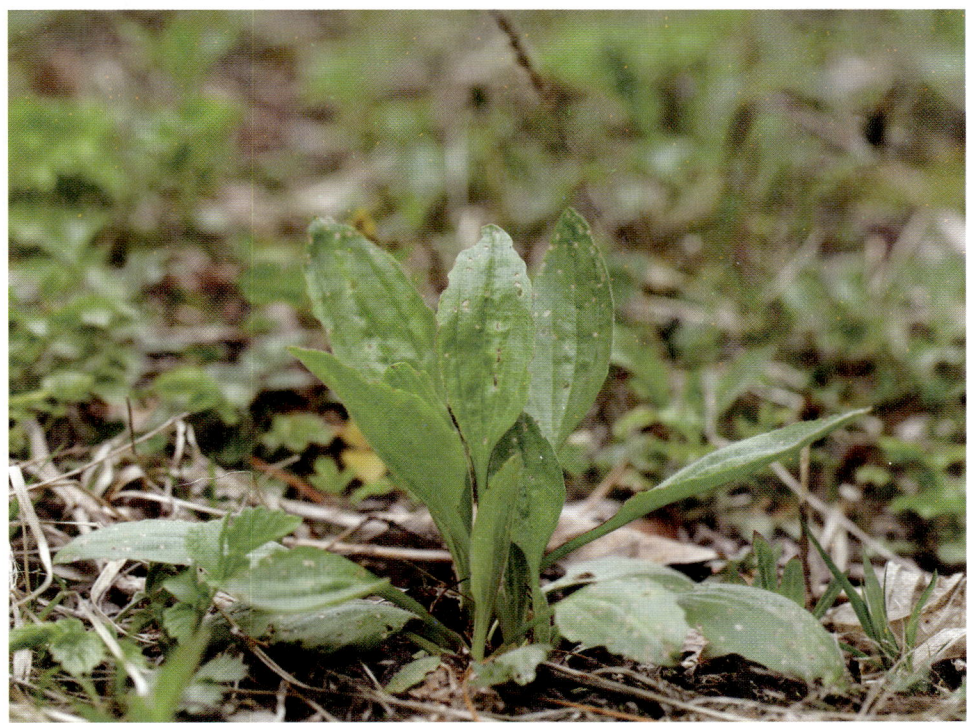

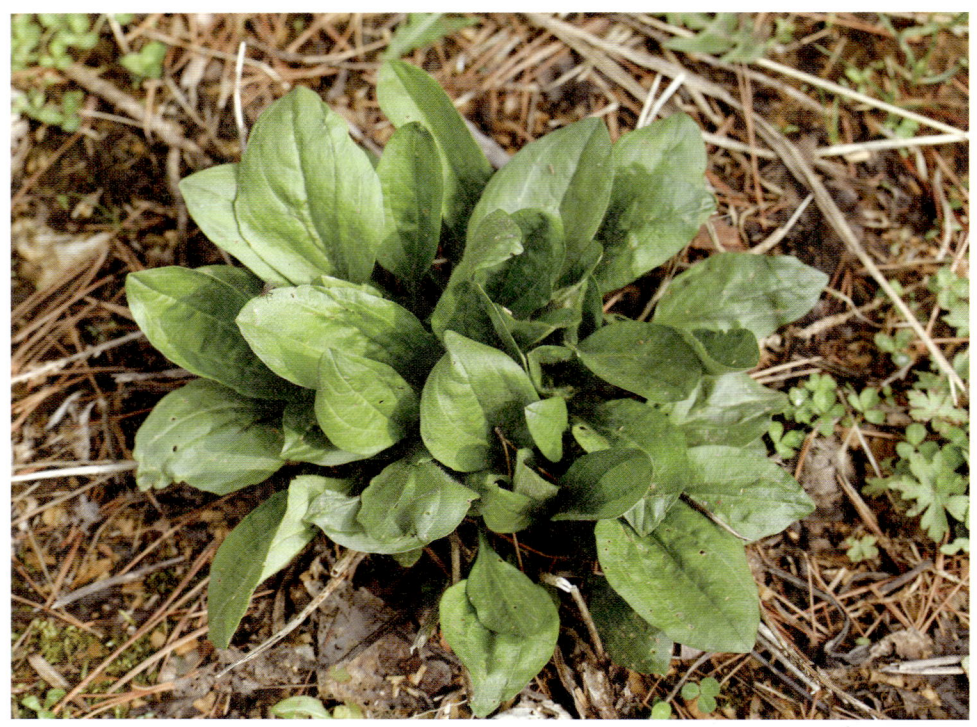

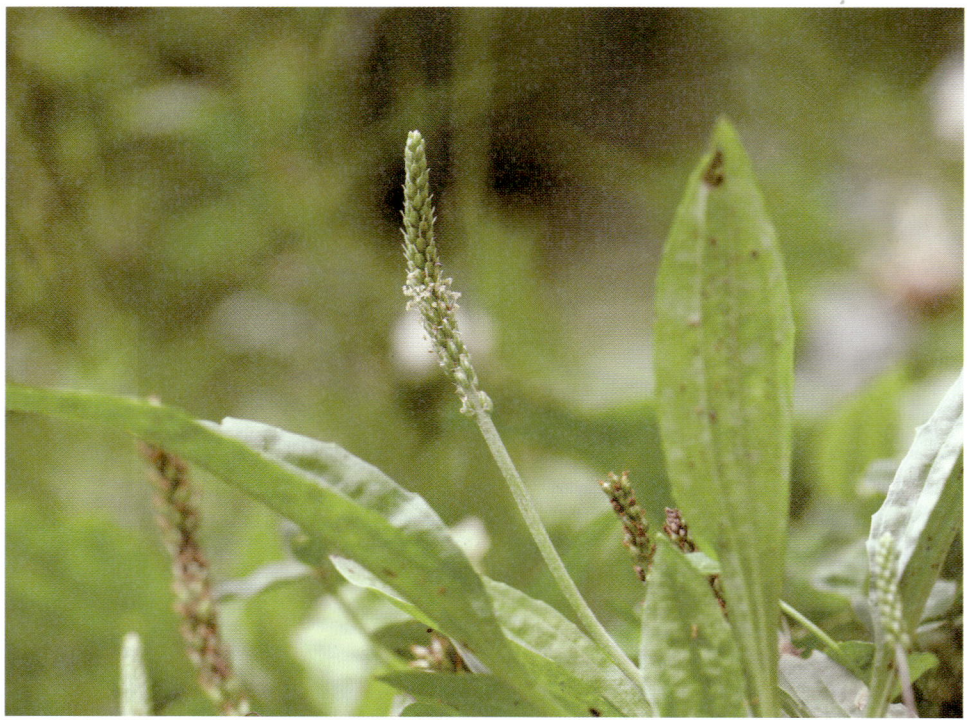

로 인한 해수咳嗽를 치료한다. 『동의보감』에는 질경이에 대해 '성질은 차고 맛은 달고 짜며 독이 없다. 기운이 허약해 소변이 잘 나오지 않는 것을 주로 치료하고, 소변의 막히고 체함을 통하게 하며 눈을 밝게 하고 충혈을 없애며 간장의 열독을 다스린다'라고 기록하고 있다. 『본초강목』에는 '질경이를 오래 먹으면 몸이 가벼워져 언덕을 뛰어넘을 수 있을 만큼의 힘이 생기고 무병장수한다'라고 기록되어 있다. 주로 이뇨제로 쓰는데 칼륨을 과다하게 배출시키는 현대 약물과는 달리 저칼륨증을 일으키지 않는다고 한다. 예로부터 민간에서는 감기, 가래, 기침, 기관지염, 두통, 안질, 고혈압, 당뇨병, 만성간염, 늑막염, 천식, 관절염 등에 약으로 썼다. 혈뇨에 질경이 생즙을 마시게 하여 치료하였으며, 피부진균을 억제하는 효능도 있어 피부 상처에 찧어 바르면 고름이 멎고 새살이 빨리 돋아 나온다고 한다.

질경이 잎에는 비타민, 단백질, 미네랄, 비타민이 들어 있고, 씨껍질에는 식이섬유가 풍부하다. 특수성분인 아데닌Adenin, 콜린Choine, 플라보노이드, 호모플란타긴Homoplantaginin 등에서 여러 가지 발암물질의 억제 활성이 나타난 것으로 보아 암세포의 성장을 억제한다고 볼 수 있다.

질경이에 대한 최근 연구 결과에 의하면, 콜레스테롤 수치를 낮춰 고지혈증을 예방하는 것으로 밝혀졌다. 질경이에 들어 있는 저분자 방향 성분이 강력한 항산화 작용을 하며, 펙틴pectin과 식이섬유가 체내에 있는 활성산소를 제거하여 지방간이나 동맥경화, 고지혈증 등의 성인병을 예방해 준다고 한다.

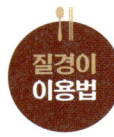
질경이 이용법

- 질경이는 꽃 필 무렵 뿌리째 뽑아 물에 씻어 말려 둔다. 말린 것 10~20g을 물 2L에 넣어 반으로 줄 때까지 달여 마신다.
- 종자는 9~10월 익은 것을 손으로 훑어 말린다. '차전자' 한 숟가락에 물 2L에 넣어 반으로 줄 때까지 달여 하루 세 번 마신다.
  ※몸이 차서 소화력이 약하고 설사가 잦은 체질의 사람들은 먹지 않는 것이 좋다. 또한 견과류, 콩, 시금치, 해조류와 함께 먹으면 칼슘, 철분 등의 무기물의 흡수를 방해하므로 피하는 것이 좋고 장기간 복용하면 위장이 약해질 수 있으니 주의한다.
- 돼지고기를 먹고 체했을 때 생즙을 내어 먹으면 효과적이다.
- 질경이는 어린잎을 채취하여 쌈으로 먹으며, 데쳐서 된장이나 초고추장에 무쳐 먹기도 하고 된장국을 끓이며, 간장이나 고추장을 이용하여 장아찌로 활용할 수 있다.
- 자란 잎은 뜯어 고구마 줄기 껍질을 벗기듯 백색 실을 제거하여 나물 무침이나 묵나물 볶음으로 먹으며 말려서 차로 달여 마신다.

질경이 된장국

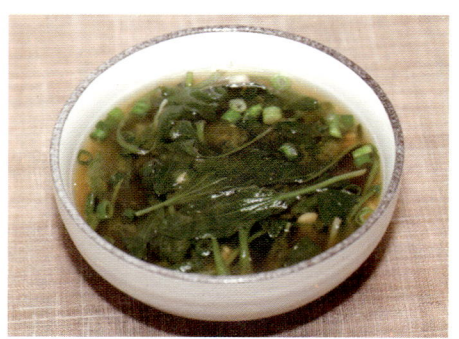

재료
질경이 150g
멸치 국물 5컵(다시마 10cm, 멸치 20g)
된장 1.5큰술, 고춧가루 1큰술, 다진 마늘 1큰술, 대파,
국간장 1큰술, 소금 약간

조리법
1 질경이는 잘 다듬어 깨끗이 씻어 놓는다.
2 물 5컵에 멸치와 다시마를 넣고 끓인 뒤 건더기를 건져 내고 된장을 푼다.
3 2가 끓어오르면 질경이를 넣고 끓이다가 고춧가루, 마늘, 대파를 넣는다.
4 싱거우면 국간장과 소금으로 간을 맞춘다.

질경이 초고추장 무침

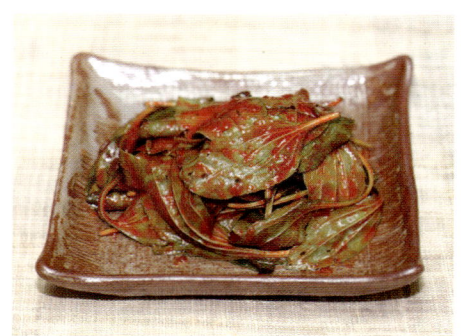

재료
질경이 200g
양념장(고춧가루 ½큰술, 고추장 2큰술, 양조간장 1큰술,
식초·설탕·매실청 1큰술, 다진 파 1큰술,
다진 마늘 1작은술)
참기름 1작은술, 소금 약간

조리법
1 질경이는 잘 다듬어서 씻어 물기를 빼 놓는다.
2 끓는 물에 소금을 넣고 살짝 데쳐서 찬물에 헹구어 물기를 빼 놓는다.
3 분량의 양념을 한데 섞어서 양념장을 만든다.
4 질경이에 양념장을 넣고 무친 뒤 싱거우면 소금으로 간을 맞춘다.
5 참기름과 통깨를 넣고 버무려 마무리한다. 기호에 따라 참기름을 넣지 않아도 된다.

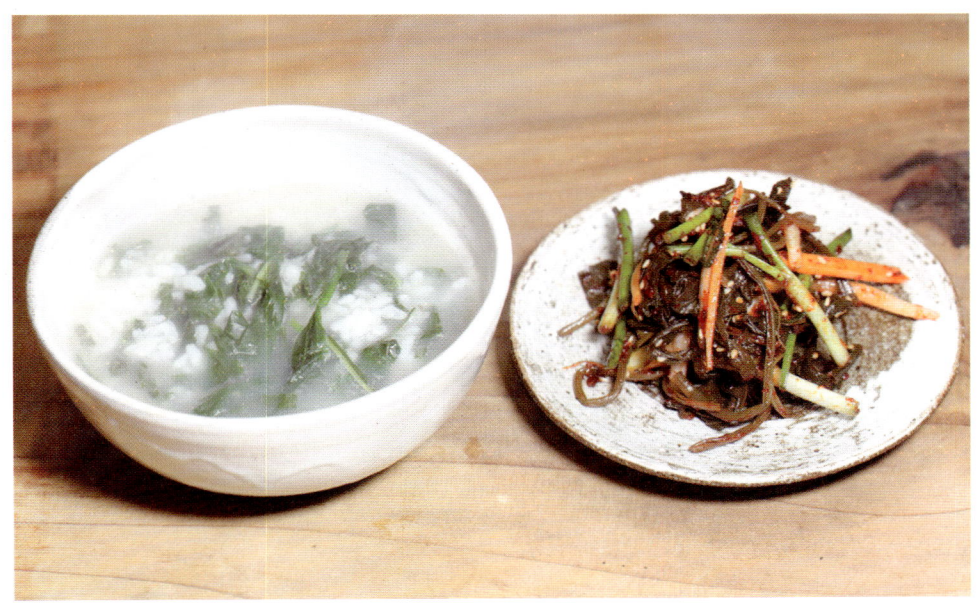

질경이 채소죽

재료

질경이 100g, 부추 50g, 감자 50g, 당근 20g, 쌀 1컵, 쌀뜨물 6컵, 들기름 1큰술, 소금 1작은술

조리법

1 쌀은 깨끗이 씻어 1시간 정도 불린 뒤 물기를 제거하고 반 정도 빻아 놓는다.
2 질경이와 부추, 감자, 당근은 잘 다듬어 씻어 잘게 썰어 놓는다.
3 달구어진 냄비에 들기름을 두르고 불린 쌀을 넣고 투명해질 때까지 볶는다.
4 쌀이 투명해지면 쌀뜨물을 2~3회로 나누어 붓고 저으면서 20~25분 더 끓인다.
5 쌀이 퍼지기 시작하면 2를 넣고 10분 정도 약한 불에서 뜸을 들인 뒤 간이 싱거우면 소금으로 간을 한다.

질경이 김치

재료

질경이 500g, **질경이 절임물**(물 3컵, 굵은소금 1큰술) 쪽파 50g, 양파 ½개
양념(고춧가루 2컵, 멸치 국물 1컵, 멸치액젓 ½컵, 다진 새우젓 1.5큰술, 매실청 ½컵, 올리고당 1큰술, 다진 마늘 2큰술, 다진 생강 약간) 통깨 1작은술
멸치 국물(멸치, 다시마, 표고, 양파, 북어머리, 파 뿌리, 무)

조리법

1 질경이는 깨끗하게 씻어서 절임물에 20분간 담가 절인 뒤 흐르는 물에 헹구어 물기를 뺀다.
2 쪽파는 4cm 길이로 썰고, 양파는 채 썬다.
3 집에 있는 재료를 활용해서 멸치 국물을 만들어 놓는다.
4 분량의 재료를 한데 섞어 김치 양념을 만든 뒤 실온에 10분 정도 두어 숙성시킨다.
5 질경이와 쪽파에 양념장을 넣어 무친 뒤 통깨를 뿌려 마무리한다.

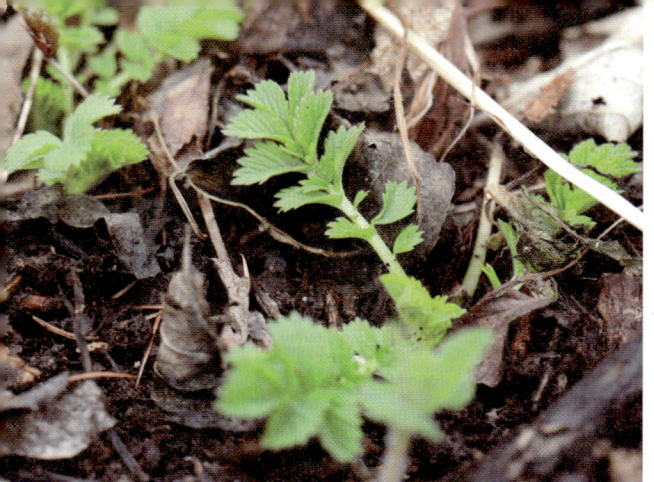
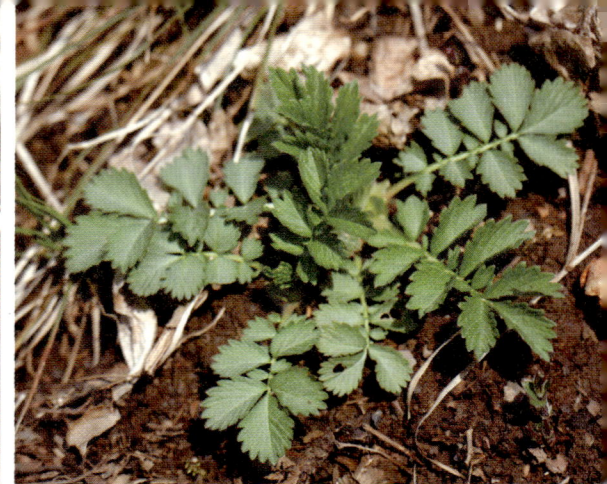

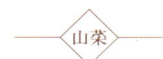

짚신나물

지혈 작용이 뛰어난 약초

옛날 과거를 보기 위해 두 친구가 한양을 향해 가던 중 한 명이 코와 입에서 피를 흘리며 쓰러졌다. 때마침 두 사람의 머리 위로 두루미 한 마리가 날아왔다. "두루미야, 나를 태워서 마을로 데려다 줘" 하고 소리치자 두루미가 입에 물고 있는 풀을 떨어뜨렸다. 그 풀을 쓰러진 친구에게 먹였더니 신기하게도 피가 멎고 자리에서 일어나게 되었다. 두 사람은 '선학仙鶴'이 '선초仙草'를 보냈다며 기뻐하였고, 풀잎의 생김새가 두루미 깃털 같아 보여 '선학초仙鶴草'라고 이름을 지었다. 그 뒤 사람들이 피를 멎게 하는 약으로 '선학초'를 쓰게 되었는데 이 풀이 바로 짚신나물이다. '짚신나물'이라고 부르는 이유는 종자에 갈고리 같은 털이 있어서 짚신이나 사람의 옷자락, 동물의 털에 잘 달라붙어서 여기저기 퍼져 나가기 때문이다. 이른 봄에 돋아나는 새싹이 용의 이빨을 닮았다고 해서 '용아초龍牙草', 이리 이빨을 닮았다고 하여 '낭아초狼牙草'라고도 한다.

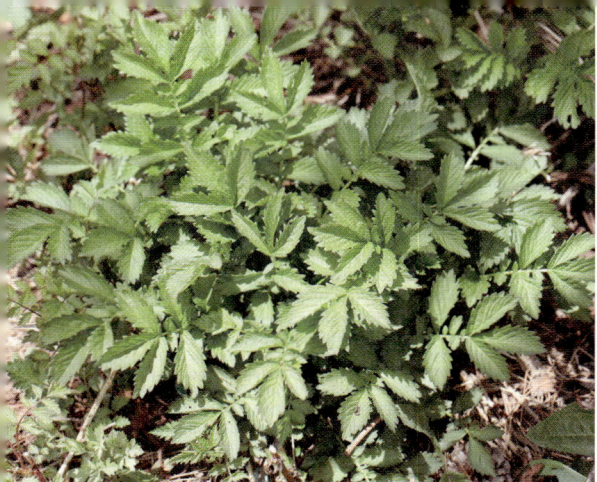
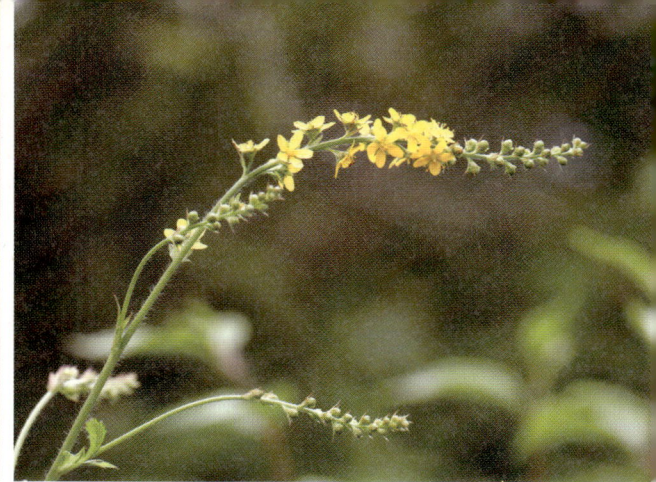

한방에서는 '낭아초狼牙草'라는 약재로 쓰는데 꽃이 피었을 때 뿌리까지 채취하여 말린다. 『동의보감』에는 '성질은 차고 맛은 쓰고 시며 독이 있다'라고 기록되어 있다. 소염消炎, 지사止瀉, 수렴收斂, 지혈止血, 해독解毒 등의 효능이 있어 각종 출혈, 설사, 감기로 인한 심한 기침, 이질, 위궤양, 장염, 피부염, 종기, 대하증, 월경이 멎지 않는 증세, 타박상 등을 치료한다. 민간에서는 주로 옴으로 가려운 증상, 악창, 치질을 낫게 하고 촌백충을 비롯한 뱃속의 모든 충을 없애는 데 쓴다. 종기와 벌레, 뱀에게 물린 곳에 생풀을 짓찧어 환부에 붙이기도 했다. 유럽에서도 위궤양, 장염, 설사, 출혈 등에 효험이 있는 약으로 기록하였고, 아메리카의 인디언들은 간장병, 신장병, 관절염 등에 치료약으로 썼다고 한다.

짚신나물에 관한 러시아의 임상 실험 결과, 러시아의 짚신나물에는 탄닌 성분과 비타민 K1이 많아 지혈止血 효과가 탁월하여 개복수술 환자에게 실험한 결과 복용 뒤 1~2분 뒤에 지혈 효과가 나타났다고 한다.

짚신나물은 단백질, 섬유질, 비타민 C, 지질, 탄수화물, 정유, 탄닌, 철분, 아그리모놀라이드Agrimonolide 등의 성분이 들어 있다.

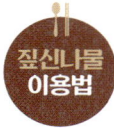

짚신나물 이용법

- 음력 2월과 8월에 뿌리를 채취해 햇볕에 바짝 말렸다가 10~20g을 물 1L에 넣어 반으로 줄 때까지 달여 하루 세 번 마시거나 가루로 빻아 복용한다.
- 짚신나물의 어리고 연한 순은 생으로 초고추장을 찍어 먹거나 튀김을 한다.
- 짚신나물을 데쳐서 나물로 먹거나 데쳐서 말려 묵나물로 이용하기도 한다.

RECIPE

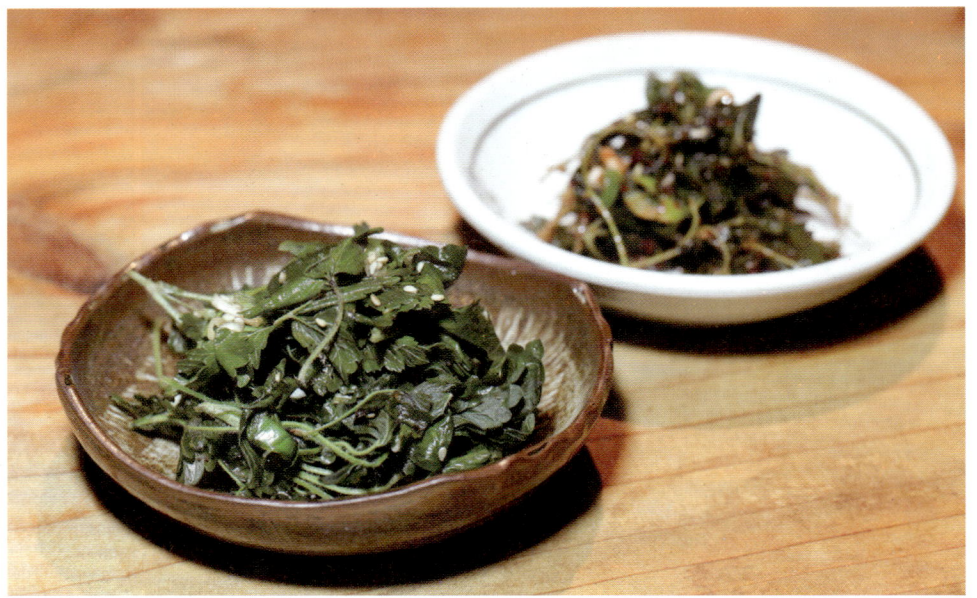

짚신나물 초고추장 무침

🥣 재료
짚신나물 300g
양념장(고춧가루 1큰술, 고추장 2큰술, 양조간장·식초·설탕·매실청 1큰술씩, 다진 파 1큰술, 다진 마늘 1작은술)
통깨 1작은술, 소금

🧤 조리법
1. 짚신나물을 데쳐 찬물에 헹구어 물기를 꼭 짠다. 쓴맛이 싫다면 1~2시간 물에 담가 우려내어 쓴다.
2. 분량의 양념을 섞어 양념장을 만든다.
3. 짚신나물에 양념을 넣고 무친 뒤 싱거우면 소금으로 간을 맞춘다.
4. 통깨를 섞어서 마무리한다.

짚신나물 겉절이

🥣 재료
짚신나물 300g
절임물(물 3컵+굵은소금 1큰술) 쪽파 50g, 양파 ½개
양념(멸치 국물 1컵, 고춧가루 2컵, 멸치액젓 ½컵, 매실청 ½컵, 다진 새우젓 1.5큰술, 올리고당 1큰술, 다진 마늘 2큰술, 통깨 1작은술)
멸치 국물(물 2컵, 국물 멸치 20g, 다시마 10cm, 건표고 3개)

🧤 조리법
1. 짚신나물을 소금물에 담가 30분간 절였다가 흐르는 물에 씻어 건져 물기를 뺀다. 쓴맛이 싫다면 1~2시간 물에 담갔다가 쓴다.
2. 쪽파는 3cm 길이로 썰고 양파는 채 썰어 놓는다.
3. 멸치 국물을 만들어 놓는다
4. 고춧가루에 육수와 멸치액젓을 넣어 10분 정도 불린 뒤 나머지 재료를 섞어 양념을 만들어 놓는다.
5. 절여 놓은 짚신나물에 쪽파에 양념장을 넣어 무친 뒤 통깨를 섞어 마무리한다.

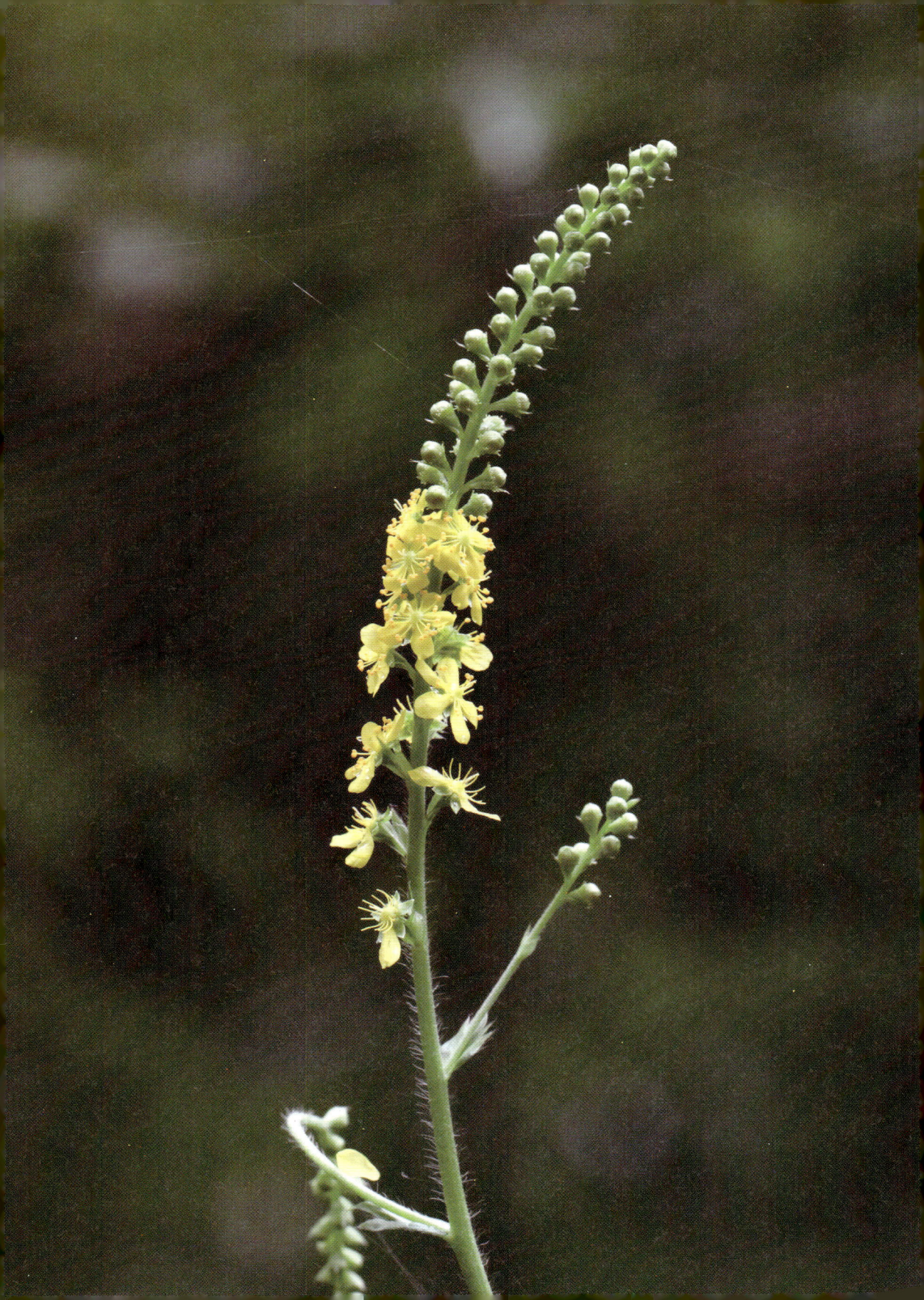

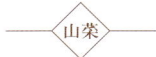

참나물

독특한 맛과 향, 아삭한 질감으로 산해진미가 부럽지 않은 '참' 나물

참나물은 부드러운 식감과 향긋한 향이 구미를 잃기 쉬운 봄철 입맛을 되찾아 주는 귀하고 매력적인 산나물이다. 참나물은 미나리와 샐러리를 합친 맛과 향이 나는데, 나물 중에서 으뜸이라 '참나물'이라고 불릴 정도로 독특한 맛과 향에 특유의 아삭함이 있다. 약초꾼들은 나물 산행을 할 때 밥과 고추장만 가지고 가서 참나물을 뜯어 고추장에 찍어 반찬으로 먹는다. 겨울철에 쌈 채소를 사러 가면 봄동과 유채, 참나물을 볼 수 있는데, 시장에서 파는 것은 파드득나물이다.

참나물은 미나리과의 여러해살이풀로 숲속 나무 아래에서 식물 전체가 반들반들하여 눈에 잘 띈다. 참나물속屬 식물은 우리나라에는 참나물, 가는참나물, 그늘참나물, 노루참나물, 대마참나물, 속리참나물, 큰참나물, 한라참나물 등의 8종이 있는데 모두 나물로 이용한다.

참나물은 생으로 먹는 것이 좋아 쌈, 샐러드, 무침, 김치, 물김치 등을 만들어 먹기도 한다. 살짝 데쳐서 나물 무침이나 볶음, 국, 밥을 짓는 데에도 활용한다. 그리고 밀가루에 살짝 옷을 입혀 전이나 튀김으로 만들어 먹거나 찹쌀풀을 쑤어 부각을 만들어 먹으며, 된장이나 고추장에 박아 만든 장아찌는 아삭한 식감과 참나물 특유의 향과 맛을 느낄 수 있어 매우 좋다. 또한 꽃이 피었을 때 전초를 채취하여 말려 차로 마신다.

참나물에는 당질, 베타카로틴, 비타민 $A \cdot B_1 \cdot B_2 \cdot C$, 식이섬유, 철분·칼륨·칼슘 등의 미네랄이 풍부하며, 약리 성분이 들어 있어 식물학적 가치가 매우 크다.

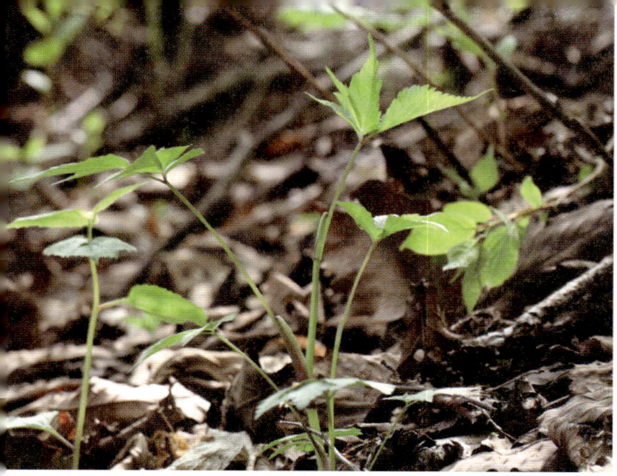

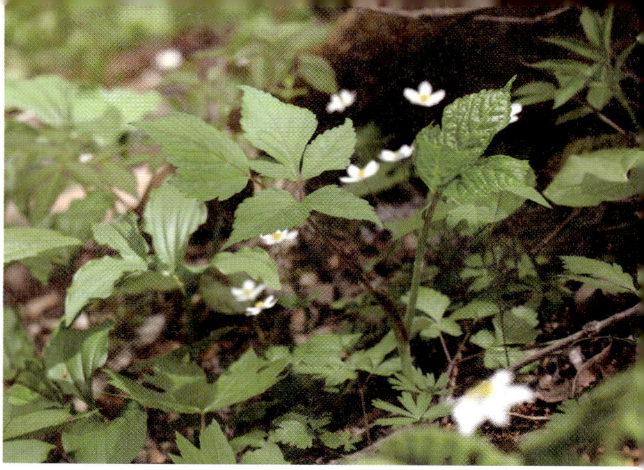

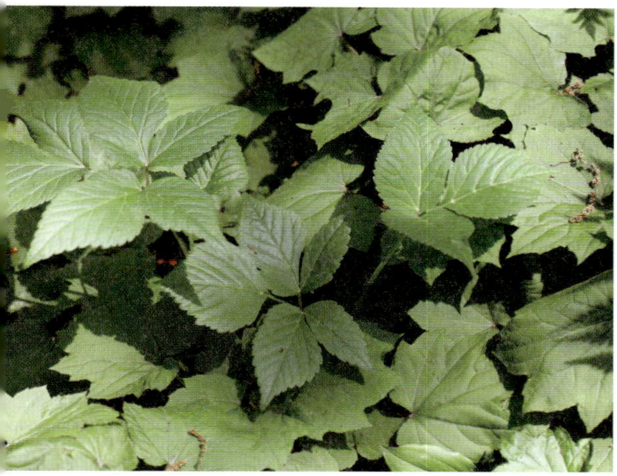

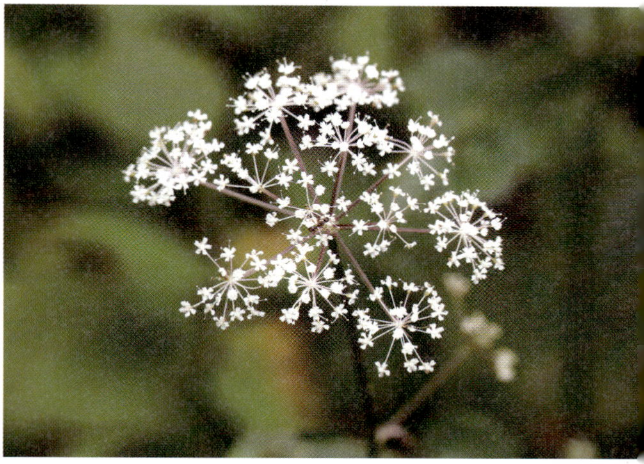

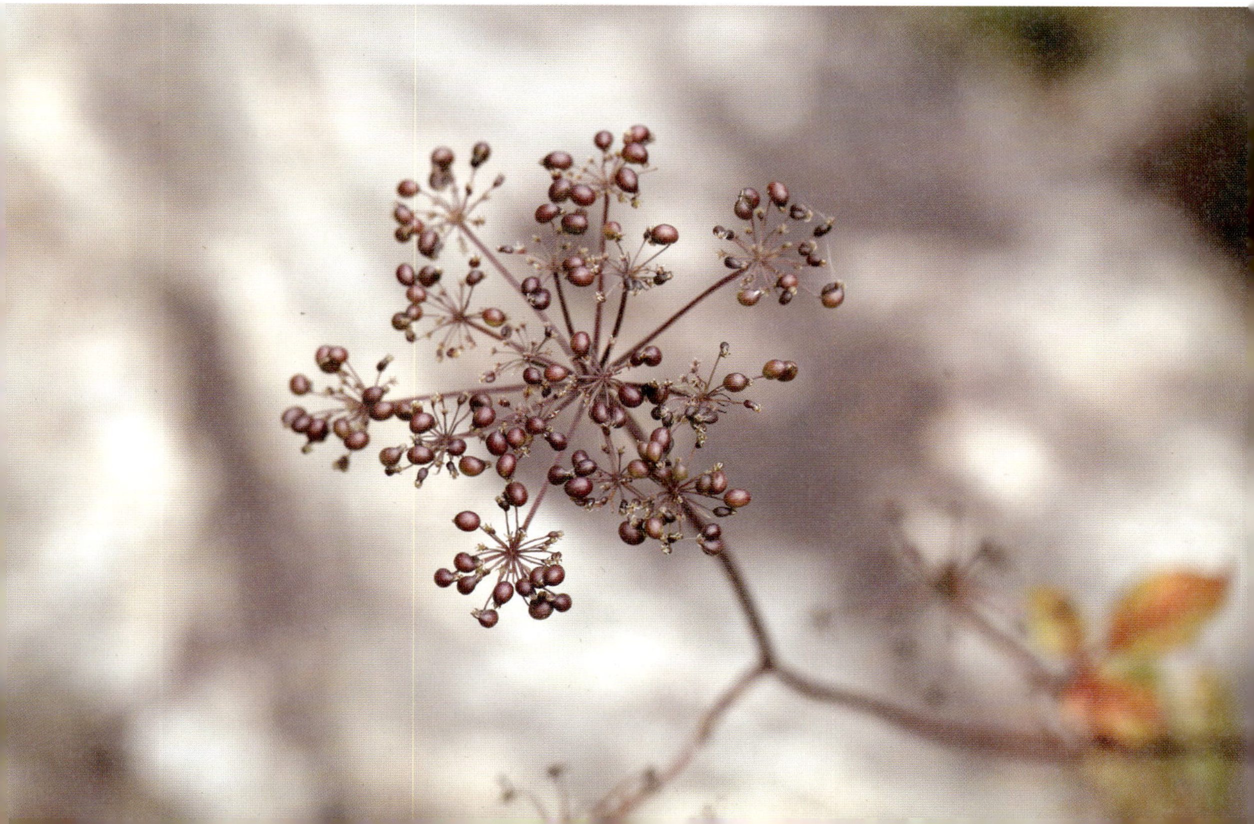

참나물에 들어 있는 베타카로틴은 소장에서 레티놀Retinol로 변하여 비타민 A의 활성을 갖는다. 비타민 A는 야맹증을 예방하고, 안구건조증이나 각종 안과 질환에 좋다. 특히 컴퓨터나 스마트폰으로 인해 약해진 시력을 보호하는 데 효과적이다. 참나물에는 풍부한 철분, 칼륨, 칼슘 등은 빈혈을 예방하고 두뇌를 활성을 도와 고혈압과 동맥경화 치료, 치매 예방과 간장 기능 강화에도 좋으며 뼈를 튼튼하게 하여 신경통과 대하증에도 효과가 있다.

참나물은 단백질이 많지 않으므로 고기와 함께 먹으면 맛과 영양 면에서 궁합을 이룰 수 있다.

참나물의 생약명은 '야근채野芹菜'라고 하는데 지혈止血, 해열解熱 효능이 있다.

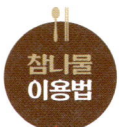

- 여름(6~8월)에 전초를 채취하여 그늘에 말려 20~30g을 물 4L에 넣어 반으로 줄 때까지 달여 차로 마신다.
- 민간에서는 야맹증과 고혈압 치료에 쓰였는데 생즙을 내어 마셨다.

참나물장아찌

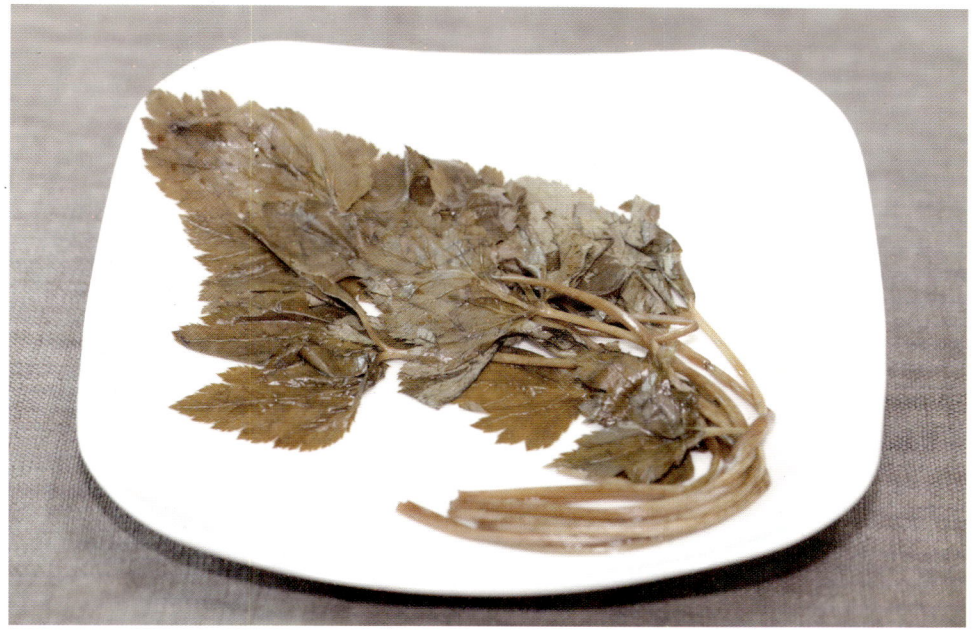

재료

참나물 500g
간장 달임장 5컵(채소 국물 2컵, 양조간장 1컵, 식초·설탕·매실청·소주 ½컵씩)
채소 국물(물 4컵, 대파 뿌리, 다시마 10cm, 당근 약간, 양파 ½개, 청양고추 2개, 건 표고 2개 등 자투리 채소 가능)

조리법

1 참나물은 깨끗이 씻어서 물기를 빼 놓는다.
2 냄비에 채소 국물 재료를 넣고 반으로 줄 때까지 은근히 끓여 거른다.
3 2의 채소 국물 2컵에 간장 달임장 재료를 분량대로 넣고 끓어오르면 불을 끈다.
4 용기에 참나물을 담고, 달임장이 뜨거울 때 부어 준다.
5 재료가 뜨지 않도록 돌로 눌러 시원한 곳에 보관한다.
6 3~4일 뒤, 1주일 뒤, 10일 뒤에 간장물만 따라 내어 끓여서 식혀 부어 준다.
7 달임장 달일 때 식초, 설탕, 간장의 양을 가감해서 입맛에 맞게 조절한 뒤 냉장 보관한다.

TIP 고추를 썰어 넣으면 참나물의 향을 떨어뜨리기 때문에 쓰지 않고 참기름을 쓰면 참나물의 향을 제대로 느낄 수 없다. 그리고 참나물을 생으로 무침을 할 때 손으로 무치면 손의 열 때문에 숨이 죽을 수 있으니 수저를 사용한다. 설탕을 넣으면 재료가 무를 수 있으므로 넣지 않는다.

RECIPE

참나물 돌솥비빔밥

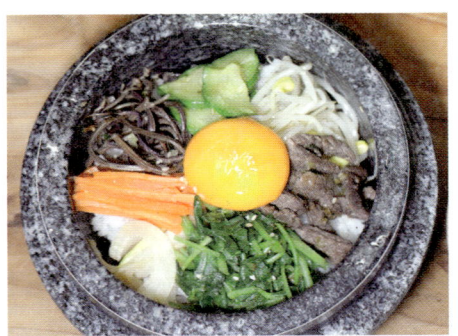

재료
참나물 300g, 쌀(불린 것) 4컵, 다진 마늘 2큰술, 물 4컵, 얼음 10조각, 소금과 들기름 약간
양념간장(국간장 1큰술, 양조간장 2큰술, 고춧가루 1큰술, 다진 마늘 ½큰술, 다진 파 1큰술, 통깨 1작은술)

조리법
1 참나물을 살짝 데쳐서 얼음물에 넣어 식혀 물기를 짠다.
2 마늘과 소금, 들기름을 넣어 조물조물 무쳐 간을 한다.
3 돌솥에 누룽지가 타는 것을 방지하기 위해 들기름을 바른다.
4 불린 쌀을 돌솥에 넣고 그 위에 참나물을 얹고 뚜껑을 덮은 뒤 센불에 올린다.
5 끓기 시작하면 약한 불로 줄여 10분가량 더 끓인 뒤 불을 끄고 10분 정도 뜸을 들인다.
6 양념간장을 곁들여 먹는다.

TIP 참나물 조리 과정에서 수분이 나오기 때문에 물 양은 조금 적게 한다.

참나물 장떡

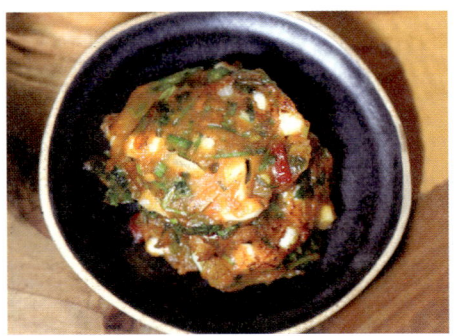

재료
참나물 100g, 양파 30g, 부추 30g, 홍고추 1개, 풋고추 1개, 오징어 100g,
장떡 반죽(부침가루 150g, 찬물 1컵, 된장 ½큰술, 고추장 2큰술, 소금 약간)
식용유 적당량

조리법
1 참나물, 양파, 부추, 풋고추, 홍고추를 잘게 썰어 놓는다.
2 손질한 오징어도 잘게 썰어 놓는다.
3 찬물에 된장과 고추장을 풀고 잘 섞은 뒤 싱거우면 소금으로 간을 맞춘다.
4 3에 부침가루를 넣고 골고루 섞은 뒤 1의 채소와 2의 오징어를 넣어 잘 섞는다.
5 식용유를 두른 팬에 한 숟가락씩 떠서 노릇하게 구워 낸다.

참나물 물김치

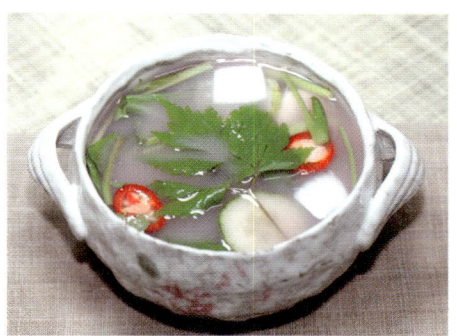

재료
참나물 200g, 무 80g, 실파 30g, 배 ½개, 양파 ½개, 비트 30g, 홍고추 1개, 통마늘 2통
다시마 국물(생수 7컵+다시마 10cm)
찹쌀풀(밀가루풀 2큰술)
액젓 2큰술, 설탕 1큰술, 소금

조리법
1 참나물은 잘 씻어 물기를 뺀 뒤 3~5cm 길이로 썰어 놓는다.
2 생수에 다시마를 담가 다시마 국물을 만든다.
3 찹쌀풀(밀가루풀)을 쑤어 식혀 둔다.
4 무는 참나물 길이만큼 조금 넓게 채 썰고, 실파는 참나물 길이로 썰어 놓는다.
5 배와 양파, 비트는 곱게 갈아 베주머니에 넣어 다시마 국물에 담가 주물러 국물을 만든다.
6 홍고추는 어슷하게 썰고 마늘은 편으로 썰어 놓는다.
7 1~6의 재료에 다시마 국물을 붓고, 찹쌀풀, 액젓, 설탕을 넣은 뒤 소금으로 약간 싱겁게 간을 맞춘다.
8 실온에서 하루를 숙성시켜 뒤 냉장 보관한다.

참나물전

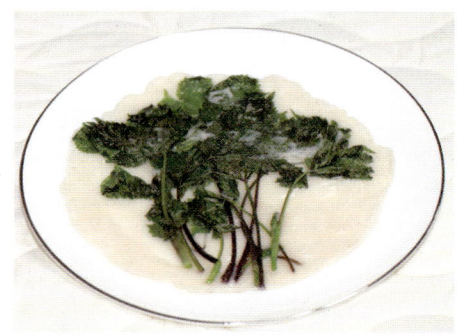

재료
참나물 200g
반죽(찹쌀가루·튀김가루 ½컵씩, 물 3컵)
식용유, 소금 약간, 양념간장 적당량

조리법
1 참나물은 잘 다듬어서 씻어 물기를 빼 놓는다.
2 찬물에 찹쌀가루와 튀김가루를 섞어서 반죽을 만든다.
3 달군 팬에 기름을 두르고 반죽을 떠 놓고 참나물을 보기 좋게 올린 뒤 노릇노릇하게 굽는다.
4 전에 양념장을 곁들여 먹는다.

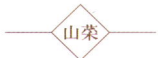

참당귀

병든 여인이 뜯어 먹고 건강해져서 마땅히 집으로 돌아올 수 있었으므로 '당귀當歸'

이른 봄 높은 산 계곡 근처에 가면 다른 식물들에 비해 일찍 고개를 내민 연두색 참당귀 순을 만날 수 있다. 주변엔 미처 녹지 못한 얼음이 남아 있고 바람 또한 싸늘하여 몸으로는 봄을 실감할 수 없는 시기이다. 이때 참당귀 새순을 바라본다는 것은 봄을 기다리는 새로운 희망일진대 참당귀에겐 미안한 일이지만 독특한 향이 좋아 나도 모르게 자꾸만 뜯어서 입으로 가져가는 버릇이 생겨 버렸다.

참당귀 새순은 나물로 먹고, 뿌리는 캐서 말려 '당귀當歸'라는 약재로 쓴다. '토당귀土當歸', '숭검초', '조선당귀'라고도 부른다. 약재로 쓸 때는 뿌리의 몸통 부분을 '신身', 잔뿌리를 '미尾'라고 분류한다고 한다.

'당귀當歸'는 한자로 마땅할 '당當', 돌아올 '귀歸'를 써서 '당연히 돌아온다'라는 뜻을 지니고 있다. 중국의 옛 풍습에 의하면, 전쟁에 나가는 남편의 옷섶에 당귀를 넣어 주면 전쟁터에서 기력이 다했을 때 당귀를 먹고 기운이 회복되어 돌아올 수 있을 것이라고 믿었다고 한다. 한편으론 '기혈氣血이 제자리로 돌아온다'라는 뜻이 있으므로 당귀를 지니면 마땅히 살아 돌아오리라는 주술적인 염원으로도 해석된다.

당귀에 관한 전설도 있다. 냉병이 심하여 아기를 갖지 못해 소박을 맞은 여인이 이 산 저 산을 헤매며 이름 모를 풀을 뜯어 먹고 건강해져서 집으로 돌아가 아기까지 낳았다. 이를 본 마을 사람들이 이 풀을 먹으면 '당연히當' 집으로 '돌아갈歸' 수 있다는 뜻으로 '당귀當歸'라고

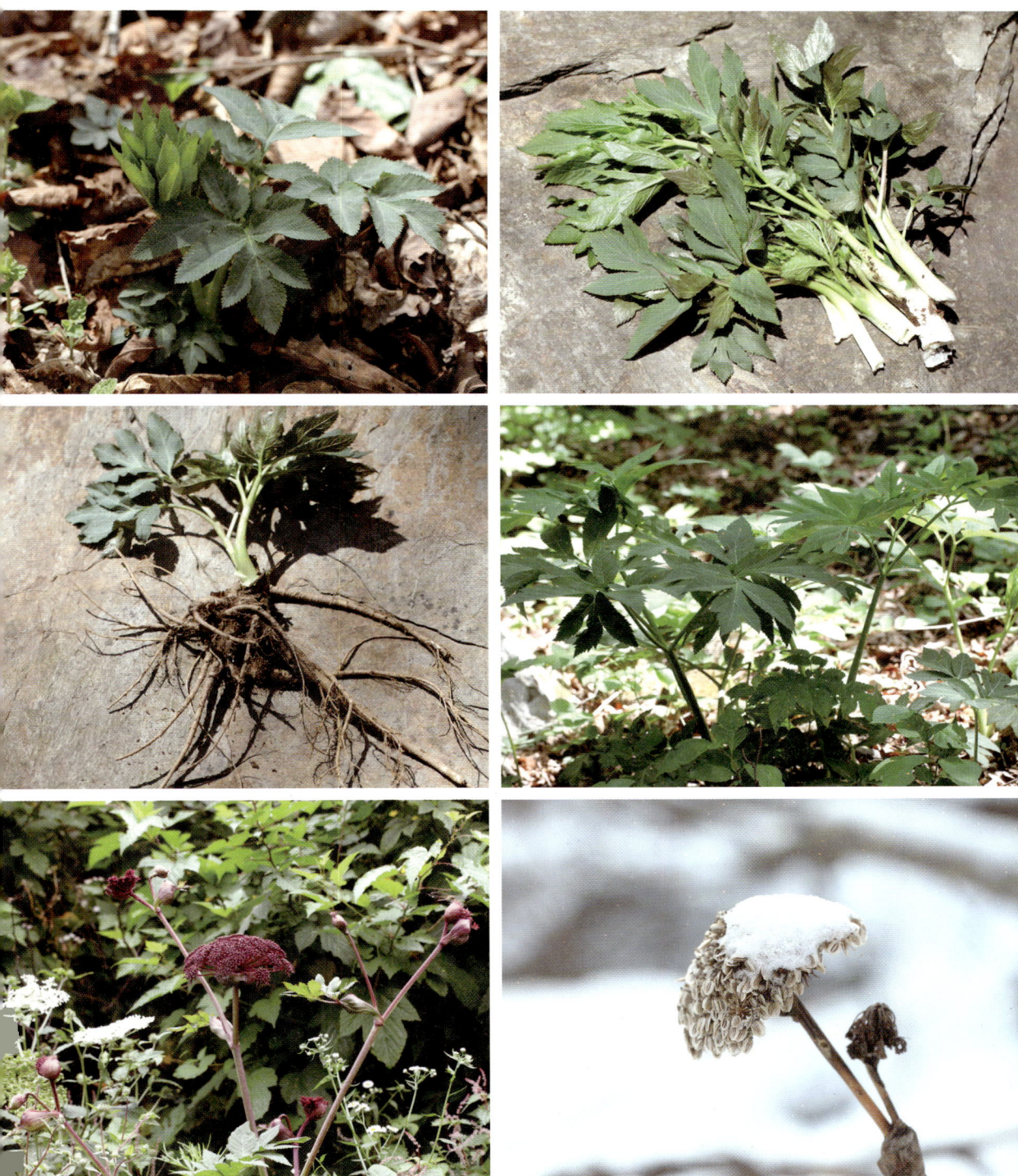

215

불렀다고 한다.

당귀는 한방에서 대표적인 보혈약으로 혈액 관련 질환에 두루 쓰이며, '여성을 위한 약초'라고 불릴 정도로 부인의 자궁 관련 질환에 잘 듣는다.『동의보감』에는 '성질은 따뜻하고 맛은 달고 매우며 독이 없다. 모든 풍병風病, 혈병血病, 허로虛勞를 낫게 하며 궂은 피를 헤치고 새 피를 생거나게 하고 여성의 하혈下血을 멎게 하고 몸 안의 장부臟腑를 보補하며 새살을 나게 해 준다'라고 기록되어 있다. 또한『천금익방千金翼方』에는 노화를 방지하고 기미를 없애며 미용과 건강한 피부를 만들어 주는 중요한 약이라고 기록되어 있다.

당귀 뿌리의 주성분인 데커신Decursin, 데커시놀 안젤레이트Decursinol angelate, 노다케닌 Nodakenin 성분은 보혈補血・활혈活血・혈액 정화 작용을 한다. 노다케닌은 쿠마린 유도체로서 자궁 기능 조절 및 진정鎭靜, 진통鎭痛, 항균抗菌 등의 효능이 있고 식물성 여성 호르몬의 일종으로 여성 호르몬 대체 효과를 가지고 있는 것으로 알려져 있다. 데커신 성분은 피부 대사의 순환을 활성화하여 활성산소로부터 피부를 보호하는 역할을 한다.

최근에는 당귀 뿌리에서 추출한 성분이 피부 면역력 강화, 영양 공급, 항염증, 항균 작용 등이 있어 아토피 개선 효과가 있다는 연구 결과도 발표되었다.

비타민 E 결핍증 치료에도 효과적인 것으로 밝혀졌다. 비타민 E가 결핍되면 불포화지방산의 산화가 세포막을 따라서 쉽게 확산되어 세포의 손상을 가져오며, 적혈구의 막이 파괴되어 혈색소가 혈구 밖으로 누출되고, 근육과 신경세포의 손상까지 가져올 수 있다고 한다. 비타민 E의 대표적인 결핍 증상에는 생식 불능, 근육 위축, 신경 질환, 빈혈, 간의 괴사 등이 있다.

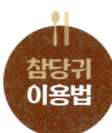
참당귀 이용법

- 가을에서 이듬 해 봄에 채취한 뿌리를 말려 하루 5~10g씩 500cc의 물로 달여 마시거나 가루로 빻아 복용한다.
- 민간에서는 만성빈혈과 수족냉증 치료에 새순을 나물로 먹고 당귀를 차로 달여 마셨다. 당귀는 습濕의 성질이 있으므로 설사할 때, 장과 위가 약한 사람은 사용하지 않는 것이 좋다.
- 어린 참당귀는 쌈으로 먹으면 고유의 향을 느낄 수 있어서 좋고, 데쳐서 된장과 들기름으로 무쳐도 좋다.
- 성숙한 잎은 튀김이나 부각을 만들어 먹으며, 끓는 물에 살짝 데쳐 간장 장아찌로 담아 먹는다.
- 가을에서 이듬 해 봄에 캔 뿌리를 잘 씻어 물, 식초, 설탕, 청주(1:1:1:1 비율)를 끓여 식힌 뒤 간장 장아찌를 담는데 참당귀의 향과 맛이 입 안 가득 오래도록 남는다.

참당귀순 초고추장 무침

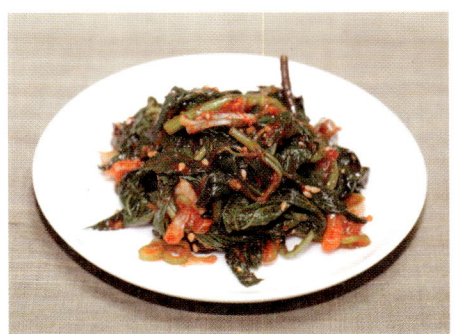

재료
참당귀순 200g
양념장(고추장 2큰술, 고춧가루 1큰술, 양조간장 1큰술, 식초 1큰술, 설탕 1큰술, 매실청 1큰술, 다진 마늘 1작은술, 다진 파 1큰술)
통깨 1작은술, 소금 약간

조리법
1 참당귀순은 깨끗이 씻어서 파랗게 삶아 찬물에 헹구어 물기를 짠다.
2 분량의 재료를 한데 섞어 양념장을 만든다.
3 1에 양념장을 넣고 무친 뒤 싱거우면 소금으로 간을 맞춘다.
4 통깨를 뿌려 마무리한다.

참당귀잎 부각

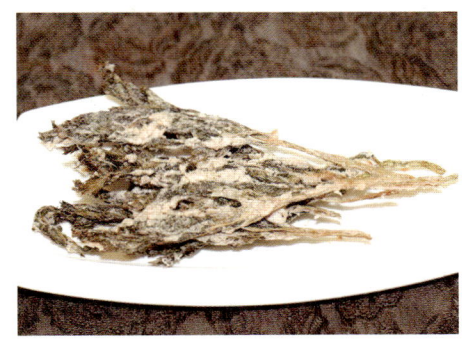

재료
참당귀 잎 200g, 식용유 적당량
1차 찹쌀풀(찹쌀가루 3큰술, 물 2컵, 소금 1작은술)
2차 찹쌀풀(찹쌀가루 4큰술, 물 2컵)

조리법
1 참당귀 잎을 다듬어 씻어서 물기를 빼 놓는다.
2 물 2컵에 찹쌀가루 3큰술과 소금 1작은술을 넣고 1차 찹쌀풀을 끓여 식혀 둔다.
3 물기가 마른 참당귀 잎을 3~4가닥씩 잡아서 찹쌀풀을 앞뒤로 바른다.
4 3을 채반에 널어 바람이 통하는 그늘에서 반나절 말린 뒤, 2차 찹쌀풀을 만들어 한 번 더 발라 준다.
5 다시 바람 통하는 그늘에서 앞뒤를 바짝 말린다.
6 잘 마른 참당귀 잎을 130~140℃ 정도의 식용유에 튀긴다.

RECIPE

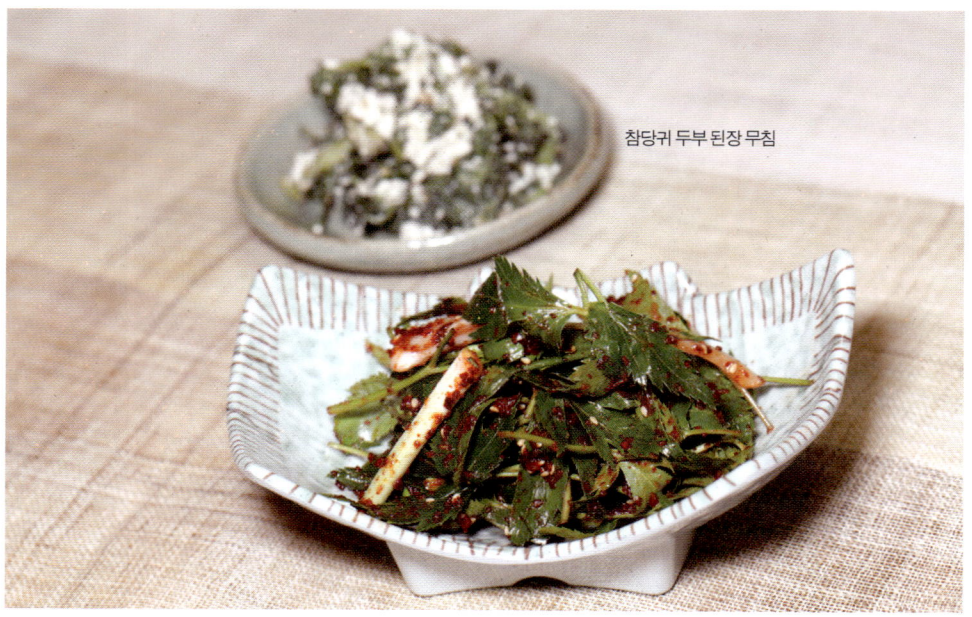

참당귀 두부 된장 무침

참당귀 겉절이

재료
참당귀 200g, 쪽파 50g, 양파 50g,
양념장(고춧가루 2큰술, 멸치액젓 1큰술,
다진 마늘 ½큰술, 생강즙 1작은술, 매실청 1큰술)
참기름 ½큰술, 통깨 1작은술, 소금 약간

조리법
1 참당귀 순을 깨끗이 씻어 건져 물기를 빼 놓는다.
2 쪽파는 3cm 길이로 썰고, 양파는 채 썬다.
3 멸치액젓에 고춧가루를 넣어 10분간 불린 뒤 나머지 재료를 한데 넣어 양념장을 만든다.
4 1의 참당귀와 채소, 양념장을 모두 넣고 무친 뒤 싱거우면 소금으로 간을 맞춘다.
5 참기름과 통깨를 섞어 마무리한다. 겉절이는 참당귀 향을 제대로 즐길 수 있는 요리법이다.

참당귀 두부 된장 무침

재료
참당귀 300g
양념장(된장 1큰술, 두부 100g, 양조간장 ½큰술,
다진 마늘 ½큰술, 다진 파 1큰술, 들기름 1큰술)
통깨 1작은술

조리법
1 참당귀 순을 데쳐서 찬물에 헹구어 물기를 짠 뒤 5cm 길이로 썰어 놓는다.
2 큰 볼에 된장과 물기 뺀 두부를 넣고 섞으면서 으깬 뒤, 양조간장, 마늘, 파, 들기름을 넣고 한 번 더 섞어 양념장을 만든다.
3 2에 참당귀와 통깨를 넣고 조물락 조물락 무친다. 싱거우면 소금으로 간을 맞춘다.

TIP 두부 된장은 참당귀와 맛이 잘 어울린다.

참당귀 뿌리 장아찌

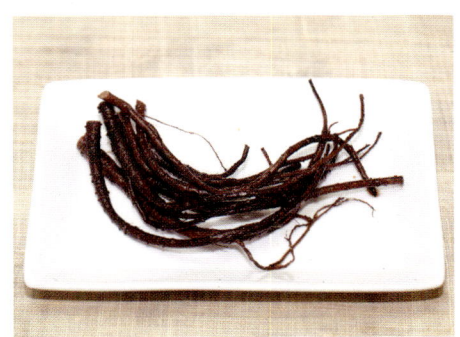

재료
참당귀 뿌리 500g
간장 달임장(양조간장·식초·설탕 1컵, 소주 1컵씩)

조리법
1 참당귀 뿌리는 깨끗이 씻어서 그늘에서 1~2시간 살짝 말려 준다.
2 분량의 재료를 한데 섞어 간장 달임장을 끓인다.
3 용기에 뿌리를 담고, 달임장이 뜨거울 때 부어 준다.
4 재료가 뜨지 않도록 돌로 눌러 시원한 곳에 보관한다.

참당귀 잎 장아찌

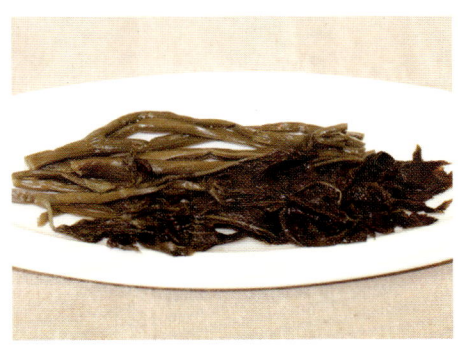

재료
참당귀 뿌리 500g
간장 달임장(양조간장·식초·설탕 1컵, 소주 1컵씩)

조리법
1 참당귀 잎을 깨끗이 씻어서 그늘에서 1~2시간 살짝 말려 준다.
2 분량의 재료를 한데 섞어 간장 달임장을 끓인다.
3 용기에 뿌리를 담고, 달임장이 뜨거울 때 부어 준다.
4 재료가 뜨지 않도록 돌로 눌러 시원한 곳에 보관한다.

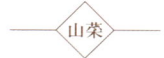

참죽나무

봄엔 나물이 입맛을 사로잡고 가을엔 화려한 단풍이 마음을 사로잡는다

가을이 오면 참죽나무의 붉은 단풍은 아름다운 색상과 화려한 모습으로 바라보는 이들로 하여금 탄성을 자아내게 한다. 참죽나무는 '참중나무'라고도 불리며, 한자명은 '향기가 나는 나무'라는 의미의 '향춘수香椿樹'이다. 일부 지방에서는 참죽나무를 '가죽나무'로 혼동해 부르기도 하는데, 가죽나무는 지방에 따라 이름이 다양하다. 가죽나무의 한자명은 냄새가 난다는 뜻의 '취춘수臭椿樹'이다.

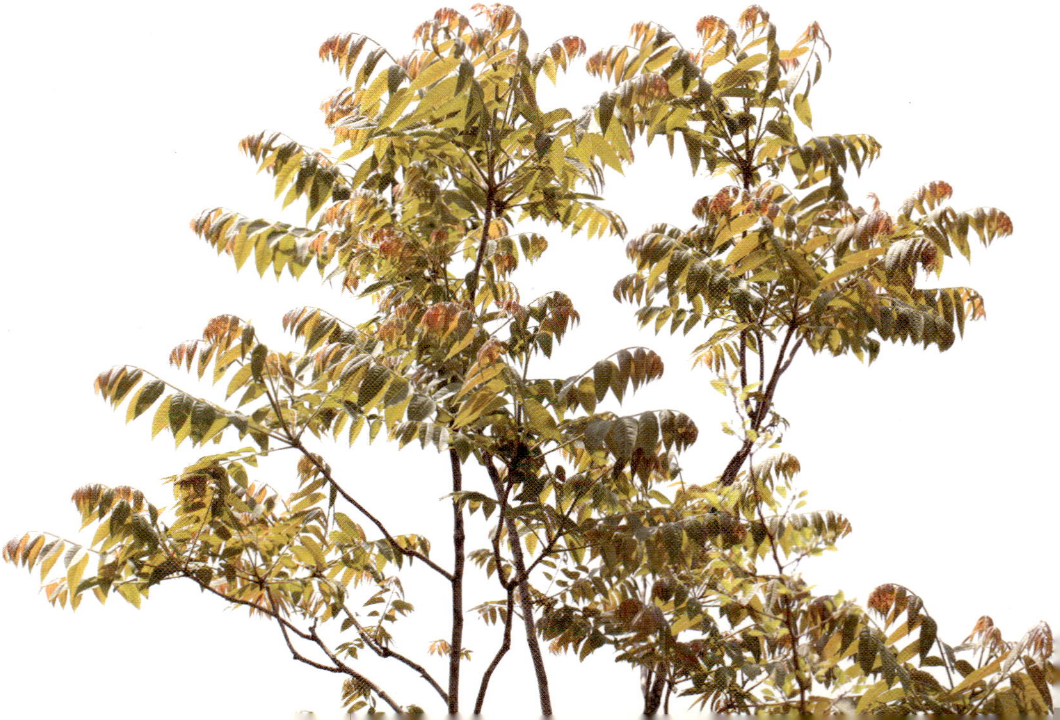

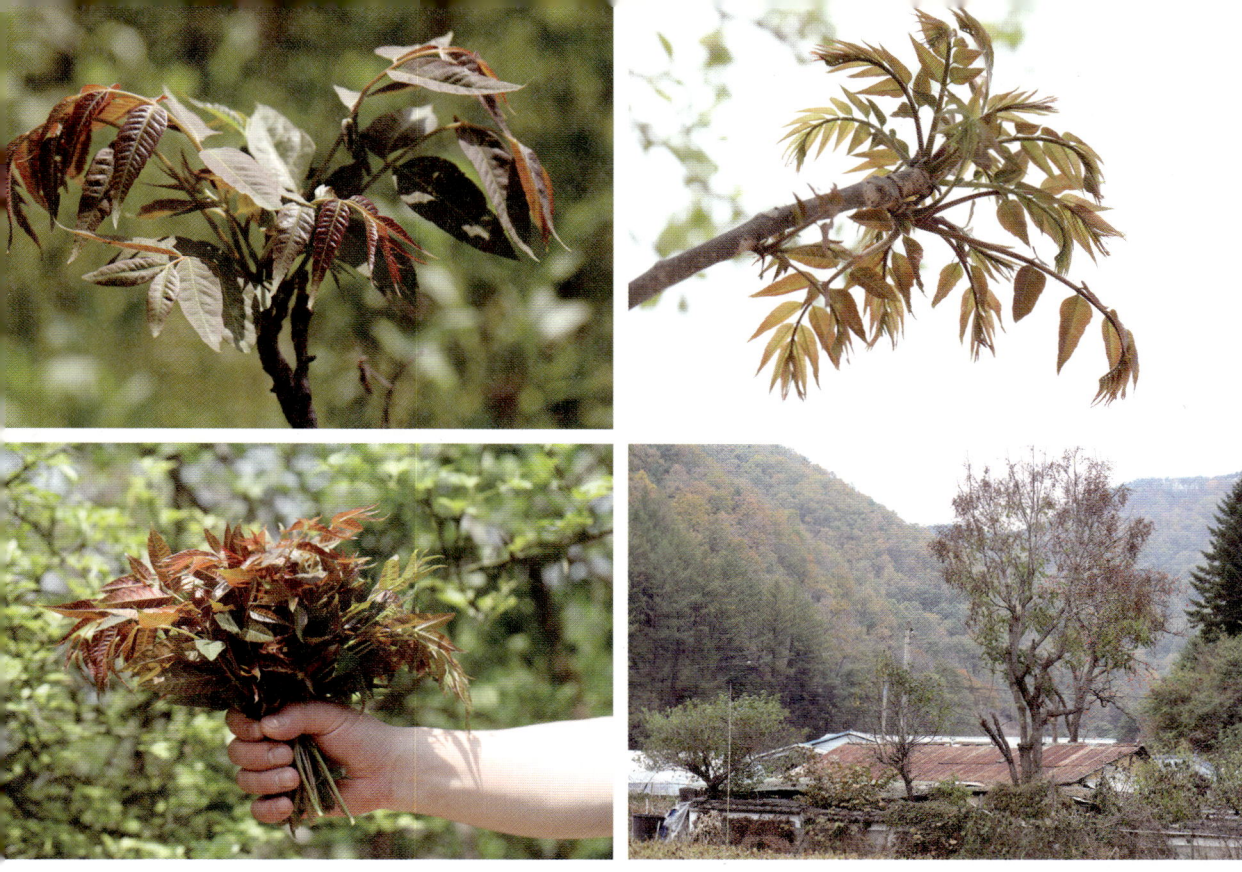

　　참죽나무는 고려시대에 중국에서 들여와 사찰 앞마당에 주로 심었고, 후에 민간에 퍼져 농가에서는 울타리용 나무로 가꾸어졌다. 참죽나무 목재는 담홍색 또는 흑갈색으로 단단하고 매끈하며 광택이 있고 결이 고와서 가공하기가 쉽고 뒤틀리거나 갈라지지 않아 가구재로서 적합하며 악기재로도 인기가 많다. 이렇듯 참죽나무는 쓰임새가 매우 많으며, 채소로서의 가치도 크다. 봄에 나오는 새순은 '참죽나물' 또는 '가죽나물'이라고 부르는데, 독특한 맛이 나서 제철 나물로 좋으며, 다양하게 가공하여 오랫동안 보관할 수 있다. 『본초강목』에서 잎에 약간의 독이 있다고 기록했듯이 나물로 먹을 때는 끓는 물에 데쳐서 조리한다.

　　빨간 순이 돋아나는 4월 중순과 움이 돋아나는 5월 중하순경에 다시 채취할 수 있어서 다른 나물에 비해 수확량은 꽤 많은 편이다. 따라서 농촌이나 산촌의 유휴지에 심어 가꾸면 높은 소득을 올릴 수 있는 유망 수종으로서의 전망이 매우 밝다.

　　참죽나무 뿌리껍질은 '저근백피 樗根白皮'라는 약재로 쓰인다. 『동의보감』에는 저근백피에 대해 '맛은 쓰고 성질은 서늘하며 열을 내리고 습을 없애고 위경, 대장경, 간경에 작용을 하고 정혈精血, 지혈止血, 소염, 지사, 부인병 등에 효험이 있다'라고 기록하고 있다.

민간에서는 각종 피부염 치료에 이용했는데 봄에 뿌리를 캐서 겉껍질을 긁어내고 응달에서 말려서 진하게 달여 환부에 발랐다.

참죽나무 잎에는 비타민 C와 플라보노이드의 일종인 이소쿼르시트Isoquercitr가 많다. 이 성분은 항산화 효과를 나타내고 이뇨 작용 하며 체내 노폐물을 배출시켜서 혈액을 깨끗하게 하는 효능이 있다. 잎을 달여서 수포진이나 피부염에 바르면 효과를 볼 수 있다.

줄기껍질과 뿌리껍질에는 네오쿼신Neoquassin, 콰신Quassin, 탄닌, 플로바펜Phlobaphene 등의 성분이 들어 있다.

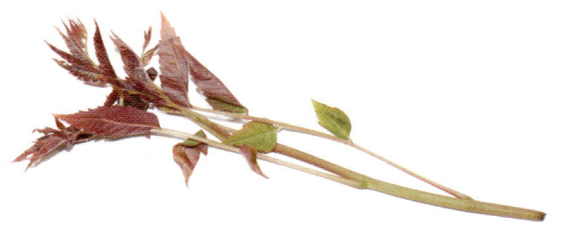

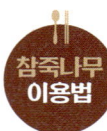
참죽나무 이용법

- 참죽나무 뿌리껍질을 봄에 캐어 잘게 썰어 말린 것 10~20g을 물 4L에 넣어 달여 마시고 가루를 내어 먹는다.
  ※변비가 있거나 맥이 약하고 식욕이 없는 사람은 나물이나 뿌리껍질을 많이 먹지 않는다.
- 참죽나무 연한 순은 대부분 끓는 물에 살짝 데쳐 물기 뺀 뒤 쌈으로 먹거나, 들기름과 마늘, 소금을 넣어 무쳐 먹는다.
- 소금에 살짝 절인 뒤 그늘에서 반나절 정도 말린 뒤 간장 장아찌나 고추장 장아찌를 담는다.
- 묵나물은 다른 묵나물과 섞어 볶아 먹는다.

참죽나물 양념 무침

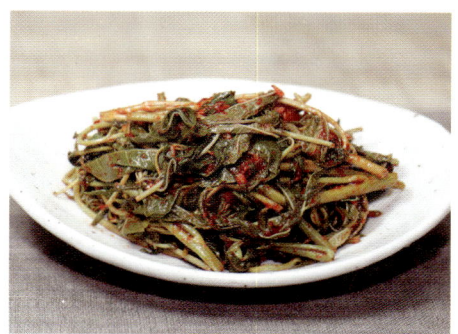

재료
참죽나물 200g
양념장(고추장·고춧가루 1큰술씩, 된장 ½큰술, 매실청 1큰술)
소금 약간

조리법
1 참죽나물을 살짝 데쳐서 찬물에 헹구어 물기를 짠다.
2 분량의 재료를 한데 섞어서 양념장을 만들어 실온에서 10분간 숙성시킨다. 이때 참죽나물 본연의 맛을 살리기 위해서 마늘과 파는 넣지 않는다.
3 1의 참죽나물에 양념장을 넣고 무친 뒤 싱거우면 소금으로 간을 맞춘다.

참죽나물 된장 무침

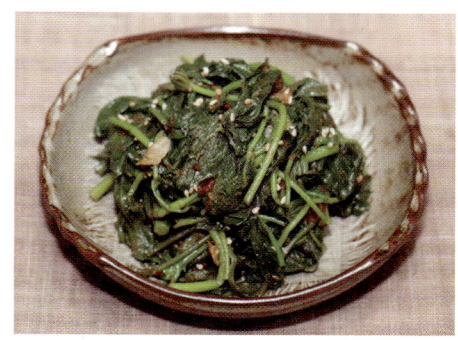

재료
참죽나물 200g
양념장(된장 1큰술, 매실청 1큰술, 다진 마늘 ½큰술, 다진 파 1큰술)
통깨 1작은술, 소금 약간

조리법
1 참죽나물을 데쳐서 헹구어 놓는다.
2 분량의 재료를 한데 섞어 양념장을 만든다.
3 1에 양념장을 넣고 무친 뒤 싱거우면 소금으로 간을 맞춘다.
4 통깨를 넣고 가볍게 버무려 마무리한다.

RECIPE

참죽나물 겉절이

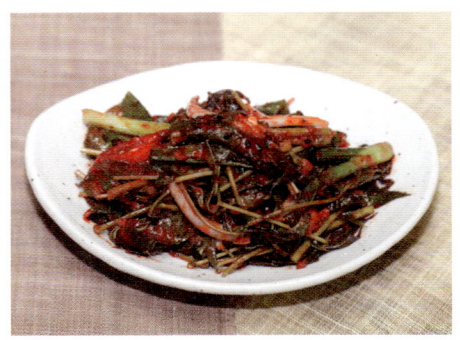

재료
참죽나물 200g, 쪽파 20g, 양파 30g
양념장(고춧가루 2큰술, 액젓 1큰술, 매실청 1큰술, 다진 마늘 ½큰술, 다진 파 1큰술, 다진 생강 1작은술)
통깨 1작은술

조리법
1. 참죽나물을 깨끗하게 손질한 뒤 씻어서 물기를 뺀다.
2. 쪽파는 4cm 길이로 썰고 양파는 채 썬다.
3. 분량의 재료를 한데 섞어 양념장을 만든 뒤 실온에서 10분간 숙성시킨다.
4. 참죽나물과 쪽파에 양념장을 넣어 무친 뒤 통깨를 뿌려 마무리한다.

참죽나물 장떡

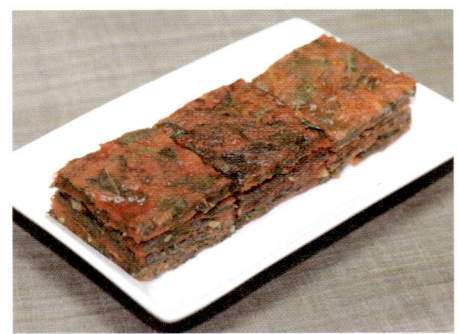

재료
참죽나물 100g, 양파 30g, 부추 30g, 부침가루 150g, 물 1컵, 된장 ½큰술, 고추장 2큰술, 홍고추 1개, 풋고추 1개, 소금 약간, 식용유

조리법
1. 참죽나물, 부추, 양파, 풋고추, 홍고추는 씻어서 물기를 뺀 뒤 잘게 썰어 놓는다.
2. 물에 된장과 고추장을 섞어 잘 푼 뒤 싱거우면 소금으로 간을 맞춘다.
3. 2에 부침가루를 넣고 섞은 뒤 1의 채소를 넣어 잘 섞어 기름 두른 팬에 한 숟가락씩 떠서 노릇하게 구워 낸다.

참죽나물 부각

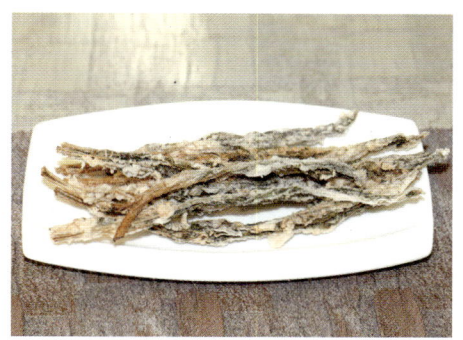

재료
참죽나물 300g
1차 찹쌀풀(찹쌀가루 3큰술, 물 2컵, 소금 1작은술)
2차 찹쌀풀(찹쌀가루 4큰술, 물 2컵, 통깨 1큰술, 식용유)

조리법
1 참죽나물은 잘 다듬어 씻어서 끓는 물에 소금 약간 넣어 살짝 데친 뒤 물기를 꼭 짜서 그늘에서 1~2시간 말린다.
2 물 2컵에 찹쌀가루 3큰술과 소금 1작은술을 넣고 1차 찹쌀풀을 끓여 식혀 둔다.
3 물기가 마른 참죽나물을 2~3가닥씩 잡아서 2의 찹쌀풀을 앞뒤로 바른다.
4 3을 바람이 통하는 그늘에서 반나절 정도 말린 뒤 2차 찹쌀풀을 한 번 더 발라 준다.
5 4위에 통깨를 모양 좋게 뿌린 뒤 바람이 통하는 그늘에서 앞뒤를 바짝 말린다.
6 잘 마른 참죽나물을 130~140℃ 정도의 온도에서 식용유에 튀긴다.

TIP 1 찹쌀풀을 한 번만 발라 줘도 상관은 없으나 두 번 발라 만든 부각이 더 풍성하고 감칠맛이 난다.
TIP 2 말린 참죽나무 부각은 습기가 차지 않도록 밀봉 보관하고 필요한 양만 꺼내 먹는다.

참죽나물 간장 장아찌

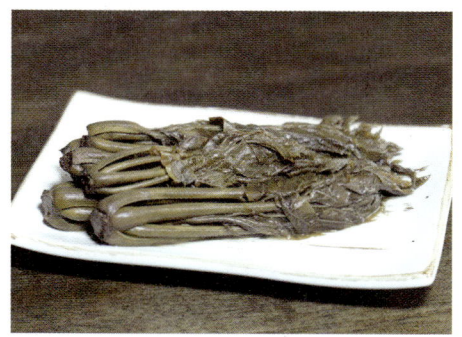

재료
참죽나물 500g
간장 달임장(채소 국물 2컵, 양조간장 1컵, 식초·설탕·매실청·소주 ½컵씩)
채소 국물(물 4컵, 대파 뿌리, 다시마 10cm, 당근 약간, 양파 ½개, 청양고추 2개, 건표고 2개, 자투리 채소 등)

조리법
1 참죽나물은 깨끗이 씻어서 물기를 빼 놓는다.
2 준비한 채소 국물 재료를 냄비에 넣고 반으로 줄 때까지 은근히 끓여 걸러 놓는다.
3 채소 국물 2컵에 간장 달임장 재료를 넣고 끓인다.
4 보관 용기에 참죽나물을 담고, 달임장이 뜨거울 때 부어 준다.
5 재료가 뜨지 않도록 돌로 눌러 시원한 곳에 보관한다.
6 3~4일, 1주일, 10일 간격으로 간장물만 따라 내어 끓여서 식혀 부어 준다.

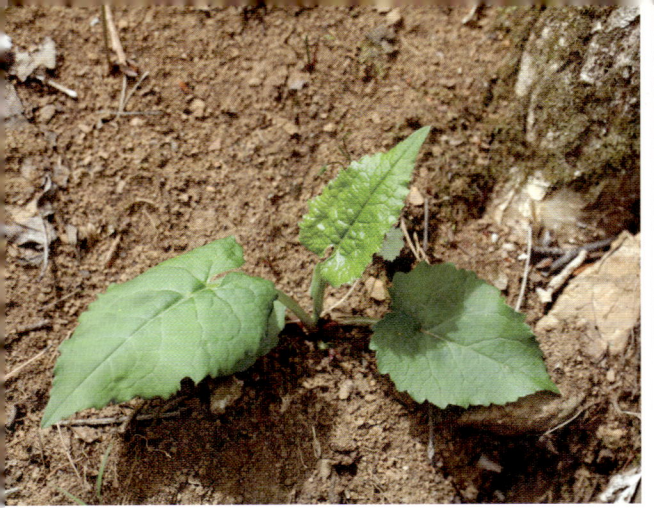
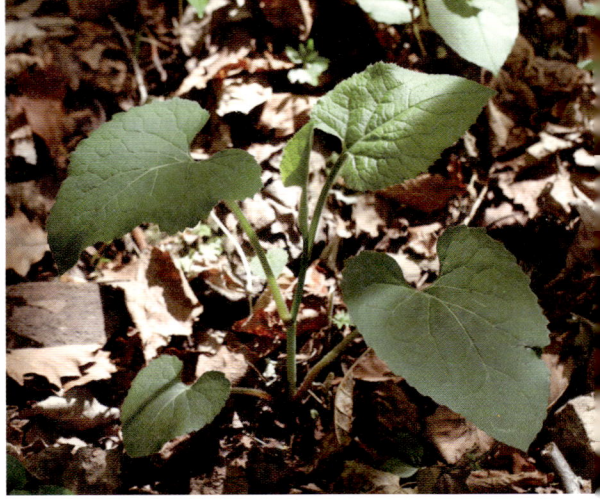

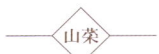

참취

정월대보름 아침에 오곡밥을 싸서 먹던 복쌈

참취는 국화과의 여러해살이풀로, '참취'는 '나물 중에서도 진짜 나물'이라는 뜻이다. 향이 있는 나물이란 뜻으로 '향소香蔬'라고도 부르는데, 맛이 쌉쌀하고 약간 독특한 향이 난다. '동풍채東風菜'라는 한자명은 봄바람東風 불 때 연한 순을 채취해서 나물로 해 먹는 습속에서 생겨난 이름이다. 정월대보름 아침에는 오곡밥에 참취 잎을 넓게 펴서 복쌈을 싸 먹었다.

    참취의 학명은 *Aster scaber* Thunb으로, 속명 *Aster*는 꽃이 별과 같이 아름답다는 뜻이다.

    참취는 열량이 낮고 칼륨의 함량이 대단히 많은 알칼리성 식품으로 체내의 염분을 몸 밖으로 배출해 다이어트에 효과적이다.

    참취는 베타카로틴이 풍부하고, 플라보노이드, 사포닌, 아미노산, 알칼로이드, 정유, 칼륨, 쿠마린 등이 들어 있다. 베타카로틴 성분은 장에서 흡수되어 간肝에서 비타민 A로 변환되므

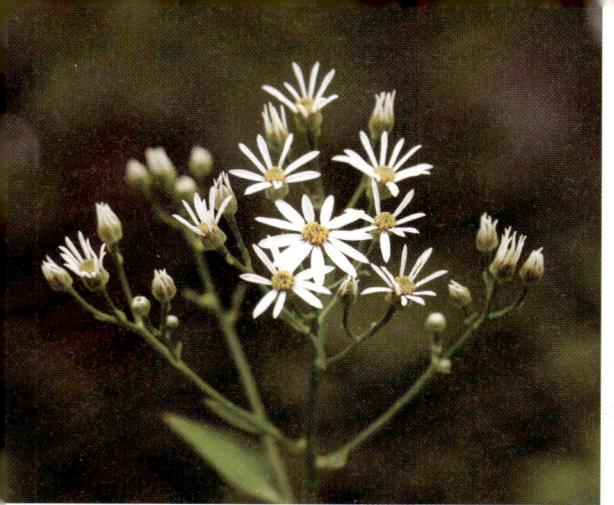
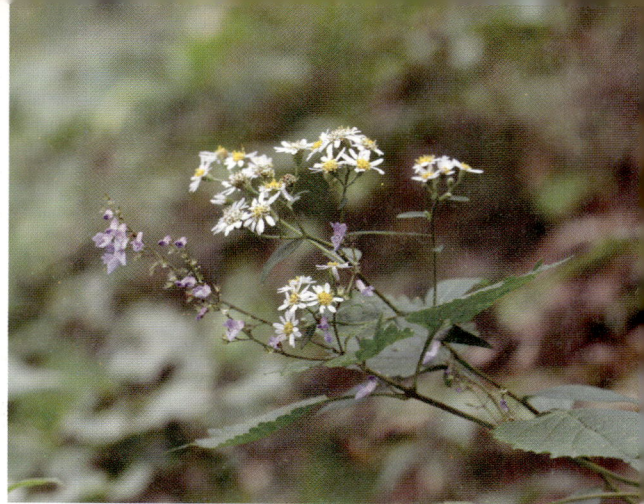

로 '프로비타민 A'라고도 하는데 과량 복용에 따른 부작용이 없다. 고추나 당근 뿌리 등의 녹색 엽채류 등의 생물에 널리 분포하는 황적색의 색소 리포이드성의 탄화수소로, 생체 내에서 활성산소의 제거하고, 지질의 산화 억제 등 항산화 작용을 한다.

참취 전초를 한방에서는 '동풍채東風菜', 뿌리를 '동풍채근東風菜根'이라는 약재로 쓴다. 동풍채와 동풍채근은 건위健胃, 이담利膽, 진통鎭痛, 진해鎭咳, 해독解毒 등의 효능이 있다. 혈액순환을 촉진하며, 가래, 감기, 두통, 간염, 기관지염, 근골통증, 요통, 장염으로 인한 복통, 인후염, 당뇨병 등을 치료한다. 『동의보감』에는 '참취의 맛은 달고 독이 없으며 성질은 차다. 열물 내기 작용과 장애된 간 기능을 회복시키며 급성간염에도 효과가 있으며 참취 15~20g을 물에 달여 하루 세 번 끼니 뒤에 먹는다'라고 기록되어 있다. 민간에서는 당뇨병, 뱀이나 벌레에 물렸을 때 치료제로 썼다.

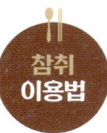
참취 이용법

- 잎과 줄기는 꽃이 피었을 때 채취하고 뿌리는 봄과 가을에 채취하여 잘게 썰어 말린다. 말린 전초 10~20g을 물 4L에 넣어 반으로 줄 때까지 달여 마시거나 가루 내어 마신다.
- 뱀이나 벌레에 물렸을 때는 잎과 줄기를 생으로 짓찧어 환부에 붙이거나 말린 약재를 가루로 빻아 기름에 개어서 바른다.
- 생으로 쌈이나 고추장이나 쌈장에 찍어서 먹으며, 즙을 내어 마시고, 데쳐서 무쳐 먹는다.
- 여러 가지 채소와 함께 죽을 쑤어 먹기도 하고, 살짝 데쳐 말려 가루 내어 칼국수 또는 여러 가지 면 요리에 사용한다.
- 데쳐서 말려 묵나물 볶음을 하면 맛과 향이 매우 좋다.
- 꽃을 채취하여 그대로 말리거나 증기에 쪄서 말려 차로 우려 마신다.

RECIPE

참취나물 무침

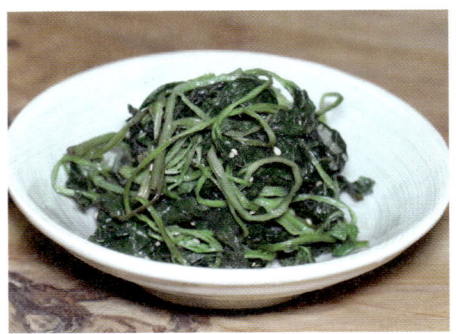

재료
참취 200g
양념장(국간장 1큰술, 다진 파 1큰술, 다진 마늘 ½큰술)
들기름 ½큰술, 통깨 1작은술, 소금 약간

조리법
1 참취를 데쳐서 찬물에 헹구어 물기를 짜 놓는다.
2 분량의 재료를 한데 섞어 양념장을 만든다.
3 참취에 양념장을 넣고 무친 뒤 싱거우면 소금으로 간을 맞춘다.
4 들기름과 통깨를 넣고 가볍게 버무려 마무리한다.

TIP 나물을 무칠 때 참기름을 넣으면 참취의 풍부한 지용성 비타민의 흡수를 돕는다.

참취 간장 장아찌

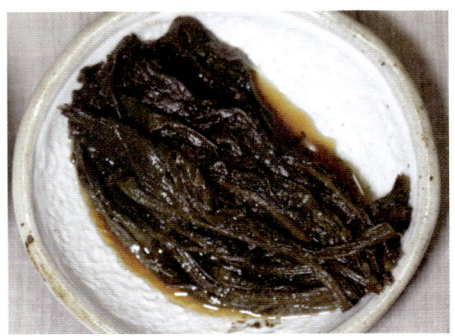

재료
참취 500g
간장 달임장(채소 국물 2컵, 양조간장 1컵, 식초·설탕·매실청·소주 ½컵씩)
채소 국물(물 4컵, 대파 뿌리, 다시마 10cm, 양파 ½개, 청양고추 2개, 건표고 2개)

조리법
1 참취를 깨끗이 씻어서 물기를 빼 놓는다.
2 준비한 채소 국물 재료를 냄비에 넣고 반으로 줄 때까지 은근히 끓여 걸러 놓는다.
3 채소 국물 2컵에 간장 달임장을 분량대로 넣고 끓인다.
4 용기에 참취를 담고, 달임장이 뜨거울 때 부어 준다.
5 재료가 뜨지 않도록 돌로 눌러 시원한 곳에 보관한다.
6 3~4일 뒤, 1주일 뒤, 10일 간격으로 간장물만 따라 내어 끓여 식혀서 부어 준다.

TIP 간장 달임장을 3회 정도 끓여서 식혀 부어 주면 변질 될 위험성이 적고, 오래두고 먹을 수 있다.

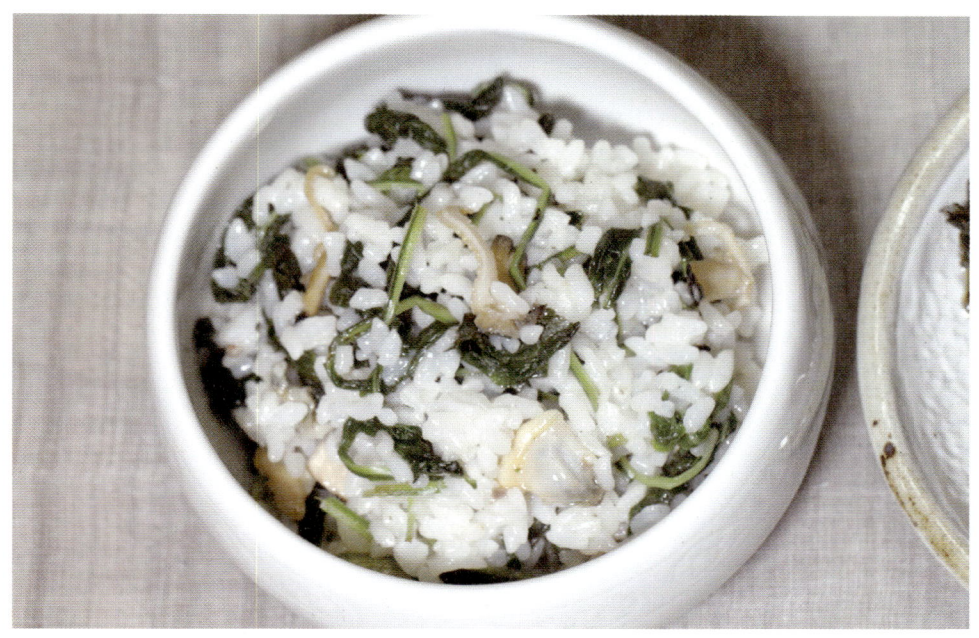

참취나물밥

재료

쌀 250g, 참취 200g
다시마 국물 250ml(다시마 10cm, 건표고 2개)
굴(조갯살) 100g, 무 100g, 들기름 1큰술
양념간장(양조간장 3큰술, 국간장 1큰술, 고춧가루 1큰술, 통깨 ½큰술, 들기름 1큰술, 다진 마늘 1작은술, 다진 파 1큰술 또는 달래 20g)
소금 1작은술

조리법

1 쌀을 씻어 1시간 정도 불려 둔다.
2 물에 다시마와 표고를 넣고 다시마 국물을 만든다. 불렸던 표고는 곱게 채 썰어 놓는다.
3 참취는 살짝 데쳐서 찬물에 헹구어 물기 뺀 뒤 5cm 길이로 썰어 놓는다.
4 굴(조갯살)은 잘 손질한 뒤 씻어 물을 빼 놓는다.
5 1의 쌀에 우러낸 다시육수를 넣고, 참기름 한 방울을 떨어 뜨려 냄비에 밥을 짓는다.
6 끓어오를 때 참취와 굴, 표고채를 올려 한 번 더 끓인 뒤 약불에서 뜸을 들인다.
7 양념간장을 곁들여 먹는다.

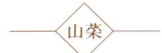

청미래덩굴

한겨울 눈 속에 빛나는 보석처럼 붉은 열매와 앙칼진 가시

청미래덩굴은 우리나라 산과 들판에서 흔히 볼 수 있는 덩굴성 관목이다. 사람들이 간섭하는 숲 가장자리 망토 식물 군락*지의 햇볕이 땅바닥까지 드는 벌목지나 조림지에 잘 자란다. 암수로 나뉘는데, 암그루는 확 트인 곳에서 자라고 수그루는 암그루 언저리에 자란다. 청미래덩굴 열매를 좋아하는 새들이 열매를 쉽게 발견하게 하여 멀리까지 씨앗을 퍼뜨리려는 자연의 방편 같다.

'청미래덩굴'이라는 이름은 19세기 초의 '청멸앳'에서 유래했다고 한다. '청멸앳'은 한자 '푸를 청靑'자와 순우리말 '멸애'의 합성어로, 멸애는 '망기' 또는 '명라'라고 추정된다. '푸른靑 열매의 덩굴'이라는 뜻으로, 익지 않은 열매는 푸른색이다. 옛 책에 '망개나물', '명라', '상빙해' 등으로 기록된 바 있으며, 청열매덤불, 참열매나무, 망개나무, 명감나무, 종가시나무, 망개, 명감, 맹게랑, 동고리낭, 매발톱가시, 깜바귀, 반계, 뻴내기, 뻴랑지낭, 산귀래 등 지방에 따라 매우 다양하다. 일본 이름 '사루도리이바라猿捕茨, 원포자'는 '원숭이猿'를 '사로잡을捕' 정도로

---

* **망토 식물 군락**은 숲 가장자리를 망토를 덮듯이 둘러싸고 센 바람이나 직사광선이 숲속으로 침투하는 것을 막아 삼림을 보호하는 식물 군락으로, 주로 덩굴성 식물과 햇빛을 좋아하는 작은 나무들로 구성되어 있다. 초본草本으로 구성된 소매 군락과 숲 사이에 위치한다. 「네이버 지식백과」에는 다음과 같이 설명되어 있다. '숲 가장자리林緣 식생 가운데 하나. 여러해살이 숲과 소매군락 사이에서 발달하는 관목형 덩굴식물과 가시식물이 우점하는 식물사회로 숲을 방어하는 스크램블 기능을 함(예 : 칡 군락).'

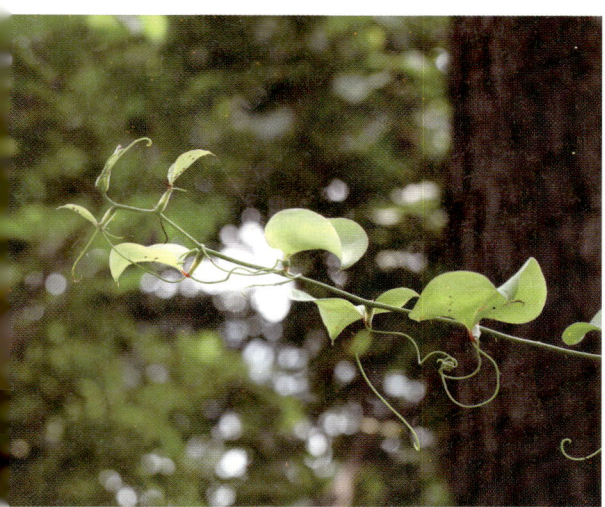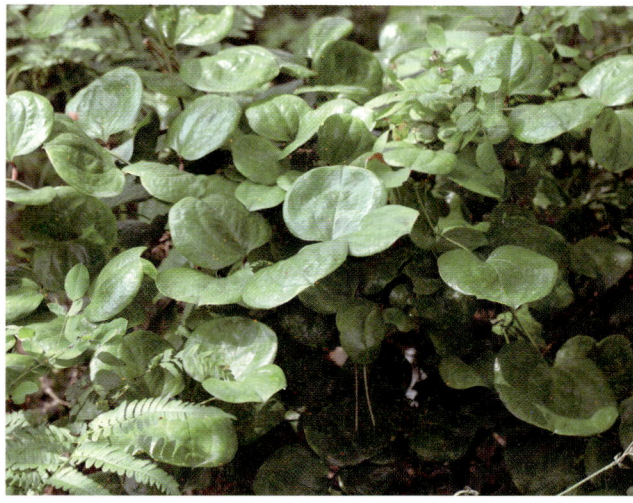

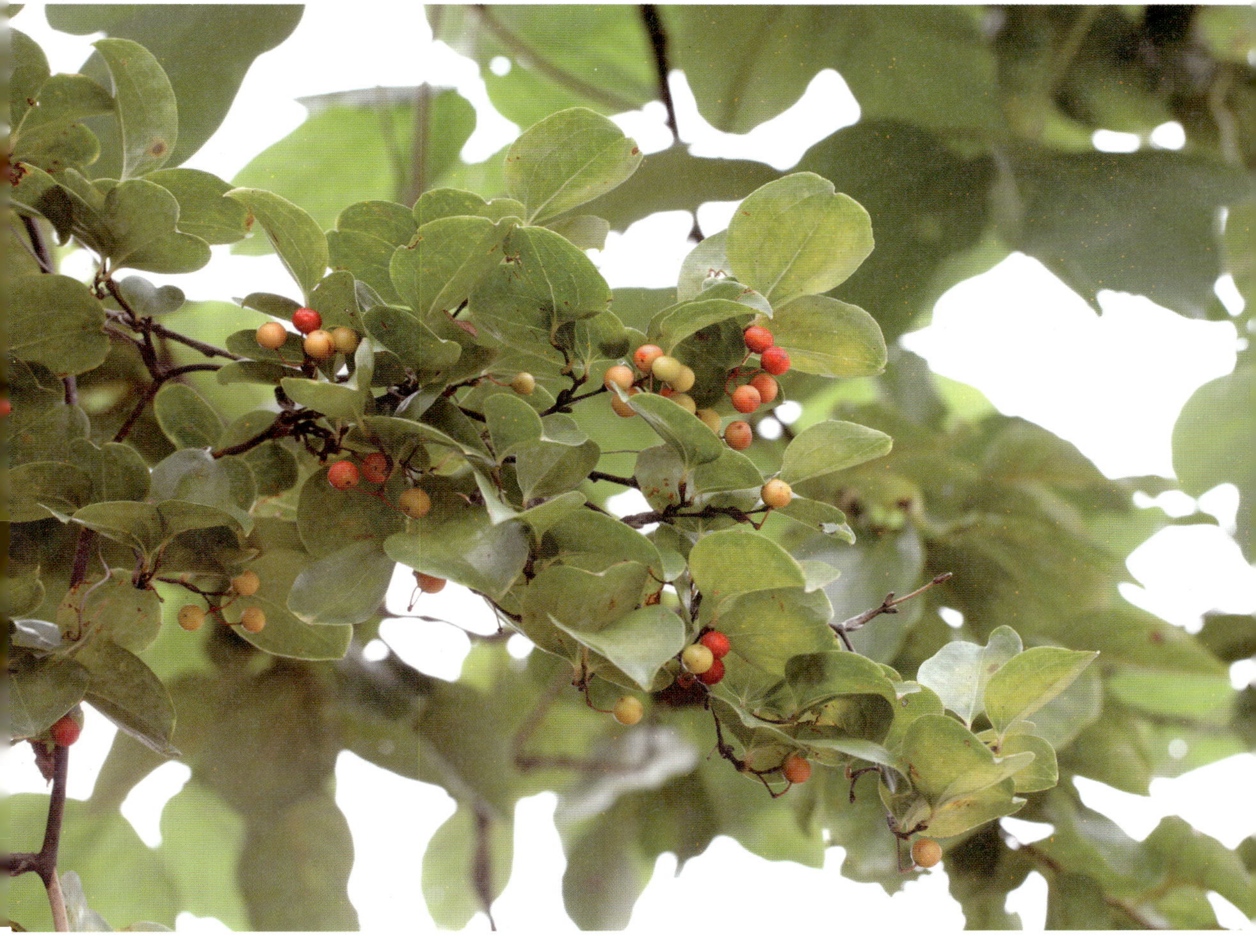

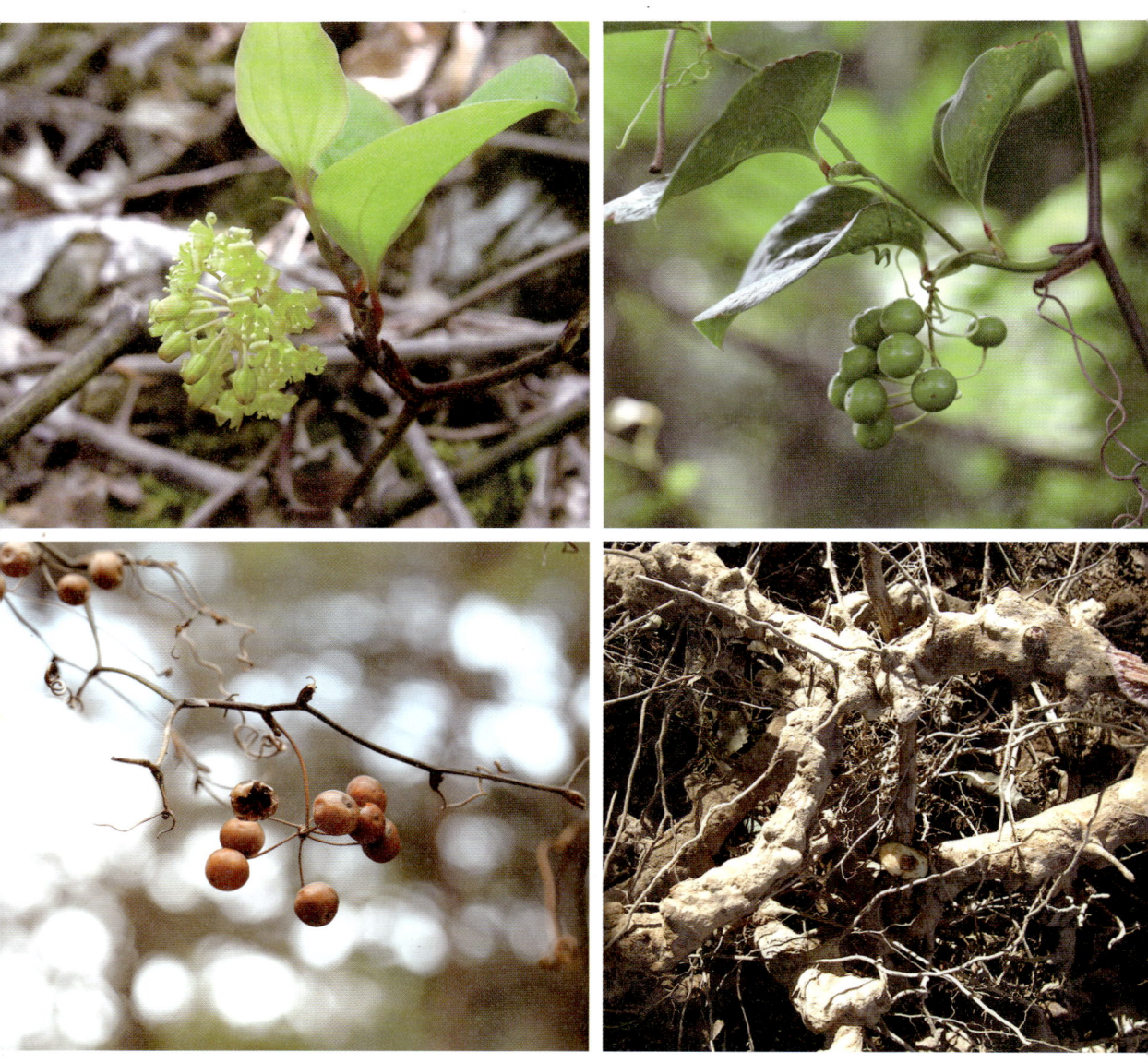

앙칼스런 '가시茨'가 돋아 있다는 의미다.

불규칙하게 나 있는 억센 가시는 상처를 입히지만, 칡처럼 다른 식물을 마구잡이로 휘감고 덮어 버리지는 않는다. 불규칙하게 배열된 가시를 주변 다른 식물체에 단단히 걸쳐 의지하고 점잖게 퍼져나간다. 가시나 가지는 2~3년이 지나면 목질화되어 말라 없어짐과 동시에 새로이 생겨난다. 눈 내린 겨울날, 청미래덩굴의 억센 가시 사이로 보이는 붉은 열매는 보석처럼 아름답다.

청미래덩굴은 잎, 줄기, 열매, 뿌리 모두 버릴 것이 하나 없는 소중한 자원이다. 어리순과 연한 잎을 나물, 장아찌, 밥 등으로 요리해 먹고, 성숙한 잎으로 '망개떡'을 만든다. 경상도의 명물인 망개떡은 찹쌀가루를 반죽하여 달콤한 팥으로 소를 넣어 떡을 빚은 뒤 청미래덩굴 잎으로 감싸서 쪄 낸 것이다. '망개잎떡', '멍가잎떡'으로도 부르는데 청미래덩굴 잎의 향기가 구수하고 모양도 독특하다. 팥을 소로 넣은 떡은 오래 보관하기가 어려운데, 청미래덩굴 잎으로 감싼 떡은 오래간다고 한다. 국이나 찌개를 끓일 때도 청미래덩굴 잎을 5~6장 넣으면 어느 정도 부패를 막을 수 있다. 소풍을 갈 때도 이 잎으로 밥을 싸면 식중독 위험이 줄어든다고 한다.

옛사람들은 청미래덩굴 뿌리를 '신선이 남겨 놓은 음식'이라는 의미의 '선유량仙遺糧'이라고 불렀다고 한다. 뿌리에서 녹말을 채취하거나 잘게 썰어서 물에 담가 쓴맛을 뺀 뒤 다른 곡식과 섞어서 밥을 지어 먹었다고 한다.

한방에서는 청미래덩굴 뿌리를 '토복령土茯苓'이라는 약재로 쓰는데, 해독解毒 효과가 뛰어나고, 거풍습祛風濕, 이뇨利尿, 소종消腫, 항균抗菌, 항염抗炎, 항암抗癌 등의 효능이 있다.『동의보감』에서는 '성질은 평하고 맛은 달도 덤덤하며 몸의 열을 떨어뜨리고 몸속 습을 제거하고 탁한 것을 배설시켜 해독하며 관절을 통리한다'라고 기록하고 있다.『본초강목』에서는 '청미래 덩굴의 뿌리는 적색과 백색이 있는데 두 가지 모두 약용하는데 백색이 더 낫다'라고 기록하고 있다. 민간에서는 감기, 신경통, 관절통, 화상 치료에 사용한다.

토복령에 풍부한 사포닌 성분은 혈관으로 들어가 혈관 벽에 엉겨 붙은 혈전을 녹여 배출하고, 농약·살충제·중금속·수은으로 인한 독을 풀어 준다. 항산화 기능을 가진 레즈베라트롤 Resveratrol은 니코틴 해독 효과가 있다. 각종 아미노산, 유기산, 알칼로이드, 리놀렌산, 올레산 등이 들어 있다. 건강에 특이한 질환이 없어도 토복령을 복용하면 혈액 정화 및 DNA의 재생 능력이 회복된다고 알려져 있다.

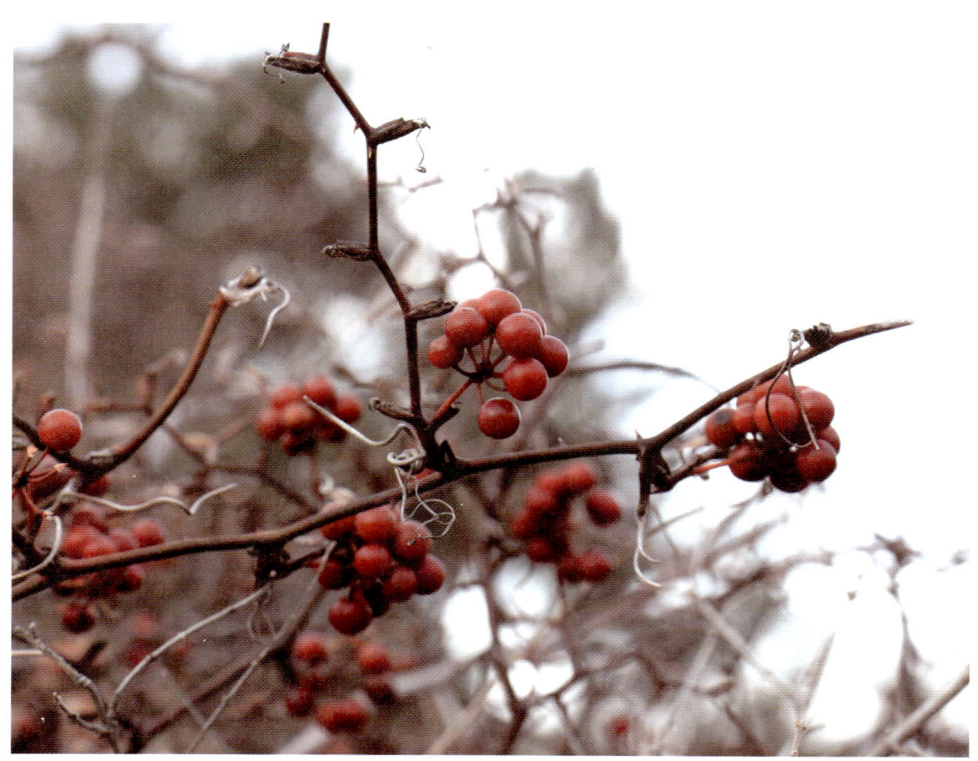

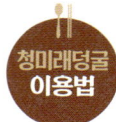
청미래덩굴 이용법

- 청미래덩굴 뿌리를 가을~이듬해 봄까지 캔다. 이것을 햇볕에 말려서 잘게 썰어 20~40g을 물 4L에 넣고 반으로 줄 때까지 달여 식전에 복용하면 몸 안에 있는 온갖 독이 몸 밖으로 빠져나온다.
- 감기, 신경통, 관절통에 토복령 20~40g을 물 4L에 넣어 반으로 될 때까지 달여 식전에 먹고, 몸을 따뜻하게 하여 땀을 낸다.
- 화상 치료에는 토복령을 가루 내어 바셀린에 개어 환부에 바른다.
- 토복령을 오랫동안 먹으면 변비가 생길 수 있으나 쌀뜨물과 같이 끓이면 부작용을 막을 수 있다. 맥이 약한 사람과 아랫배가 차가운 사람이나 맥이 약한 사람은 많이 먹지 않는다. 간, 신장, 폐가 약한 사람과 변비가 있는 사람은 복용을 금하며, 녹차와 함께 먹으면 탈모가 올 수 있다.
- 어린순은 생으로 쌈을 싸 먹고, 튀김을 만들며, 데쳐서 나물로 먹는다.
- 잎과 줄기를 채취하여 잘게 썰어 말린 뒤 차로 달여 마신다.
- 잘 익은 열매는 생으로 먹거나 장아찌를 만들어 먹기도 하고 술에 담아 마시거나 발효액을 만들어 먹는다.

망개떡

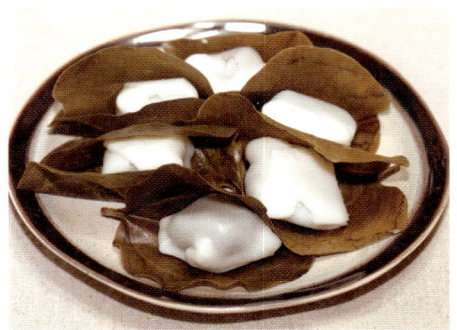

재료 / 30개 분량
찹쌀 2컵, 소금 2작은술, 청미래덩굴 잎 60장
팥소(팥 2컵, 소금 1작은술, 설탕 ½컵, 꿀 2큰술, 계핏가루 ½작은술)

조리법
1. 10시간 불린 팥을 쪄서 소금을 넣고 으깨어 체에 내려 으깬다.
2. 팥에 설탕, 꿀, 계핏가루를 넣고 비무러서 밤톨 만하게 소를 빚는다.
3. 3시간 불린 찹쌀을 시루에 넣고 충분히 쪄서 소금을 넣고 절구에서 차질 때까지 찧는다.
4. 찹쌀 반죽을 밤톨 만하게 떼어 손으로 경단처럼 둥글린 뒤 도마에 놓고 얇게 민다.
5. 4의 반죽에 팥소를 넣고 반달 또는 사각 모양으로 빚는다.
6. 청미래덩굴 잎에 떡을 올리고 다시 청미래덩굴 잎으로 덮어 김이 오른 찜통에서 찐다.

청미래덩굴 잎 열매 장아찌

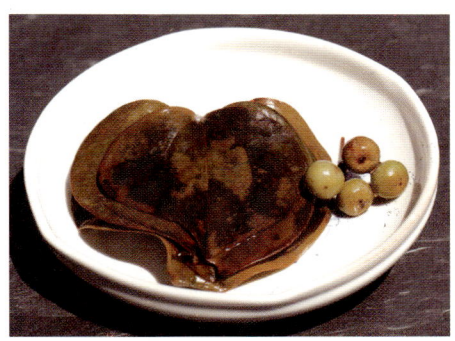

재료
청미래덩굴 잎 250, 풋열매 250g
간장 달임장(양조간장·식초·설탕·소주 1컵씩)

조리법
1. 청미래덩굴 잎을 씻어서 물기를 턴 뒤 차곡차곡 추려서 적당한 양을 실로 묶어 놓는다.
2. 덜 익은 열매를 씻어서 물기를 없앤다.
3. 분량의 재료를 한데 넣고 끓여 달임장을 만든다.
4. 보관 용기에 잎과 열매를 담고, 달임장이 식기 전에 부어 준다.
5. 재료가 뜨지 않도록 돌로 눌러 시원한 곳에 보관한다.
6. 1주일 뒤에 간장물만 따라 내어 끓여서 식혀 다시 부어 준다.

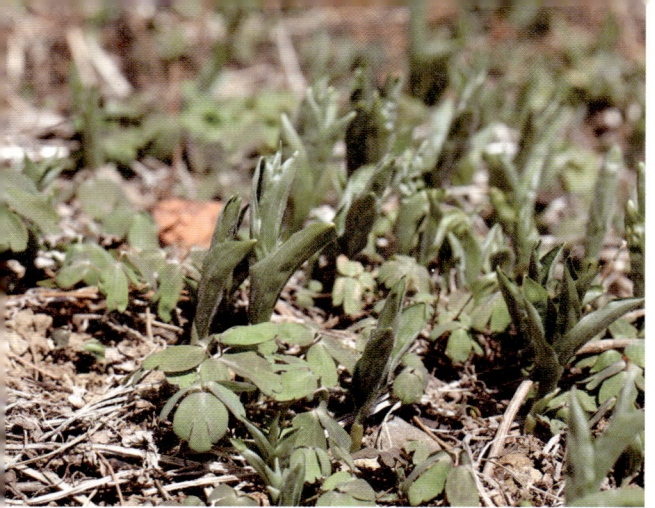
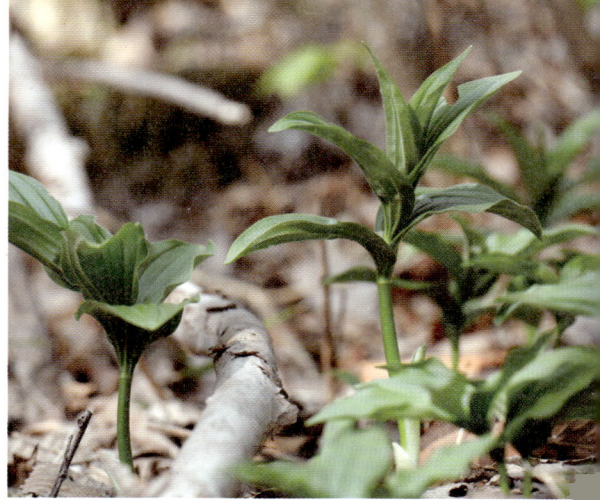

풀솜대

춘궁기 보릿고개 때 주린 배를 채워 준, 지장보살처럼 고마운 나물

풀솜대는 우리나라 전역의 산지 숲속에 자생하는 여러해살이풀로, 지역에 따라 솜대, 솜죽대, 큰솜죽대, 왕솜대, 솜때 등 다양하게 불린다. 키는 20~50cm 정로 자라는데, 생김새가 둥글레와 비슷하고, 생육환경도 같아 구별하기가 어렵다. 둥글레도 나물로 먹으며 맛도 비슷하니 굳이 골라 뜯을 필요가 없지만, 역시 비슷해 보이는 애기나리와 은방울꽃은 독초이므로 반드시 구별해야 한다.

옛사람들은 춘궁기에 풀솜대를 뜯어 죽을 쑤어 먹었는데 주린 배를 채워 주는 지장보살처럼 고마운 나물이라 하여 '지장보살', '지장나물'이라는 이름이 붙었다. 참고로, '지장보살'은 고통 받는 중생들 모두가 성불成佛하기 전에는 자신도 결코 성불하지 않겠다는 원願을 세운

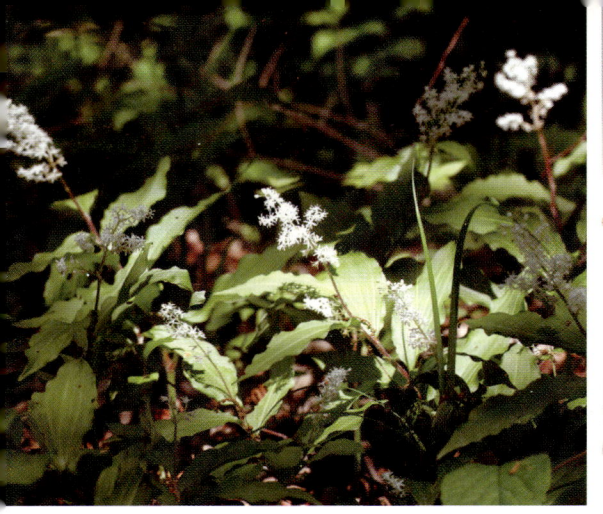
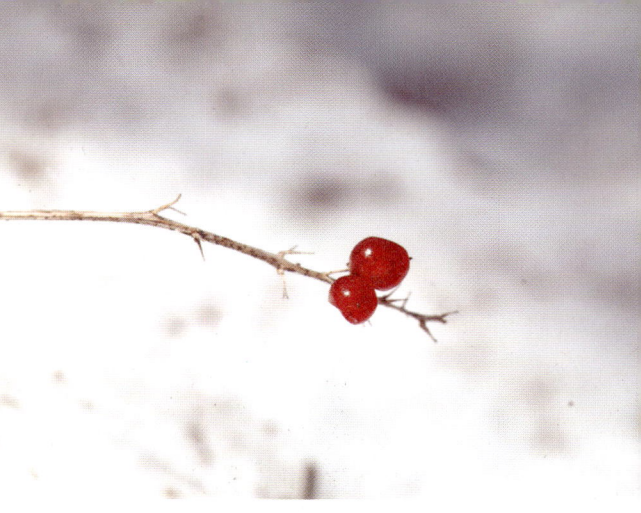

보살이다. '보살菩薩'은 산스크리트어 '보디사트바Bodhisattva'의 음사音寫인 '보리살타菩提薩陀'의 준말이다. 'bodhi'는 'budh깨닫다'에서 파생된 말로, 깨달음, 지혜, 불지佛智라는 의미이고, '사트바sattva'는 '중생衆生'을 뜻한다. 보살은 '지혜를 가진 자', '지혜를 본질로 하는 사람', '구도자求道者' 등으로 풀이할 수 있다

풀솜대는 단맛과 약간의 매운맛이 난다. 데쳐서 쌈이나 나물로 먹는데, 여러 가지 다른 나물과 섞어서 먹는 것이 더 맛있으며, 묵나물을 만들어 볶아 먹어도 맛있다. 생잎은 튀김, 생선조림 밑나물, 장아찌 등으로 조리한다.

한방에서는 뿌리를 '녹약鹿藥'이라 하여, 사지 마비, 생리불순, 종기, 타박상 등에 약으로 쓴다. 강장强壯, 거풍祛風, 보기補氣, 소종消腫, 익신益腎, 조경調經, 제습除濕, 활혈活血 효능이 있다. 신장을 튼튼하게 하며, 혈액순환을 돕고, 생리를 순조롭게 한다.

풀솜대 관련 연구를 보면, 풀솜대 전초 추출물은 몸속의 활성산소를 제거하며, 활성산소에 의해 생기는 염증을 줄이는 데 효과가 있다고 한다. 활성산소는 자외선, 스트레스, 환경오염, 혈액순환 장애 등으로 인해 우리 몸에서 과잉 생산된 유해산소로, 몸속에서 산화 작용을 하여 생리적인 기능을 떨어뜨려 노화, 질병, 암의 원인이 되기도 한다.

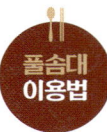

풀솜대 이용법

- 말린 잎과 줄기 10~20g을 물 2L에 넣어 반으로 줄 때까지 달여 하루 세 번 마신다.
- 뿌리는 봄과 가을에 채취하여 손질한 뒤 증기에 쪄 볶은 것 10~20g을 물 4L에 넣어 반으로 줄 때까지 달여 마신다.
- 민간에서는 타박상 치료에 쓰였는데 생 뿌리를 짓찧어 환부에 붙였고 말린 것을 가루를 내어 기름에 개어서 발랐다.

RECIPE

풀솜대 나물 무침

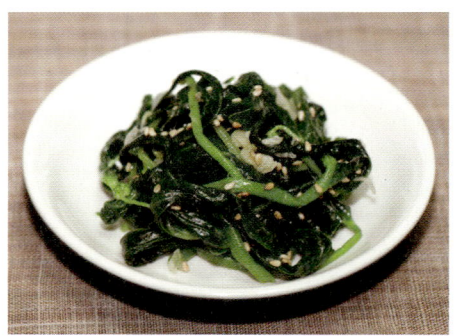

🍱 **재료**

풀솜대 200g
양념장(국간장 ½큰술, 다진 마늘 1작은술,
다진 실파 1작은술)
들기름 ½큰술, 통깨 1작은술, 소금 약간

🧤 **조리법**

1 풀솜대를 데쳐서 찬물에 헹구어 물기를 꼭 짜서 5cm 길이로 썬다.
2 분량의 재료를 한데 섞어 양념장을 만든다.
3 풀솜대에 양념장을 넣고 무친 뒤 싱거우면 소금으로 간을 맞춘다.
4 들기름과 통깨를 넣고 가볍게 버무려 마무리한다.

풀솜대 된장 무침

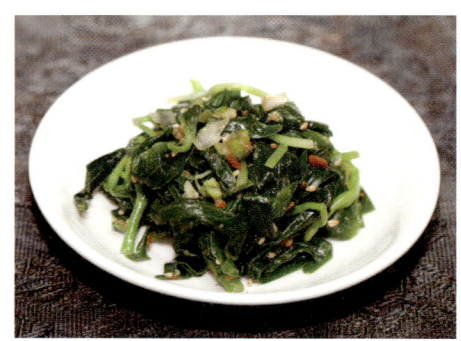

🍱 **재료**

풀솜대 200g
양념장(된장 1큰술, 국간장 ½큰술, 다진 마늘 ½큰술,
다진 파 1큰술)
들기름 ½큰술, 통깨 1작은술, 소금 약간

🧤 **조리법**

1 풀솜대를 데쳐서 찬물에 헹구어 물기를 꼭 짠 뒤 5cm 길이로 썬다.
2 분량의 재료를 한데 섞어 양념장을 만든다.
3 1의 풀솜대에 양념장을 넣어 무친 뒤 싱거우면 소금으로 간을 맞춘다.
4 들기름과 통깨를 넣어 가볍게 무친다.

풀솜대 초고추장 무침

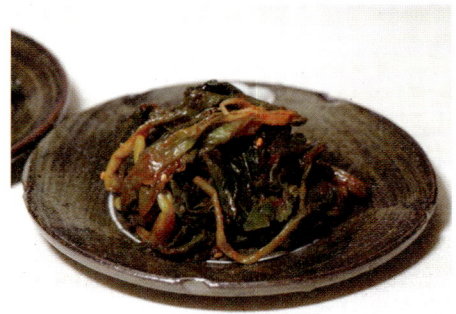

재료
풀솜대 200g
양념장(고춧가루 1큰술, 고추장 2큰술,
양조간장·식초·설탕·매실청 1큰술씩,
다진 마늘 1작은술, 다진 파 1큰술)
통깨 1작은술, 소금 약간

조리법
1 풀솜대를 파랗게 데쳐 찬물에 헹구어 물기를 짜 놓는다.
2 분량의 재료를 한데 섞어 양념장을 만든다.
3 1의 풀솜대에 양념장을 넣고 무친 뒤 싱거우면 소금으로 간을 맞춘다.
4 통깨를 넣고 가볍게 버무려 마무리한다.

풀솜대 묵나물 볶음

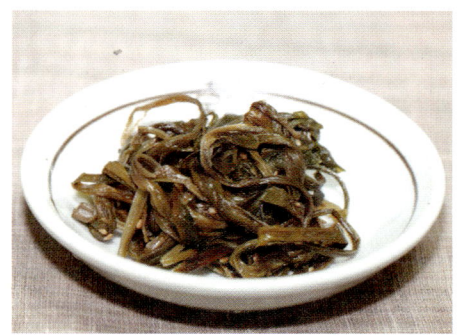

재료
풀솜대 묵나물 말린 것 20g
양념장(국간장·다진 마늘·다진 파 1큰술씩)
들기름 1큰술, 통깨 1작은술, 소금 약간

조리법
1 풀솜대를 찬물에 하루 정도 담가 불려서 삶는다.
2 삶은 물이 식으면 풀솜대를 건져서 맑은 물에 헹구어 물기를 짠다.
3 분량의 재료를 섞어 양념장을 만든다.
4 달궈진 팬에 식용유를 약간 두르고 풀솜대를 넣고 어느 정도 볶다가 들기름을 넣는다.
5 싱거우면 소금으로 간을 맞추고, 통깨를 뿌려 마무리한다.

山茶

호장근

어린순은 나물, 줄기와 뿌리는 약, 식물 전체는 관상용

호장근은 마디풀과의 여러해살이풀로, 전국 각지에 산과 들판이나 시냇가의 약간 습한 땅에 자란다. 자생지에서 군락을 이루어 자라는데, 식물이 전체적으로 아름다워 개량종이나 외래종은 관상용으로도 재배된다. 키는 2m에 이르고 줄기는 곧게 서거나 비스듬하게 자라며 속이 비어 있고 줄기 표면에 보랏빛을 띤 붉은 얼룩이 있는 것이 특징이다. '호장근虎杖根'의 '호장虎杖'은 '호랑이 지팡이'란 뜻으로, 지팡이 모양의 어린 줄기에 붉은 무늬가 호랑이 가죽[虎皮]을 닮아서 붙여진 이름이다. 잎과 줄기는 물론이고 뿌리까지 모두 이용이 가능하다.

호장근 줄기의 주성분을 안트라퀴논Anthraquinone이라는 방향족 유기화합물로 하제下劑; 설사를 나게 하는 약로 쓰인다. 뿌리는 탄닌이 주성분이다. 탄닌은 우리가 즐겨 마시는 차나 오배자 따위의 즙에서 얻을 수 있고, 수렴제收斂劑나 섬유에 대한 친화력이 부족하여 직접 섬유에 염색되지 않는 섬유를 염색할 때 쓰이는 매염제媒染劑로 쓰인다.

한방에서는 호장근을 '고장苦杖', '반장斑杖', '산장酸杖'이라고도 한다. 뿌리를 약재로 쓰는데 혈액순환을 개선하여 어혈을 제거해 주고 기혈氣血 소통에 좋으며, 풍한습風寒濕이 경락經絡에 정체되어 나타나는 사지 마비나 타박상에 좋다. 거풍祛風, 소종消腫, 이뇨利尿, 지혈止血, 진해鎭咳, 통경通經, 항균抗菌 등의 효능이 있어 풍사風邪와 습사濕邪가 겹쳐 이로 인해 생긴 병증과 팔다리 통증, 산후에 오로惡露가 잘 내리지 않는 증세, 신장질환, 골수염, 간염, 전립선염, 임질, 황달, 월경불순, 타박상, 근육통, 관절염, 종기, 치질 등을 치료한다. 민간에서는

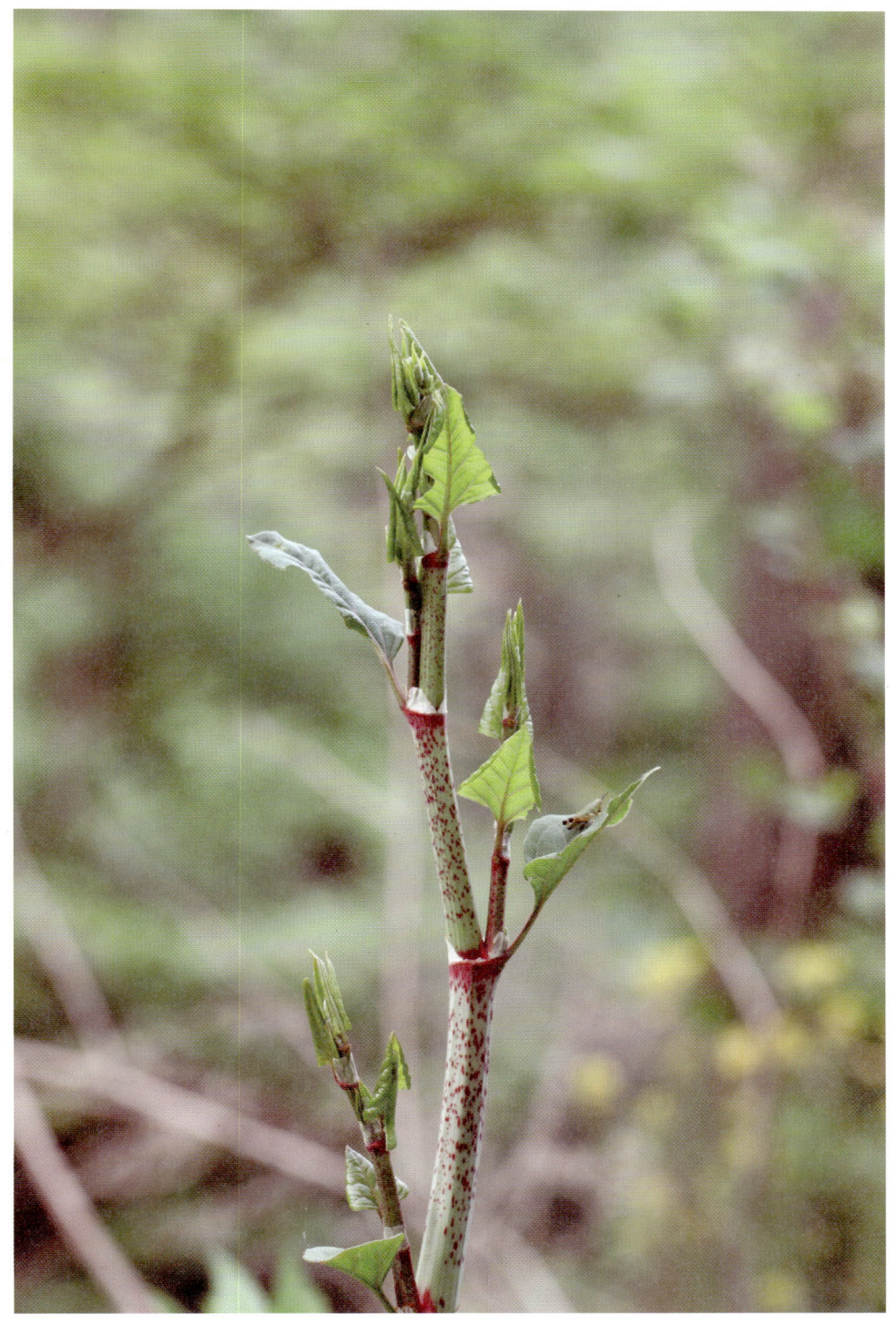

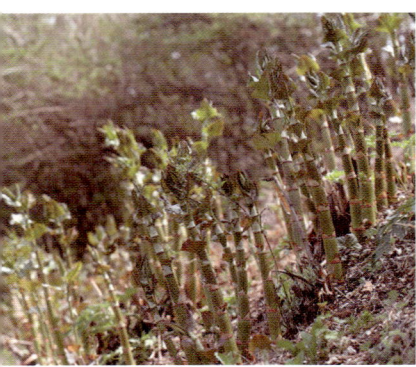 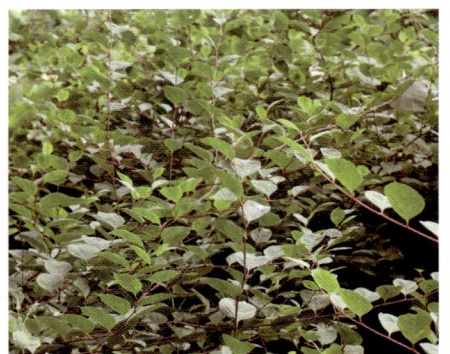 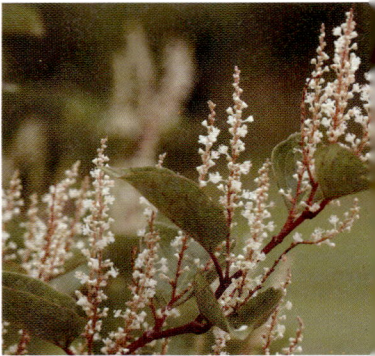

타박상, 종기, 치질 치료에 쓰였는데 말린 뿌리를 가루를 내어 기름에 개어 환부에 발랐다.

『동의보감』에서는 호장근에 대해 '성질은 평平하고 따뜻하며 맛苦은 쓰고 독이 없다. 몰려 있는 피와 사기邪氣가 몰린 것을 헤치고 월경을 잘하게 하며 몸 푼 뒤에 오로惡露를 잘 나가게 하고 고름을 빨아낸다. 피부에 얇게 헌 데와 경맥經脈 흐름이 원활하지 못하여 열熱이 생기고 그 열로 인해 살이 썩고 고름이 생기게 되는 병을 치료하고 다쳐서 생긴 어혈에 주로 쓰며 오줌을 잘 나가게 하고 다섯 가지 임질을 치료한다'라고 기록하고 있다.

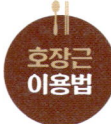

호장근 이용법

- 봄과 가을에 채취한 뿌리를 말려 5~10g을 물 2L에 넣어 반으로 줄 때까지 달여 하루 세 번 복용하거나 가루를 내어 먹는다. 몸에 정기精氣가 약한 사람, 생리 기능이 감퇴하는 사람, 임산부와 생리 중인 여성은 먹지 않는다.
- 호장근 새순과 연한 잎을 초장에 찍어 생으로 먹거나 쌈으로 먹고 샐러드를 만들어 먹으면 특유의 신맛을 느낄 수 있다. 신맛을 싫어하는 사람은 끓는 물에 살짝 데쳐서 맑은 물에 담가 신맛을 우려내고 초고추장에 무쳐 먹는다.
- 말린 묵나물은 볶아 먹는다.
- 가을과 이듬해 봄에 캔 뿌리는 말려서 차로 끓여 먹는다.

RECIPE

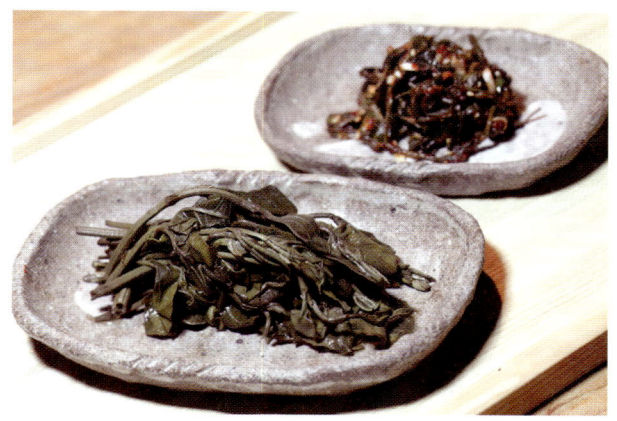

호장근 간장 장아찌

재료
호장근 500g, 간장 달임장
간장 달임장(양조간장 2컵, 채소 달임장 2컵, 양조식초 ½컵, 소주 ⅓컵, 매실 발효액 1컵, 설탕 ½컵)
채소 달임장(다시마 1장, 청양고추 3개, 건표고 2개, 대파 뿌리 3개, 양파 ½개 껍질 포함, 멸치 10g, 대추 2개, 감초 5g, 물 2컵)

조리법
1. 호장근을 깨끗이 씻어 물기를 뺀다.
2. 채소 달임장 재료를 한데 넣고 1컵이 될 때까지 끓여 걸러 놓는다. 대추, 감초, 멸치 등은 기호에 따라 넣지 않아도 된다.
3. 2에 간장, 소주, 설탕을 넣고 끓이다가 마지막에 식초와 매실 발효액을 넣어 간장 달임장을 만든다.
4. 준비된 통에 호장근을 담고 3의 달임장을 뜨거울 때 부어 준다.
5. 재료가 떠오르지 않도록 무거운 돌로 눌러 준다.
6. 밀폐 용기에 담아 냉장 보관한다.
7. 3~4일, 1주일, 보름 간격으로 세 번 나누어 달임장만 따라 내어 끓여서 식혀 부어 준다.

호장근 초고추장 무침

재료
호장근 200g
양념장(고춧가루 1큰술, 고추장 2큰술, 양조간장·식초·설탕·매실청 1큰술씩 다진 파 1큰술, 다진 마늘 1작은술)
통깨 1작은술, 소금 약간

조리법
1. 호장근 연한순을 채취해서 깨끗이 씻어 물기를 빼 놓는다.
2. 분량의 재료를 한데 섞어 양념장을 만든다.
3. 호장근에 양념장을 넣고 무친 뒤 싱거우면 소금으로 간을 맞춘다.
4. 통깨를 섞어 마무리한다.

TIP 어린순은 생으로 무치고, 조금 억센 순은 살짝 데쳐서 무치는 것이 좋다.

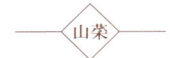

환삼덩굴

거칠기 짝이 없는 잡초 같지만 쓰임새가 무한하다

무더위가 지속되는 여름날 무기력해지고 입맛이 없을 때 찬밥을 쌈 싸 먹으면 입맛이 돌아올 때가 있다. 이때 상추와 함께 환삼덩굴 잎과 꽃봉오리로 쌈을 싸 먹으면, 까칠한 환삼덩굴 잎이 밋밋한 식감의 상추와 잘 어울리고 꽃봉오리의 고소함까지 느낄 수 있다.

환삼덩굴은 '껄껄이풀'로도 불리는데 이름만큼이나 거친 잡초이다. 삼베나 대마초를 만드는 식물인 '삼'과 비슷하며 덩굴을 뻗는다 하여 '환삼덩굴'이라는 이름이 붙여졌다. 도둑놈풀, 범삼덩굴, 식해덩굴, 한삼덩굴 등으로도 불린다. 거친 잎이나 줄기와는 다르게 꽃말은 '엄마의 손', '엄마는 못 잊어'이다.

환삼덩굴은 세력이 워낙 강해 척박한 땅에서도 잘 자라며 숲 가장자리나 집주변, 밭둑, 개울가를 가리지 않고 주변 식물들을 휘감아 왕성하게 덩굴을 벋어 농경지 작물까지 위협한다. 여름철 소매 짧은 옷을 입고 환삼덩굴을 헤치고 나갈 때 줄기에 긁혀 따갑고 쓰라린 고통은 누구나 한 번쯤은 느껴 보았을 것이다. 하지만 환삼덩굴을 자세히 알고 보면 무조건 쓸모없는 것만은 아닌 것을 알 수 있다. 식물이나 곤충, 가축들에게 유익한 점이 있고 사람에겐 건강을 지키는 약으로, 또 제철 나물로 식단에 오르기도 한다.

환삼덩굴 주변의 식물 입장에서는 무성히 자란 환삼덩굴이 울타리 역할을 하여 사람들의 출입을 막아 주므로 고마운 존재다. 또한 환삼덩굴 잎은 네발나비과 나비들의 먹이 식물로, 나비가 알을 낳으면 부화한 애벌레는 잎을 갉아 먹고 자라 번데기 과정을 거친다.

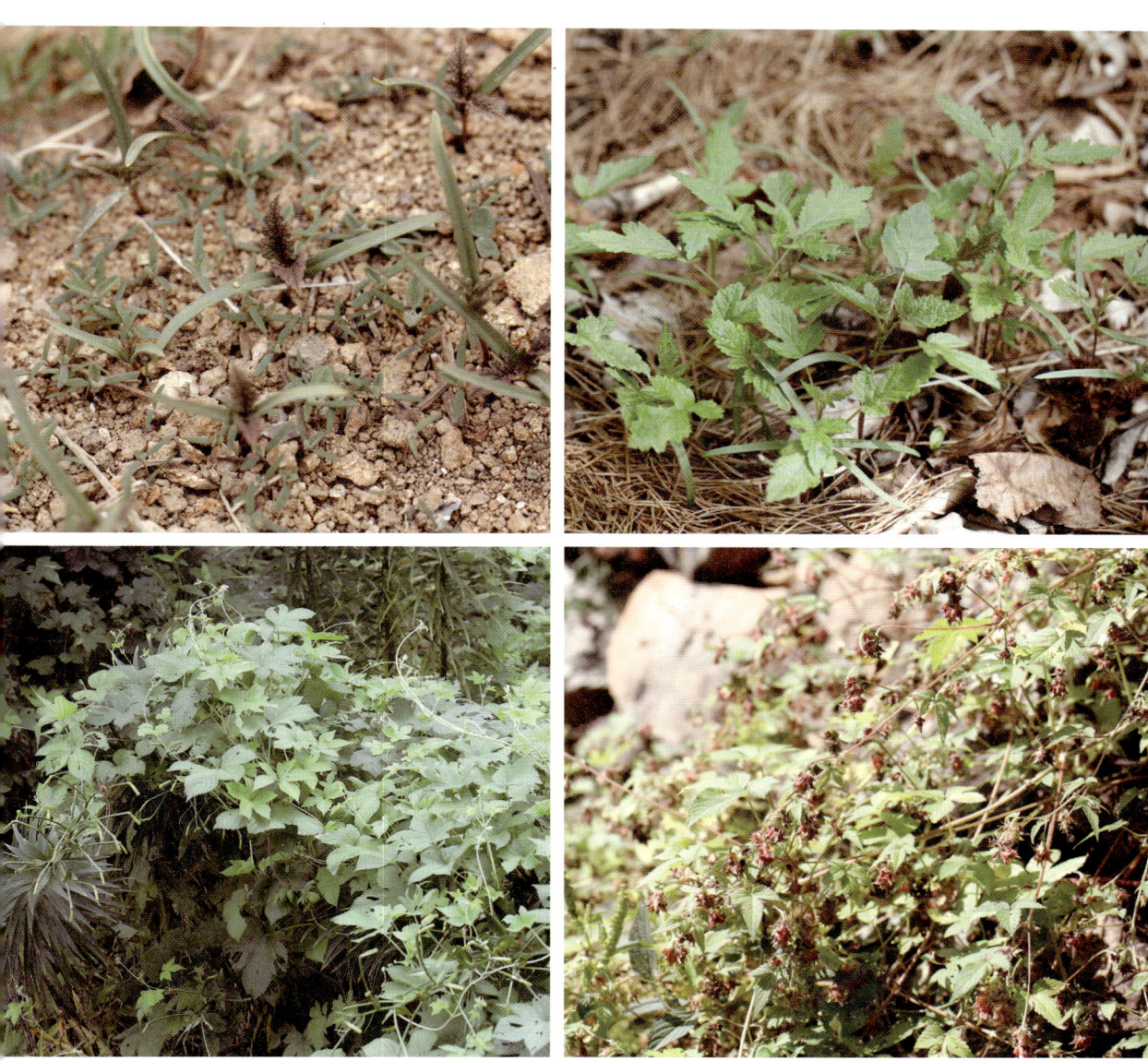

245

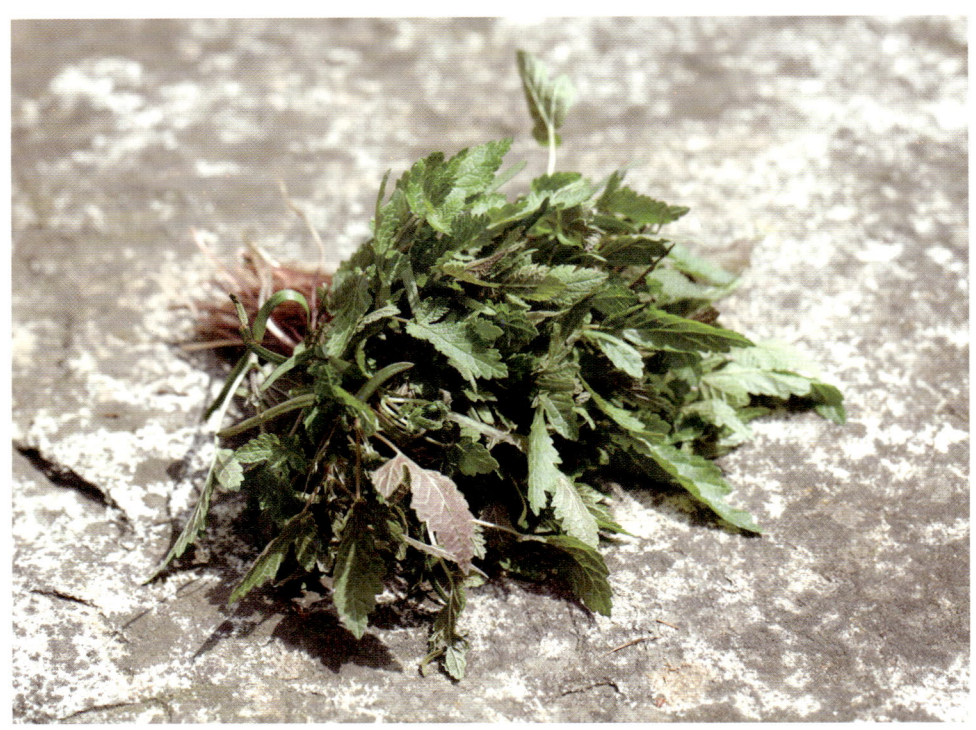
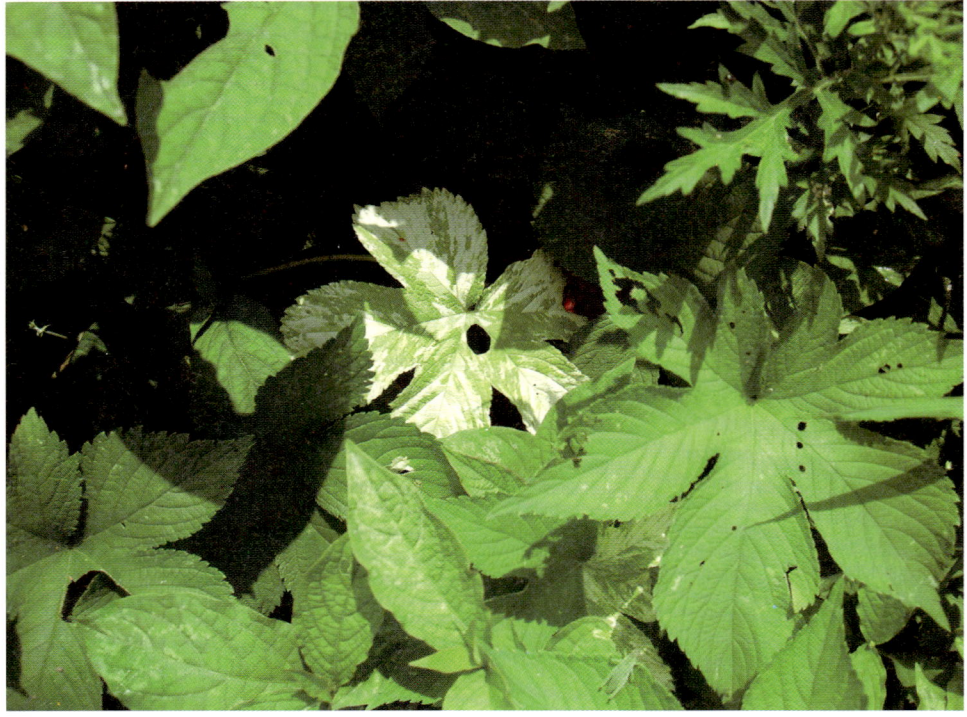

언젠가 돼지를 사육 농가에서 일한 적이 있었는데 돼지 값이 하락하면서 돼지 사육 농가는 사료 부담이 커졌다. 그때 환삼덩굴을 트럭 가득 베어다가 축사에 넣어 주니 돼지들이 엄청 잘 먹었다. 축사 옆에는 철망으로 울타리를 친 닭장이 있었는데 닭들이 철망 사이로 명아주 잎을 뜯어 먹어 앙상한 줄기와 가지만 남은 것을 보았다. 닭들은 환삼덩굴은 거들떠보지도 않고 명아주 잎만 먹었다. 가축들도 좋아하는 풀들이 따로 있다는 것을 알 수 있었다.

환삼덩굴의 대표적인 성분은 플라보노이드, 루테올린 성분이다. 이 성분은 항산화 및 항염증 작용을 하여 몸 안의 유해산소인 활성산소를 제거해 준다. 또한 혈류를 개선하고 이뇨 작용을 하므로 고혈압, 당뇨, 신장질환에 좋다고 한다. 하지만 몸이 차가운 사람, 맥이 약한 사람 그리고 소화력이 약하거나 설사를 자주하는 사람은 먹지 않는 것이 좋고 여름철 꽃가루는 알레르기를 일으킬 수도 있다.

한방에서는 전초를 말려서 '율초葎草'라는 약재로 사용하는데, 맛은 달고 쓰며 성질은 차고 독이 없다고 한다. 『동의보감』에는 '다섯 가지 임병淋病을 주치하며 오줌을 잘 나오게 한다. 찧어서 즙을 내어 먹거나 물에 달여 먹는다'라고 하였다. 『본초강목』에서는 삼초三焦를 윤활하게 하고 오곡을 소화되게 하며 오장을 보익하고 뱃속에 있는 갖가지 벌레를 죽이며 이질, 폐병, 학질을 다스린다고 기록되어 있다.

민간에서는 벌레나 뱀한테 물린 상처에 생잎을 짓찧어 환부에 붙였으며 각종 피부병과 아토피에 전초를 진하게 달여 그 물로 목욕을 했다. 또한 요로감염증과 결석신장, 요로, 방광에 생즙을 먹거나 전초를 달여 마셨다.

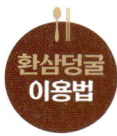
환삼덩굴 이용법

- 당뇨병에는 가을에 서리 맞은 잎을 채취하여 그늘에 말려 가루를 내어 하루 세 번 복용한다.
- 수면장애와 정신분열증, 정서긴장, 흥분증 환자 치료에도 쓴다. 말린 전초 40g을 물 4L에 넣어 달여 하루 3회 공복에 마시면 숙면을 취하게 하고 머리를 맑게 하며 긴장과 흥분 증상을 치료할 수 있다.
- 이른 봄에 올라오는 새순을 쌈, 샐러드, 비빔밥에 넣어 먹거나 장아찌로 활용할 수 있다.
- 여름에 채취한 잎을 깻잎김치 담듯 김치나 절임을 만들어 먹으면 별미다.
- 꽃이 피었을 때 전초를 채취하여 발효액을 담는다.
- 쇠고기나 해물 샤브샤브에 환삼덩굴 잎을 넣어 소스에 찍어 먹으면 까칠하지만 독특한 맛이 입맛을 확 사로잡을 것이다.
- 늦여름에 채취한 잎을 그늘에서 말려 차로 우려서 마시며, 가루를 내어 칼국수나 수제비 반죽을 하여 먹는다.

RECIPE

환삼덩굴 새순 무침

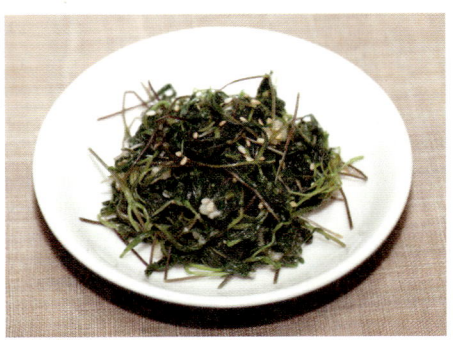

🍲 **재료** / **2인분**

환삼덩굴 새순 200g
양념장(고춧가루 4큰술, 양조간장 2큰술,
다진 마늘 1큰술, 대파 1큰술, 소금 2작은술)
참기름 2작은술, 통깨 2작은술

👩‍🍳 **조리법**

1 환삼덩굴 새순을 물에 씻어 물기를 뺀다.
2 분량의 재료를 한데 섞어 양념장을 만든다.
3 1에 2의 양념장을 넣어 조물조물 무친 뒤 참기름과 통깨를 넣고 가볍게 섞어 마무리한다.

환삼덩굴 새순 겉절이

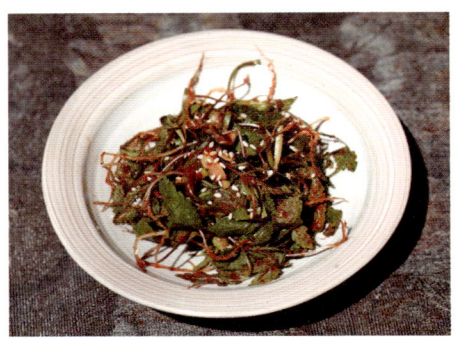

🍲 **재료**

환삼덩굴 새순 200g
양념장(고춧가루 2큰술, 간장·매실청 1큰술,
다진 마늘 ½큰술, 다진 파 1큰술)
참기름 1큰술, 통깨 1작은술, 소금 약간

👩‍🍳 **조리법**

1 환삼덩굴 새순을 잘 씻어 물기를 빼 놓는다.
2 분량의 재료를 한데 섞어 양념장을 만들어 10분간 실온에서 숙성시킨다.
3 1의 환삼덩굴 새순에 양념장을 넣고 무친 뒤 싱거우면 소금으로 간을 맞춘다.
4 참기름과 통깨를 넣고 가볍게 섞어 마무리한다.

TIP 이른 봄 환삼덩굴 묵은 줄기 밑을 살펴보면 새순들이 빼곡히 올라온다. 손으로 쏙쏙 뽑아 채취한다.

환삼덩굴잎과 꽃봉오리 튀김

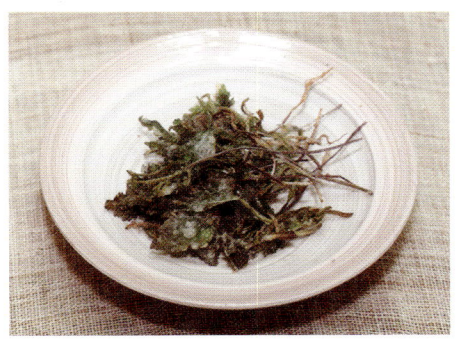

재료
환삼덩굴 잎, 꽃봉오리 100g, 식용유 적당량
튀김옷(튀김가루 1컵, 얼음물 1컵, 소금 약간)
초간장(양조간장 2작은술, 식초·설탕 1작은술씩, 통깨 약간)

조리법
1 환삼덩굴잎과 꽃봉오리를 채취하여 씻어서 물기를 빼 놓는다.
2 튀김가루, 얼음물, 소금을 섞어 튀김옷을 만든다.
3 물기를 뺀 잎과 꽃봉오리에 마른 튀김가루를 한 번 묻힌 뒤 튀김옷을 입혀 바삭하게 튀겨 낸다. 이때 기름 온도는 170~180℃가 적당하다.
4 초간장을 만들어 튀김에 곁들인다.

TIP 꽃봉오리는 손으로 만져 보면 약간 까칠하지만 맛은 고소하고 부드러운 느낌이 있다.

환삼덩굴잎 절임

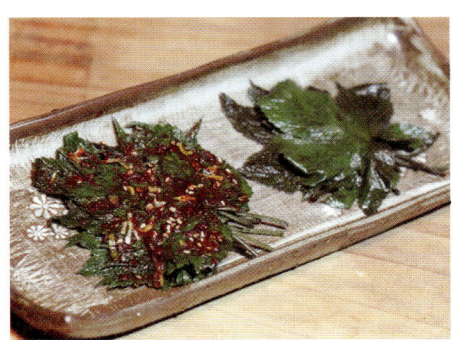

재료
환삼덩굴 잎, 소금, 물

조리법
1 늦여름 환삼덩굴 잎이 누렇게 변할 때 채취한다.
2 환삼덩굴 잎을 물 3대 소금 1의 비율로 염장해 두었다가 2개월 뒤에 꺼내어 맑은 물에 헹군다.
3 파, 마늘, 고춧가루, 참기름(들기름)으로 양념장을 만든다. 기호에 따라 젓갈이나 간장을 넣기도 한다.
4 우려낸 환삼덩굴 잎을 겹겹이 양념장을 발라 먹기도 하고 밥 위에 쪄 먹는다.

맺는 말

몇 년 전 아들 두 녀석의 장래 희망에 대해서 서로 이야기한 적이 있었지요.

"너는 커서 무엇을 하고 어떤 사람이 되고 싶어?"라고 묻자 큰 녀석은 선생님, 작은 녀석은 축구 선수가 되고 싶다고 말하더군요.

그래서 아빠가 지금 하고 있는 일을 할 생각이 없냐고 물었더니 두 녀석은 잠시도 머뭇거리지 않고 바로 고개를 가로젓는 것이었습니다.

"아빠가 하는 약초 캐는 일이 얼마나 재미있고 좋은데. 남들은 산에 가고 싶어도 못 가는 사람들이 많은데 매일 산에 갈 수 있잖아. 너희 둘 중 한 사람은 아빠가 하는 일을 배웠으면 좋겠어."

그러자 큰 녀석은 작은 녀석에게 미루고, 작은 녀석은 약초 캐는 일은 형이 잘할 것 같다고 큰 녀석에게 미루더군요. 그 말을 듣고 나니 내가 하고 있는 일이 아이들 눈에 어떻게 비추어졌을까 하는 고민이 들었습니다.

넥타이를 매고 출근하는 대신 허름한 작업복에 흙 묻은 배낭을 메고 산을 오르는 것을 아이들은 어떻게 받아들일까 하는 생각에 며칠 잠을 설쳤습니다. 괜한 소리를 해서 아이들에게 상처가 되지는 않았을까 하는 자책감에 두 번 다시 이야기를 꺼내지 않았지요.

작년 가을 어느 날, 작은 녀석과 다시 산을 오를 기회가 있었습니다. 그때 주변의 풀과 나무들을 하나하나 설명해 주었지요. 삽주를 캐서 냄새를 맡아 보라고 하였더니 "좋지 않은 냄새가 나는데 아빠 왜 캤어?" 하더군요.

"냄새가 좋지 않아도 사람들 병을 고칠 수 있는 소중한 약초야."

생강나무 가지를 꺾어 냄새를 맡아 보라고 하니 생강 냄새가 난다고 말하더군요.

"그래. 이 나무는 생강 냄새가 난다고 해서 생강나무라고 해."

그때부터 풀이며 나무며 보이는 것마다 이름을 물어보더군요.

산 능선에 다다랐을 때 잠시 휴식을 취하며, 몇 년 전 일이 생각나 조심스럽게 물어보았지요.

"민수야. 너는 약초 캐는 아빠를 어떻게 생각하고 있어?"

"아빠와 함께 산에 와 보니 풀과 나무 모르는 것이 없고 설명도 잘 해 줘서 식물 박사님인 줄 알았어. 그리고 아빠가 캔 약초들로 병든 사람들을 고친다는 것이 정말 대단해. 그래서 나는 아빠가 세상에서 가장 자랑스러워."

아들의 말 한마디에 그간 마음고생이 봄날 눈 녹듯 사라져 버렸습니다. 더욱 노력해야겠다는 생각에 마음을 다잡게 되었고 약초꾼으로서의 보람을 느끼게 되었습니다.

제가 아는 분 중에 산채 전문 음식점을 하시는 분이 계십니다. 그분 말씀이, 손님들 중 많은 분들이 산나물 반찬을 보고 이 풀이 어떤 것이기에 맛이 좋으냐고 물으신다는 겁니다. 나물을 풀이라고 하니 기분이 묘하다는 것이었습니다.

저도 그분의 말씀에 공감합니다. 산야초에 대해 알지 못하면 '이런 풀도 먹는 건가?' 하는 의구심이 들 것입니다. 그래서 이 책에 식물의 생생한 사진과 함께 생육 환경, 쓰임새, 활용법, 조리법 등을 쓰게 되었습니다.

우리 산야山野가 사람들에게 아낌없이 주는 것에 감사하며 건강을 위하여 바른 먹거리를 찾는 분들께 조금이나마 도움이 되셨으면 하는 바람입니다. 부족한 점이 많은 책을 끝까지 읽어 주셔서 머리 숙여 감사드리며, 아울러 따끔한 질책과 충고 부탁합니다.

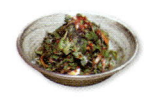

먹어서 약이 되는
산나물 50가지